口腔急诊常见疾病诊疗手册

（第2版）

主　　编　姬爱平

副 主 编　王　津　白　洁　徐训敏

编　　者（按姓名汉语拼音排序）

白　洁　　白向松　　陈红涛　　付　元
郭华秋　　哈　庆　　侯光敏　　姬爱平
李　娟　　李艳秋　　梁亚平　　刘宝钟
刘　洋　　邵　校　　孙　伟　　汪晓彤
王　津　　王小婷　　王　哲　　徐　涛
徐训敏　　杨　雪　　叶　荣　　于冬梅
赵丽萍

编写秘书　赵丽萍

北京大学医学出版社

KOUQIANG JIZHEN CHANGJIAN JIBING
ZHENLIAO SHOUCE

图书在版编目（CIP）数据

口腔急诊常见疾病诊疗手册 / 姬爱平主编 . —2 版 .
—北京：北京大学医学出版社，2021.2（2024.12 重印）
ISBN 978-7-5659-2349-4

Ⅰ . ①口… Ⅱ . ①姬… Ⅲ . ①口腔疾病 – 急诊 – 手册
Ⅳ . ①R780.597-62

中国版本图书馆 CIP 数据核字（2020）第 259164 号

口腔急诊常见疾病诊疗手册（第 2 版）

主　　编：姬爱平
出版发行：北京大学医学出版社
地　　址：（100191）北京市海淀区学院路 38 号　北京大学医学部院内
电　　话：发行部 010-82802230；图书邮购 010-82802495
网　　址：http://www.pumpress.com.cn
E-mail：booksale@bjmu.edu.cn
印　　刷：中煤（北京）印务有限公司
经　　销：新华书店
责任编辑：张凌凌　　责任校对：靳新强　　责任印制：李　啸
开　　本：880 mm×1230 mm　1/32　印张：11.25　字数：311 千字
版　　次：2021 年 2 月第 2 版　2024 年 12 月第 2 次印刷
书　　号：ISBN 978-7-5659-2349-4
定　　价：55.00 元

序

口腔急诊疾病并非少见，除了急性牙髓炎，即老百姓所熟知的"牙神经痛"以外，还有口腔颌面部的急性感染、创伤、出血、口腔黏膜的急性炎症、颞下颌关节脱位、唾液腺结石、口腔颌面部神经性疾患，以及各种口腔治疗以后的急性反应等。有的疼痛剧烈，令患者"痛不欲生"；有的属于危重急症，处理不及时可致生命危险。口腔急诊疾病颇具特点，急性牙髓炎一经开髓，手到痛除，效果神奇。然而，牙髓炎发作时患者缺乏定位能力，一旦开髓牙位不对，不但不能解除患者痛苦，反而增加创伤，因此鉴别诊断特别重要。口腔急诊可以采取"应急处理"，但是绝不可"应付"。口腔急诊的诊断和处置，是颇具含金量的一门学问。

应对口腔急诊疾病，很多医疗机构早就有安排。但多数仅限于安排值班医生值守，或者仅有规模很小的急诊室。口腔急诊医学作为一个独立的科室建制和一个完整的学科，历史不长，较为年轻。近年来，口腔急诊医学得到快速发展，在中华口腔医学会旗下，已经成立了口腔急诊医学专业委员会（简称专委会）。在专委会领导的带领下，各种形式的学术活动非常活跃，有力地促进了口腔急诊医学的人才培养和学科发展。我在本书的第1版序言中，看到了王兴会长当时提出的期望，而现在它们已经变为现实，我想王会长一定感到非常欣慰。

北京大学口腔医院急诊科是国内规模最大、学科最为完整的口腔急诊科室。作为任职多年的老院长，我亲眼见证了她的快速发展历程。在过去的七年间，急诊科全科诊治患者63万余人次，培训了1020名学员，其中包括轮转医生、住院医师规培生、临床型研究生和八年制医学生，积累了丰富的临床资料以及疾病诊治、教学和管理经验。更令人高兴的是，姬爱平主任于2013年即组织编写了这本《口腔急诊常见疾病诊疗手册》，出版后深受广大读者欢迎，成为一本畅销书。为了适应近些年口腔急诊医学快速发展的形势，反映口腔急诊医学的新理念、新知识、新技术和新成果，姬主任组织专家进行了本书的再版和修订工作。第2版既保持了前版紧密联系临床实际、实用性强、方便快速查阅、注重医疗安全的特色，也对编排形式进行了调整，内容进行了更新，想必会受到更多读者的欢迎。

口腔急诊的准确处置既是所有口腔医师的必修课，也是对口腔急诊医学专业工作者的基本要求。本书的再版将为年轻口腔医师提供很好的教材，也为口腔急诊医学专业工作者提供简便有效的椅旁参考书。我愿向口腔医学同行们热忱推荐这一本好书。

最后祝愿我国的口腔急诊医学队伍越来越壮大，学科发展越来越快、越来越好。

中华口腔医学会会长

俞光岩

2020 年 6 月

前　　言

《口腔急诊常见疾病诊疗手册》自 2013 年 5 月出版以来，以其短小精悍的编写形式、贴近临床的实用内容得到了口腔急诊医生、全科医生及规培医生的广泛认可与支持，共发行了六千余册，是口腔急诊医学领域少有的畅销书。七年后的今天，口腔急诊医学有了长足进步，部分理念与技术得以更新，广大读者在实际应用中也给我们提出了一些中肯的宝贵意见。为追随学科发展，更好地反映本专业的新理念、新技术，我们启动了本书的再版编写工作。第 2 版延续了前一版密切联系临床实际、实用性强、方便快速查阅、注重医疗安全的写作风格，对编排形式和内容进行了如下修订。

1. 为适应读者的阅读习惯，我们调整了编排顺序，不再分疾病篇与技术篇。第 2 版以疾病为单位，全书共分 16 章，完整讲述了各种常见口腔急症的临床表现、诊断、应急处理原则与方法及常用治疗技术的细节。

2. 在追随技术发展、回顾总结日常诊疗病种的基础上，我们新增、扩增了部分章节。新增的章节主要包括种植技术诊间急症、急性牙龈出血性疾病、乳牙外伤、颌面部间隙感染等。与第 1 版相比，第 2 版字数增加了 3.5 万字，插图增加了 27 幅，内容更加详尽。

3. 我们对全部章节的相关文献资料进行查新，并更新更正了部分内容。编者团队中急诊科医生的专业技术背景基本涵盖了口腔急诊常见疾病的所有病种，除原来的牙体牙髓专业、口腔颌面外科专业和儿童口腔专业外，编者中新增了牙周和修复专业医生。编者一专多能的技术背景提升了本书的专业性。

4. 本书的编者除特邀黏膜科刘洋医生外，其他编者均为急诊科医护人员。七年间，北京大学口腔医院急诊科共诊治患者

63 万余人次，大量的临床积累使编者更加成熟，编写形式更加贴近临床实际，内容更加丰富与专业。

5. 作为教学医院，七年间，北京大学口腔医院急诊科共培训了 1020 名学员（轮转医生、住院医师规培生、临床型研究生和八年制本博连读生）。他们是本书的主要使用者，依据他们的反馈意见，第 2 版的编写形式、内容及语言表达习惯均做了适应性改变，针对临床教学中出现的各类问题进行了分析与重点提示。

6. 本书初稿完成后，除了同一专业背景的急诊科医生互审与主编统审外，增加了不同专业背景的急诊科医生交叉审阅环节，以读者视角，对自己非擅长的专业内容提出了不易理解之处及修改建议，增加了可读性。

口腔急诊医学仍是年轻学科，发展尚不成熟，我们的学识和经验存在很多局限与不足，衷心希望读者在使用过程中及时提出您的意见与建议，使我们共同成长。

本书插图由北京大学口腔医院颌面外科张建雅护师和刘宇楠医生绘制，特此致谢。

姬爱平

2020 年 6 月

第1版序

　　北京大学口腔医院急诊科姬爱平主任要我为他主编的《口腔急诊常见疾病诊疗手册》写一个序，他随信寄来全书的目录和正文，我阅读了其中的大部分章节，可以说百感交集。原因有两个：一是个人情感因素，在1994—2004年的十年间，在我担任北大口腔医院医疗副院长期间建立了北大口腔医院的急诊科，从科室建设、人员选配、奖励机制等诸多方面给予过关注和力所能及的帮助。当时建立这个口腔急诊科的初衷无非是想为那些在医院下班之后无处投医的急性牙病患者提供一个能够看病的去处。从最初的两台牙椅、三个人到加盖房子、扩大椅位、增加人员，初步形成一个诊疗科室，成为北京地区少有的口腔急诊科。从它一建立，即实行24小时值班制，节假日不休息，全天开诊，受到广大患者的好评，也从大家担心经营亏损而成为能为医院创收的科室。其二是我很感谢能常年坚守在口腔急诊一线的同事们，这是一个工作很辛苦、需要牺牲很多个人利益的岗位，他们在辛苦的工作之余，仍孜孜不倦地学习总结，推出这样一本专著，让我十分感动。

　　经历了15年的发展，北大口腔急诊科已经成为人员配备齐全、设备先进的临床科室，与当初已不可同日而语。更为难能可贵的是，北大口腔急诊科姬爱平主任带领他的团队，在他们长期大量口腔急诊病例积累、诊疗经验积累的基础上，对口腔急诊常见疾病的种类、诊断、鉴别诊断、治疗原则以及一系列口腔急诊适用临床技术进行了认真研究和总结。对到急诊科就医的患者，从初检、细检、诊断、鉴别诊断、应急处理原则、规范的治疗技术细节、术后医嘱等全过程总结出一整套比较成熟的经验，并将这些知识、技术和经验集中到他们编写的这本《口腔急诊常见疾病诊疗手册》中。我相信这本书对于大多数口腔急诊科医生来说其参考价值是不言而喻的。它实际上可以成为口腔急诊科医生快速查阅的椅旁工具书。医生对于自己不很熟悉的疾病诊疗可快速查阅这本工具书，依照其进行确定性诊断并完成治疗步骤。

事实上，在口腔急诊科工作的医生应该是具有较高水平的口腔全科医生，但是目前的现状是大部分口腔急诊科医生是由各个二级临床科室派到急诊科轮转的医生，他们大多缺乏口腔通科诊疗的知识和经验，因此，对这些医生来说本书无疑可以成为其学习、快速熟悉急诊科规范诊疗程序及技术细节的重要参考书。据我了解，这也许是目前我国口腔急诊方面唯一的一本专著。

我认为，在我国各级口腔专科医院都应该设立口腔急诊科，为那些急性口腔疾病患者提供服务。俗话说"牙病疼起要人命"，更何况还有越来越多的口腔颌面外伤患者、急性颌面部炎症感染患者，如果没有这样的急诊通道，将会是我国口腔医疗服务多么大的缺憾。随着条件的不断成熟，口腔急诊专业队伍的不断壮大，我们期待着有关口腔急诊的学术团体可以问世，有关口腔急诊的学术交流活动能日趋活跃，进一步促进口腔急诊学科在我国的发展与进步，造福广大口腔急性疾病患者。

王 兴

中华口腔医学会会长

2013 年 3 月 27 日于北京

第1版前言

口腔急诊医学是近十余年逐步形成的一门新学科，发展尚不成熟，也未建立全国性的学术组织。在全国大中型城市的口腔专科医院中，虽然都设有急诊科或急诊室，但由于缺乏行业规范，设置规模和业务内容差距很大。

北京大学口腔医院急诊科成立于 1998 年，历经 15 年的发展，目前的急诊科硬件设施国际一流，设有 1 间抢救室和 7 间诊室，抢救室装备 1 台集口腔治疗、外科手术和抢救功能为一体的美国 A-dec 综合治疗台，并配备了包括自动除颤仪、心电监护仪、心电图机等可满足口腔专科医院抢救需求的急救设备；7 间诊室共装备美国 A-dec 口腔综合治疗椅 11 台，每台椅位均配备了可完成牙体牙髓病专科治疗的美国 Endo-Mate DT 根管动力系统、法国 NEWTRON 超声牙科治疗仪和美国 Obtura 根管封闭系统；急诊科还拥有 1 台美国 Camsight DSS 口腔数字显微仪、7 台德国 ZEISS 根管显微镜和 5 台美国 STA 无痛麻醉系统等先进设备。急诊科固定的编制人员 45 人，其中，医生 18 名，护士 27 名，18 名医生中有牙体牙髓病专科医师 7 名、口腔颌面外科专科医师 5 名、儿童口腔专科医师 1 名、通科医师 5 名；每年在急诊科接受培训的住院医生和研究生约 60 余名。急诊科目前的诊疗范围主要包括急性牙痛、牙外伤和口腔颌面部创伤等口腔急症的诊治和牙体牙髓病的常规治疗，日均诊疗患者 220 人次。

在 15 年的临床和教学实践中，我们发现口腔急诊患者的就诊诉求十分繁杂，因初始临床表现不典型导致诊治困难的病例占据了较大比例，这对急诊从业医生形成了严峻考验，特别是来自各门诊科室的轮转医生，由于缺乏通科知识和急诊工作经验，处理自身专业以外的病例常感力不从心，出现很多临床问题与差错。

由此，我们萌生了写作一本可供临床医生快速查阅的椅旁工具书的想法，为符合急诊工作实际，本书作者全部来自专职从事急诊工作的临床一线医生。本书的章节设计注重实用性，以临床医生实际诊疗过程为出发点，从患者进入诊室开始，对患者的初检、细检、诊断、鉴别诊断、应急处理原则、治疗技术细节、术后医嘱等全过程进行了规范性描述，与以往的同类工具书相比，更具可操作性。

本书的特点是方便快速查阅，读者在临床工作中，对不熟悉的疾病进行检查并作出初步判断后，即可参阅本书进行确定性诊断并依照治疗步骤完成治疗，不必通读本书。

随着老龄社会的到来，患有全身系统性疾病的口腔患者逐年增加，部分患者的疾病没有治愈，只是被药物所控制，此类患者承受疼痛等各类刺激的能力下降，口腔治疗对患者心理和生理造成的应激反应会增加原有疾病恶化的可能性，无疑增加了口腔治疗的潜在风险。为防范意外事件发生，保证医疗安全，口腔医生很有必要掌握基本的急救知识和基本急救技能。本书的第四章"全身系统性疾病患者口腔治疗的风险评估与防范"、第五章"口腔急诊急救流程与基本急救技术"和第六章"口腔诊室的急救管理"是以往口腔类书籍很少涉及的内容，作者在参阅了相关医学书籍的基础上，结合自己的实际工作经验，对口腔诊室内可能发生的意外事件及救治措施进行了描述，内容浅显易懂，救治步骤清晰明了，非常适于紧急状况发生时的快速查阅。

综上所述，本书不仅适用于口腔专科医院急诊科医生及轮转医生，也是广大口腔执业医师必备的椅旁参考用书。

由于口腔急诊工作非常繁重，作为全职临床医生，写作只能利用业余时间完成，加之写作经验不足，难免存在诸多不足和缺憾，望各位读者批评指正并提出您的宝贵意见，以便完善我们的工作。

本书在编写过程中得到了中国医学科学院阜外医院吴瑛医生、北京大学口腔医学院口腔颌面外科伊彪医生、心电监护室王文英医生、麻醉科关明医生的大力帮助，本书插图由北京大学口腔医学院口腔颌面外科刘宇楠医生绘制，在此向他们深表谢意。

姬爱平

2013 年 1 月

目　　录

第六章　牙外伤 …………………………………… 110

第一章 口腔急诊常见疾病的病史采集、临床检查与病历书写

第一节 口腔急诊预检分诊分级标准和流程

口腔急诊日常诊疗的疾病主要包括急性牙痛、牙外伤、口腔颌面部创伤和口腔颌面部炎症，这四大类疾病的急症患者绝大多数生命体征稳定，危及患者生命安全的病例相对较少。因全国各地的口腔急诊科设置规模和专业定位有很大不同，业界尚未对口腔急诊预检分诊分级标准和流程达成共识，本节所介绍的是北京大学口腔医院急诊科的分级标准和流程，仅供参考。

本分级标准参照北京市综合医院急诊科的四级预检分诊分级标准制定，按照"急重优先"原则定级，由急诊科分诊人员预检后进行分级，按 1 级 –2 级 –3 级 –4 级顺序就诊。

1 级为濒危患者，需即刻进入急救室救治：指主因是口腔疾病，生命体征出现不稳定的患者，如心脏停搏、呼吸停止或节律不稳定、气道不能维持、休克、急性意识障碍或无反应等。

2 级为危重患者，需在短时间内优先安排救治：指主因是口腔疾病，短时间内如不进行治疗可能危及生命安全的患者，如复杂或危重口腔颌面部创伤、口腔颌面外科手术诊间或其他原因发生的活动性大出血、口腔颌面部感染导致的呼吸困难等。

3 级为急症优先患者，先于 4 级优先诊治：指虽没有危及生命安全，但需优先处理的口腔急症患者，主要包括牙外伤导致的恒牙全脱出、需要缝合的口腔颌面部创伤等。

4 级为普通急症患者，按顺序就诊：指生命体征稳定的口腔急症患者，绝大多数患者属于本级，包括各种原因引起的急性牙痛、没有全脱出的各类牙外伤（含乳牙全脱出）、不需要缝合的

口腔颌面部创伤等。

（姬爱平）

第二节　急性牙痛的病史采集、临床检查与病历书写

以急性牙痛为主诉就诊的患者在口腔急症中占比高达34.6%，其病因多样，疼痛来源大致可分为四类，即牙髓源性、牙周源性、非牙源性及不明原因的非典型性牙痛。其中，牙髓源性疼痛最为常见，主要包括急性牙髓炎和急性根尖周炎等；其次为牙周源性疼痛，主要包括牙周脓肿、急性龈乳头炎和急性创伤性根周膜炎等；在排除以上两种主要的疼痛原因后，再考虑是否为非牙源性疼痛，主要包括三叉神经痛、急性上颌窦炎、带状疱疹、丛集性头痛、偏头痛、颞下颌关节病、涎腺疾病、心源性牙痛等；而非典型性牙痛是在除外以上所有可能的病因后给出的不确定性诊断，该类患者需要随诊观察。

一、病史采集

急性牙痛患者就诊时，医生首先通过详细询问病史，了解患者疼痛的性质及发作特点，理清诊断思路，确定查找病源的路线；询问病史时，应依据患者的主诉症状，按照从常见病到非常见病的顺序，有针对性地进行询问。

（一）以阵发性发作的自发性疼痛为主诉的患者

重点考虑可能是急性牙髓炎、三叉神经痛、急性上颌窦炎或其他非牙源性疼痛，应询问以下问题作进一步辨别：

（1）引起疼痛的激发因素。

（2）疼痛的发作频率和程度，白天和夜间有无区别。

（3）每次疼痛发作的持续时间。

（4）能否指出疼痛患牙。

（5）是否伴随头痛症状，头痛的部位及性质，疼痛是否有放散及放散的范围。

如果患者描述的疼痛特点为遇冷热刺激引起或加重疼痛或热痛冷缓解、疼痛的频率和程度夜间重于白天、疼痛持续时间随疾病发展而逐渐延长、不能明确指出疼痛患牙、疼痛向同侧面部放散时可考虑是急性牙髓炎；如果患者描述的疼痛与冷热刺激无关，但遇洗脸或刷牙等机械刺激时出现"扳机痛"，白天发作频率高、疼痛发作持续时间较短（几分钟内）时应怀疑为三叉神经痛；如果患者描述的疼痛位于上颌后牙区域，疼痛特点为晨起较轻，中午前后加重，傍晚至晚间最重，平躺后又开始减轻，疼痛不能明确定位且牵涉到眶下区及眶部，特别是头痛较重，近期有感冒、鼻塞等上呼吸道感染症状或有过敏性鼻炎病史时应怀疑为急性上颌窦炎；如果患者的疼痛沿三叉神经分布的区域放散，局部皮肤或黏膜感觉不适、灼热感且有低热、乏力的症状应怀疑带状疱疹；如果患者描述的头痛症状剧烈，并伴有同侧结膜充血、流泪、鼻塞、流涕、前额和面部出汗等，疼痛持续时间和发作时间相对固定，应考虑是丛集性头痛；如果患者描述的头痛与精神紧张或劳累有关，休息后可以得到缓解，可考虑为偏头痛；如果患者描述的疼痛位于左侧下颌并牵涉到左侧胸背部时应详细询问患者有无心脏病史，以排除急性心肌梗死的可能性。

（二）以持续性的自发性肿（胀）痛为主诉的患者

重点考虑可能是急性根尖周炎、急性牙周脓肿、急性智齿冠周炎或急性龈乳头炎，应询问以下问题作进一步辨别：

（1）肿胀发生的时间和部位。

（2）肿胀出现之前有无牙痛史或冷热刺激痛病史。

（3）是否有较长时间的牙齿松动或咀嚼无力。

（4）是否伴有张口受限及咽痛。

（5）是否有异物嵌塞史。

如果患者肿胀出现之前有冷热刺激痛病史，当时不能确定疼痛牙齿，现在定位明确时可考虑是急性根尖周炎；如果患者肿痛部位的牙齿有较长时间的松动或咀嚼无力病史可考虑是急性牙周脓肿；如果患者肿胀部位位于最后一颗牙齿牙龈处，伴有张口困难和（或）咽部疼痛，且患者年轻，多为急性智齿冠周炎（注意上颌智齿冠周炎易漏诊）；如果患者为进食后出现疼痛，且伴有异物嵌塞多为急性龈乳头炎；如果患者肿胀已经发生3天及以上应考虑局部脓肿的形成。

（三）以咬合痛为主诉的患者

重点考虑可能是急性根尖周炎、牙隐裂、牙劈裂、牙周炎、急性创伤性根膜炎等，少数情况为非牙源性疼痛如急性上颌窦炎、颞下颌关节病、涎腺疾病等，应询问以下问题作进一步辨别：

（1）疼痛是否为自发性或仅发生在咬合时。

（2）引发疼痛的因素。

（3）牙齿是否松动。

（4）疼痛是由一颗牙齿还是多颗牙齿引起。

（5）是否有其他伴随症状，如关节弹响不适、头痛、鼻塞、进食后局部肿胀等。

如果患者疼痛呈自发性，咬合时明显加重，并能够明确指出患牙时多为急性根尖周炎；如果患者疼痛仅发生在咬合或触及某一位点时，可考虑牙隐裂或创伤性根周膜炎；如果患者咬硬物后突然出现松动则考虑牙齿劈裂；如果患者有较长时间的牙齿松动、咀嚼无力应考虑为牙周炎；如果患者回答疼痛位于上颌后牙区，伴有头痛、鼻塞等上呼吸道感染症状时则要考虑急性上颌窦炎；如果患者不能明确患牙，同时伴有关节弹响、开闭口运动异常等症状时应考虑颞下颌关节病；如果患者颌下、舌底或耳周等区域在进食后出现肿胀时要考虑涎腺疾病等。

二、临床常用检查项目和方法

1. 视诊　观察牙体硬组织及牙周组织色、形的变化，必要时可借助放大设备；观察修复体情况；观察牙齿咬合关系和排列情况；观察口腔黏膜有无异常；观察口腔颌面部有无充血、肿胀等。

2. 探诊 一般使用口腔检查探针进行探查，探针尖端应锐利（推荐使用金属材质的探针），探查时要动作轻柔，切勿用力，以免造成患者不必要的痛苦。对牙体组织缺损主要检查其深度、范围、质地、敏感度以及有无露髓孔，尤其对邻面探诊要格外仔细，探查近髓深龋洞时要动作轻柔，避免引起患者剧烈疼痛；对修复体探查有无松动、边缘是否密合、有无悬突等；探查龈下牙石及根分叉情况；探查窦道或瘘管方向以明确其来源，注意窦道或瘘管开口位置不一定与患牙一致，不可盲目判定患牙，可使用一小节牙胶尖，从窦道或瘘管口沿其自然走向轻轻插入，拍摄 X 线片，协助判断病变部位。

牙周袋的探查应使用牙周专用刻度探针，检查牙周袋的深浅和范围，有无溢脓。一般探查 6 个位点，对深度异常的位点进行记录。牙周袋探查疼痛较为明显，术前应告知患者，必要时在麻醉下进行。

3. 叩诊 使用平头金属器械叩击牙齿，根据叩击的方向分为垂直叩诊和水平叩诊（或称侧方叩诊），垂直叩痛提示根尖周存在炎症，水平或侧方叩痛提示根侧牙周膜存在炎症。检查时首先轻叩健康牙齿，告知患者此为正常反应，再叩可疑患牙进行对比，叩诊结果的记录方法为：①患牙与正常牙齿反应相同记为叩痛（-）；②患牙感觉不适记为叩痛（±）；③重叩轻痛记为叩痛（+）；④轻叩重痛记为叩痛（+++）；⑤介于（+）和（+++）两者之间记为叩痛（++）。

注意：①叩诊检查一般先叩击对侧同名牙作为基准牙，然后再叩击可疑牙进行对比，如果可疑牙及邻近的牙齿均有叩痛，可以从邻近正常牙开始叩起，连续叩击多颗牙齿，一边叩击一边告诉患者这是第几号牙，然后询问患者是第几号牙齿最痛，一般以三颗牙为一组，直至将全部可疑牙检查完成。如果患者数颗牙都有叩痛，程度相近，可以将这些牙作为一组再进行检查；如果患者仍分辨不出，可以适当增加叩击力度直至找出疼痛反应最强烈的可疑牙；②多根牙可因根髓感染程度不同，叩击不同牙尖时出现不同反应；③叩诊是确定患牙是否存在根尖周炎症的一个可靠方法，当检查怀疑为急性根尖周炎的患牙时，一定要注意叩诊力度，应由轻到重顺序进行，以免引起患者剧烈疼痛。

4. 松动度检查　前牙用镊子夹持切端、后牙用镊子尖端抵住𬌗面窝沟，做唇（颊）舌向、近远中向以及上下垂直方向的摇动，判断牙齿的松动度。根据松动程度记录如下：①患牙有唇（颊）舌向松动或松动幅度小于1 mm记为Ⅰ度松动；②患牙除有唇（颊）舌向松动外，近远中向也松动，或松动幅度在1~2 mm记为Ⅱ度松动；③患牙唇（颊）舌向、近远中向和垂直方向均松动，或松动幅度大于2 mm记为Ⅲ度松动。

5. 牙髓温度测试　检查患牙牙髓状态的最常用方法，包括冷测法和热测法。

（1）冷测法：一般选择取材方便的小冰棒，将小冰棍放置在被检查牙齿的唇颊或舌面的牙冠中1/3处进行测试，观察患者的反应。

注意：①小冰棍应现取现用，出现融化现象时应弃用；②检查多个牙齿时，测试应按照从后向前、从下到上的顺序进行，避免冰水流动到其他牙齿造成干扰。

（2）热测法：一般选择使用牙胶棒，在酒精灯上加热，变软后立即放置到牙齿的唇颊或舌面的牙冠中1/3处，观察患者的反应。

注意：①被检查的患牙牙面应该保持湿润，以防止热牙胶黏附在牙齿上而延长热测时间；②牙胶棒加热后不能过软，否则容易流淌下来烫伤患者；③放置部位务必准确，以免烫伤牙龈。

（3）牙髓温度测试结果的记录：与健康对照牙比较，牙髓的状况可分为：①正常：被测牙与对照牙反应相似，表示牙髓状态正常；②敏感：被测牙与对照牙相比感觉强烈，但是刺激去除后马上消失，表示牙髓处于充血状态，称为"一过性敏感"；被测牙测试时产生明显疼痛，刺激去除后疼痛仍会持续一段时间，表示牙髓处于急性炎症状态，称为"疼痛"；被测牙测试时经过片刻或刺激去除后一段时间才出现疼痛反应，且疼痛持续时间较长，表示牙髓处于急性炎症晚期阶段，称为"迟缓性痛"；③迟钝：被测牙与对照牙相比感觉不明显，或需要加强刺激才会产生轻微感觉，表示牙髓处于慢性炎症或牙髓变性状态；④无反应：被测牙对冷热刺激均无反应，表示牙髓已经处于坏死状态。

（4）牙髓温度测试的注意事项：①温度测试之前，应向患者讲明检查的方法和可能出现的反应，取得患者的理解与配合；②牙冠中 1/3 是最佳测试部位，其他部位由于牙釉质厚薄不均或存在磨损可能影响测试效果；③测试部位的牙面釉质要求完整，存在釉质缺陷时应更换牙面，也应避免在有病损或有充填体或修复体的牙面上进行测试；④测试时应首先选择对照牙进行检查，观察其反应情况，然后再逐次检查可疑牙，对照牙首选同颌同名牙，其次是对颌同名牙，最后是邻近的正常牙；⑤牙髓炎症处于不同时期时对冷热测试反应不同，当冷测法未引出反应时应进行热测法，以防漏诊误诊；⑥牙髓钙化、外伤牙初期、年轻恒牙或服用止痛药的患者对牙髓温度测试反应不准确，不能作为是否进行牙髓处理的依据，要根据临床其他检查结果综合判断。

6. 牙髓电活力测试　主要用于判断牙髓是否坏死，一般不能作为判断牙髓是否处于炎症状态的方法。

（1）操作方法：①测试前告知患者检查目的和注意事项，取得患者配合，嘱有"刺痛感"时举左手示意；②隔湿被测牙，吹干牙面，在探头上蘸取少量导电糊（牙膏也可）或在牙面上放置湿润的小纸（棉）垫作为导体；③将探头放置在牙齿唇颊面的中 1/3 处（必要时也可放在舌侧），保持探头稳定不动，当患者举手示意时，马上移开探头并记录数值，一般应重复操作 2~3 次，取平均值。

（2）测试结果的判读：患牙测试的读数与对照牙相差明显时才有临床意义，患牙读数低于对照牙表示牙髓敏感，高于对照牙表示迟钝，如果达到最高数值仍无反应，表示牙髓坏死。

（3）注意事项：①应该先测试对照牙，再测试患牙，将结果对比，推断牙髓状态；②测试时探头不可接触牙龈，以免损伤牙龈，且影响结果判断；③测试时电刺激强度对所有测试牙应保持一致，无反应时应调高刺激强度；④此方法不适用于有大面积金属充填体或修复体的患牙、年轻恒牙以及刚刚受过外伤的患牙；⑤牙髓电活力测试不能用于带有心脏起搏器的患者；⑥电活力测试准确性受多种因素影响，故应将测试结果结合病史及其他检查结果综合分析与判断。

7. 咬诊　当怀疑患牙存在隐裂、根裂、创伤性根周膜炎症时，可让患者用患牙咬棉卷或棉签的方式进行辨别检查。记录结果：咬诊（－）、不适、疼痛。

8. 扪诊　当怀疑有根尖周炎症或牙周炎症时，应用手指触摸唇颊舌侧牙槽骨板和软组织，检查根尖区组织有无压痛和波动感。一般从正常牙的根尖部开始检查，慢慢滑向患牙，询问患者有无疼痛出现，一般疼痛最明显的部位所对应的牙齿为病源牙。扪诊时动作轻柔，力度由轻而重，根据检查结果可记录为扪诊不适、疼痛、有波动感或凹陷性水肿等。

9. 影像学检查

（1）根尖X线片：最为常用的影像学检查技术。当怀疑疼痛原因为牙髓源性或牙周源性以及可疑患牙存在旧充填体或修复体时建议术前常规拍摄根尖X线片。根尖片可显示牙体硬组织破坏程度、根折、根裂、牙根内外吸收、髓腔及根管形态、根尖区骨质变化、牙槽骨的破坏程度等。

（2）咬合翼片：常用于隐匿性邻面龋的诊断和充填体悬突的检查。

（3）锥形束投照电子计算机断层扫描（cone beam computed tomography，CBCT）：因放射剂量明显高于X线片，CBCT一般不作为常规检查方法，当根尖片不能清晰显示根管影像及患牙是否存在根折、根裂、牙根内外吸收或怀疑有根管遗漏等情况时，加拍 CBCT 片可协助明确诊断。

10. 其他检查

（1）染色检查：主要用于检查隐裂牙。将碘酊涂擦在可疑牙的裂纹处，然后用棉球擦去，如见裂纹深染，应高度怀疑存在隐裂。

（2）麻醉检查：当无法确定患牙时，可采取局部麻醉的方法协助诊断。不能确定是上颌牙齿还是下颌牙齿疼痛时，可采取下牙槽神经阻滞麻醉，如果麻醉完成后疼痛消失，说明疼痛部位在下颌。

注意：①一般不采取上牙槽后神经阻滞麻醉检查，因为注射的麻醉药可能向下流至下牙槽神经，影响判断；②采取单个牙齿的麻醉协助诊断时，要注意麻醉的范围，推荐使用牙周膜注射技术进行麻醉；③少数患者支配牙齿的神经可能出现变异，影响诊断结果，故慎用此方法。

三、常见疾病的重点检查项目

通过病史采集及临床检查形成初步印象后，应对可疑疾病进行重点检查，收集诊断依据。对牙髓源性疼痛患者，如患者能明确指出疼痛患牙时，无论是否为病源牙，均应先行检查，避免患者误解。除此之外，患侧上下牙齿应全部检查，不得遗漏，尤其注意检查隐匿部位的龋损，如龈下、根分叉处、上颌磨牙的颊侧、上下颌第二磨牙的远中（龋坏部位一般近牙龈甚至在龈下）等部位。

（一）急性牙髓炎

1. 视诊与探诊：查找牙髓感染途径，按发生率由高到低顺序查找（近髓深龋洞、牙隐裂、深楔状缺损、不良充填体或修复体、重度磨耗、深牙周袋等）。

2. 叩诊：大多数急性牙髓炎患牙存在不同程度的叩痛，当牙髓感染途径不明确或有多个可疑患牙时，可先进行叩诊检查以缩小可疑患牙的查找范围。

3. 温度测试：对可疑患牙进行温度测试以确定病源牙，一般先用冷测，结果不确切时再行热测，有时患牙温度测试表现为迟缓性疼痛，初测无反应时应延长测试时间。

4. X 线片：检查牙体及牙周组织破坏情况，特别是判断隐匿性龋损，并为牙髓治疗做准备。

（二）急性根尖周炎

1. 视诊与探诊：查找牙髓感染途径，观察根尖区黏膜的肿胀程度与范围。

2. 叩诊：急性根尖周炎的病源牙叩痛严重，开始叩诊时需使用轻力。

3. 扪诊：病源牙根尖区扪诊疼痛明显，对可疑患牙的根尖区黏膜进行扪诊，可缩小可疑患牙的查找范围。

4. 温度测试：对可疑患牙进行温度测试，病源牙一般无活力，多根的磨牙可残存活力。

5. 电活力测试：病源牙一般无反应。

6. X 线片：检查牙体、牙周组织情况，判断根尖周组织破坏程度。

（三）牙周脓肿

1. 视诊：牙龈肿胀范围相对局限并近龈缘。

2. 探诊：用牙周探针探查牙周袋深度、磨牙根分叉累及情况。

3. 叩诊：叩痛一般较重，但相对于急性根尖周炎较轻。

4. 松动度：多数情况下患牙出现明显松动，多根的磨牙有时松动不明显。

5. 温度测试：病源牙的牙髓一般存在活力。

6. X 线片：观察牙槽骨破坏程度，协助判断患牙预后。

（四）急性智齿冠周炎

1. 视诊：阻生牙的萌出状况、肿胀范围与程度、开口度。

2. 探诊：视诊未见阻生牙时应探触龈下，检查有无牙冠，冠周有无牙石和食物嵌塞，检查盲袋有无溢脓。

3. 扪诊：检查肿胀波及范围、软硬程度，有无波动感，触痛点分布区域。

4. X 线片：判断阻生齿生长情况及冠周是否有骨破坏。

（五）急性龈乳头炎

1. 视诊与探诊：检查患处龈乳头的肿胀状况，探查疼痛程度及出血情况；牙齿邻面有无缺损、范围及深度；有无异物嵌塞、龈下牙石和深牙周袋。

2. 叩诊：相邻牙齿存在相似程度的叩痛。

3. 温度测试：正常或因邻面龋损存在而表现为一过性敏感。

4. X 线片：协助判断邻面龋损的存在及深度，牙槽骨有无破坏及破坏程度。

（六）急性创伤性根周膜炎

1. 视诊与探诊：牙冠一般无明显龋损，可能存在不同𬌗位的咬合创伤。

2. 叩诊：叩痛程度一般较重，与急性根尖周炎相似。

3. 温度测试：正常或略敏感。

4. X 线片：检查根周膜有无增宽并除外慢性根尖周炎急性发作。

（七）牙隐裂

1. 视诊：可见牙齿𬌗面不同程度磨耗或有较深发育沟、牙尖高陡；时间较长的隐裂纹会有色素沉着，少数患牙既往做过治疗，多为沿发育沟的细窄充填体。隐裂纹一般与牙齿的正常窝沟重合，但多数隐裂纹会越过牙齿的边缘嵴，不明显的隐裂纹需借助放大设备或用染色法进行辨别，也可通过对比同颌同名牙进一步判断（此种疾病一般对称发生）。

2. 探诊：裂纹较深者可卡住尖锐探针。

3. 叩诊：正常或不适。

4. 温度测试：正常或一过性敏感。

（八）牙劈裂

1. 视诊与探诊：牙齿垂直纵裂者，折裂片可能没有松动或移位，劈裂纹也不十分明显，用探针插入裂隙可协助诊断；斜折牙齿，一般会有明显松动的折裂片，取下折裂片后进一步检查余留牙齿有无露髓及断面位置。

2. X线片：断面位于龈下较深时，需检查牙齿的牙根长度及牙槽骨健康状况，以便判断能否保留余留部分。建议取出断片后再拍摄检查。

（九）三叉神经痛

1. 排除性检查：仔细检查患侧所有牙齿，排除牙源性疼痛的可能性。

2. 查找扳机点。

3. 治疗性诊断：对疑似的三叉神经疼痛分支进行阻滞麻醉，协助诊断。

（十）急性上颌窦炎

1. 除外性检查：仔细检查患侧所有牙齿，排除牙髓源性和牙周源性疼痛的可能性。

2. 叩诊：患侧前磨牙及磨牙区多个牙齿叩痛，程度相近。

3. 温度测试：牙髓活力一般正常或略敏感。

4. 扪诊：颌面部局部压痛点大多位于眶下区，尤其在尖牙窝最明显。

5. 华氏位X线片或CT片：为确诊性的检查项目。

（十一）颞下颌关节病

1. 髁状突动度检查：以双手示指或中指分别置于两侧耳屏前（髁状突外侧），患者做张闭口运动时感触髁状突动度；或将两手小指深入外耳道内，向前方触诊，了解髁状突活动及冲击感。

2. 咀嚼肌检查：触诊颞肌前份（下颌升支前缘向上）、翼外肌下头（上颌结节后上方）和翼内肌下部（下颌磨牙舌侧的后下方及下颌支的内侧面），进行左右比较，检查有无压痛。

（十二）涎腺疾病

用两侧对比的方法对涎腺区域视诊与触诊，两侧均有病变时应与正常解剖形态、大小相比较，注意导管口分泌物的情况，必要时按摩、推压腺体，以增加分泌。

四、病历书写

（一）病历书写要求

1. 主诉　格式为疼痛部位＋疼痛特点＋发病时间。如果出现症状加重情况，可在三要素后面补充，疼痛特点应是最具诊断意义的描述。

2. 现病史　应按时间顺序详细记录疼痛发生、发展情况及做过何种治疗（包括服用药物的名称）、治疗效果，有意义的阴性症状也应记录。

3. 既往史　记录与口腔疾病相关的诊断和治疗情况。

4. 全身情况　记录健康状况、疾病史、传染病史等，患有全身系统性疾病者进行健康状况评估并予以记录（评估方法详见第十四章）。

5. 检查　主诉牙的检查结果应按照视诊、探诊、叩诊、松动度、牙龈情况、牙髓温度测试结果、电活力测试结果、影像学检查结果等顺序记录，需与主诉牙相鉴别的牙齿要求同主诉牙一样详细记录，全口其他情况的检查结果可按分类记录，如龋齿、残冠、残根、缺失牙等。

6. 诊断　根据检查结果做出诊断，包括主诉牙（主诉疾病）和其他疾病的诊断。不能明确诊断时，可给出初步印象或待查，待查必须注明倾向性意见。

7. 治疗设计

（1）主诉牙的治疗设计要完整，例如需要根管治疗的患牙，建议完成根管治疗后冠修复，但患牙临床冠短，此时的设计应为"根管治疗＋牙周冠延长术＋冠修复"；主诉牙的治疗设计有多个方案时，应按医师推荐的顺序列出，由患者确定并签字确认；

主诉牙的治疗设计因受条件所限检查不够完善而不能给予时，写明需完善的检查计划。

（2）非主诉疾病应给出初步的设计方案和建议就诊的相关科室。

（3）请其他相关专业科室会诊的，写明会诊医生姓名及具体的会诊意见。

（4）注意：①对自己不擅长的专业不能替他人作具体设计，写明建议就诊专业即可；②通常情况下，完成治疗设计后，建议加写"已向患者讲明诊断、治疗方案、风险、预后、疗程、费用、自费比例及术中术后并发症，患者知情同意"，患者签字；复杂治疗建议用专业的知情同意书，并在病历中注明患者已签知情同意书；③对依从性较差的患者或试保留牙患者，需要将强调的治疗风险、并发症及不确定的预后等在病历上注明，并请患者签字认可。

8. 处置　包括：①所治疗牙齿的详细操作步骤及术中所见，所用药物和材料的名称，收费明细所列的项目在病历中必须体现；②还需完善的检查；③术后注意事项；④复诊时间及治疗内容；⑤开具药物的具体名称、剂型、剂量、给药途径；⑥医师签名字体应与医院备案相同，尚未取得执业医师资格证书者必须有带教的执业医师同时签字。

（二）示范病历

患者，男，32岁

主诉：右下后牙自发性放散性剧痛2天。

现病史：近2天右下后牙出现自发性剧痛，阵发性发作，并向头面部放散，夜间痛醒。既往曾有疼痛发生，服用芬必得后好转。

既往史：5年前在外院治疗过右上后牙，近1年牙龈反复肿胀。

全身状况：健康

检查：

47^D颈部深龋洞，探痛，叩诊（+），Ⅰ度松动，远中牙龈乳头略肿胀，PD 3~5 mm，冷测剧痛，持续时间较长，X 线片示：远中颈部低密度影及髓腔，远中牙槽骨吸收根长 1/3 左右，根尖周未见异常。

46DO 牙色充填体，继发龋坏，叩痛（±），不松动，牙龈无红肿，冷测迟钝。

48 近中阻生，冠周牙龈轻度充血水肿，探诊无溢脓。

45MO 牙色充填体完好，叩痛（-），不松动，牙龈无红肿，冷热测正常。

16MO 牙色充填体尚可，叩痛（±），I 度松动，颊侧牙龈近根尖处窦道，冷热测无反应，X 线片示：近中颊根根尖周低密度影，边缘不规则，范围约 2 mm×3 mm。

26°、37° 龋洞待诊。

36 缺失，间隙正常。

余未见异常。

诊断：47 慢性牙髓炎急性发作

46 慢性牙髓炎

48 冠周炎

16 慢性根尖周炎

治疗设计：47 根管治疗 + 冠修复

48 拔除

46、16、26、37 牙体牙髓治疗

36 择期修复

处置：

已向患者讲明诊断、治疗方案、风险、预后、疗程、费用、自费比例及术中术后并发症，患者知情同意，要求治疗。（患者或家属签名及日期）

47 4% 复方阿替卡因注射液 1.7 ml 行右下牙槽神经阻滞 + 局部浸润麻醉，上橡皮障隔湿，去腐未净及髓，血暗量多，揭净顶，调𬌗，探及三根管，拔髓不成形，出血多，扩孔，根测确定工作长度：MB=17 mm，ML=17.5 mm，D=18 mm（以各牙尖为标志点），EDTA 伴同下 10~20 号 K 锉初步扩大，5.25% 次氯酸钠溶液冲洗根管，无明显渗出，髓腔内放置 CP 棉球，Coltosol 暂封。嘱 24 小时内勿刷患牙、勿用患侧咀嚼，疼痛加重随诊，一周后复诊继续完成根管治疗，冠修复前慎用患牙咬物以防折裂。

医师签名：×××

（王　津）

第三节　牙外伤的病史采集、临床检查与病历书写

牙外伤是口腔急诊的常见病，也是口腔颌面部创伤的一部分，可能伴发颌面部软组织和骨组织损伤，或者与全身其他部位的损伤并存。因此，牙外伤患者的预检分诊和临床检查要优先排查危及患者生命安全的损伤，再进行口腔颌面部及外伤牙的检查。牙外伤可单独破坏牙体硬组织、牙髓或牙周组织，也可能是多种组织同时受累，所以，外伤牙的临床检查既要全面也要细致，检查结果的记录与诊断应详尽，牙体、牙髓、牙周组织、牙槽骨及咬合关系均应详查，不能漏项。

一、预检分诊

一般由分诊护士或首诊医师承担，分诊时应关注以下问题。

1. 首先询问患者是否伴有全身其他部位的损伤，伤后是否有意识丧失、嗜睡、呕吐或头痛症状，目的是了解患者是否存在可能危及生命安全的损伤，是否需先行转综合医院紧急处置。

2. 查看患者是否存在口腔颌面部的开放性伤口和活动性出血，以判断是否需要优先由口腔颌面外科医生处置。

3. 询问患者牙齿是否完全离体和离体牙的保存方式，恒牙如完全脱落，需立即将离体牙保存在生理性的介质中，并安排优

先就诊。

4. 建议对可疑牙齿或区域进行影像学检查，为医师接诊作准备。

二、病史采集

1. 了解患者的一般信息，特别是患者的年龄，对选择外伤牙的治疗方案有重要意义。

2. 询问外伤发生的时间，目的是了解伤后牙髓或牙周组织的状态，以便选择合适的治疗方案。

3. 询问外伤发生的地点，目的是了解患牙污染情况以及是否涉及法律纠纷。

4. 询问外伤如何发生，目的是了解患者受伤区域范围、患牙受力方向等，以便初步判断可能累及的牙齿、患牙损伤程度、是否合并颌骨损伤或关节损伤等。

5. 询问外伤后的诊治经过，例如全脱出牙就诊前的处理方式，了解全脱出牙齿体外保存的时间以及保存方式。

6. 了解患者外伤后口腔感觉异常情况，包括牙齿是否有自发性疼痛，是否对温度刺激、甜食或酸性食物有异常反应，触碰牙齿或进食时是否有疼痛，牙齿是否松动，是否有咬合干扰，这些信息有助于判断牙外伤的类型。

三、临床检查

（一）初步检查

1. 清洁受伤区域周围组织　使用温和的清洁剂，如苯扎溴铵（新洁尔灭）或者生理盐水，轻柔清除受伤区域周围污染物和血痂，注意保护受伤区域，防止二次污染。

2. 对患者全部外伤区域进行彻底检查　检查面部软组织损伤情况，并通过触诊检查骨骼是否伴有损伤；检查有无皮下血肿或发生在口腔前庭或腭部的黏膜血肿，血肿也可提示相应部位是否存在颌骨骨折。根据面部损伤位置可以推测牙齿损伤的部位及是否伴有颌骨骨折，例如：颏部损伤应检查磨牙和前磨牙是否存在损伤，下颌骨髁突和正中联合是否存在骨折等。

3. 检查口腔黏膜和牙龈的损伤，唇部开放性伤口一定要检查伤口内是否存在牙齿碎片，可以拍摄软组织口含片明确判断。

4. 拍摄受伤区域照片　包括正中𬌗像、受伤牙齿唇侧像及舌（腭）侧像及切端（𬌗面）像，以留取患者受伤时原始状况的基础数据，便于进行随访和复查。

5. 外伤牙的检查　检查牙冠是否折裂、折裂的程度，有无牙髓暴露，有无颜色改变；检查牙齿是否移位、松动；检查牙齿是否有叩痛，是否有叩诊音变化；是否存在咬合紊乱；触诊牙槽骨是否完整、是否有异常动度；同时要辅助影像学检查；必要时进行牙髓活力测试，并关注患者整体牙周情况。根据病史、检查情况，将外伤牙进行初步分类，从牙体硬组织损伤和牙周组织损伤两方面着手检查。

注意：牙齿的检查范围应包括所有外伤牙及邻近外伤牙的至少一个正常牙。

（二）牙体硬组织损伤的检查项目与方法

1. 视诊　常规采用肉眼观察，必要时使用放大设备。观察的项目主要包括牙体硬组织是否有裂纹、折断、断面位置和累及的牙体组织层级，检查时应排除陈旧性损伤。

（1）牙冠完整者，应从不同光线角度检查牙冠是否有隐裂纹，并记录隐裂纹位置。

（2）牙冠不完整者，观察并记录断面位于牙体硬组织的层级，即断面位于牙釉质层、牙本质浅层还是牙本质深层，断面是否有牙髓暴露、牙髓暴露的范围，是否累及牙骨质。

（3）冠方断端与牙龈相连未脱落者，应在局部麻醉下拔除断片后，再检查断面的位置。

（4）牙齿折断位置在龈缘下方者，可以用尖探针仔细检查龈下断面位置，用牙周探针测量并记录断面和龈缘的距离。

（5）全脱出者需检查离体牙的完整程度、污染情况及根周膜是否坏死等。年轻恒牙应注意观察牙根和根尖孔的发育情况。

2. 探诊　探查断面硬组织的敏感位置及程度、有无细小露髓孔（尤其注意髓角处）、暴露牙髓的感觉等。注意力量一定轻柔，避免激惹患者。

（三）牙周组织损伤的检查项目与方法

1. 视诊　主要观察牙齿位置和咬合情况的变化，包括唇（颊）侧移位、舌（腭）侧移位、半脱位、部分脱出、全脱出及牙齿挫入（嵌入性脱位），是否存在咬合干扰，牙槽骨是否外露，牙槽突是否折断。

2. 叩诊　使用平头金属器械叩诊，检查牙周膜的受损情况。先叩远离患牙的健康牙作基线对照，患牙叩诊应从垂直向（牙长轴方向）和侧向（垂直牙长轴方向）进行，分别提示根尖区组织和牙周膜的受伤情况。叩诊音的变化可反映牙根与牙槽窝的关系，清音表示正常，浊音提示牙周膜异常，金属高调音提示可能存在患牙移位性损伤。注意与远离受伤牙齿的健康牙进行对比。

3. 牙齿松动度　使用镊子夹持前牙切端或者用镊子尖抵住后牙咬合面进行颊舌向、近远中向和冠根向的摇动检查。移位和脱出病例牙齿松动度增加，嵌入性脱位牙齿松动度消失，邻牙造成患牙嵌顿者，应先予解除后再检查记录松动度。松动度检查结果记录：Ⅰ度表示单纯近远中向或颊舌向异常动度，Ⅱ度表示近远中向和颊舌向都有异常动度，Ⅲ度表示同时伴有沿牙长轴方向的异常动度。

注意：摇动牙齿的同时应观察根方牙槽黏膜动度，若异常动度发生在靠近龈缘附近，常提示根折或者牙根过短，应再结合 X 线片检查结果进行判断。多个相邻牙齿出现"一动全动"的异常情况常提示有牙槽突骨折。

4. 牙龈和牙槽骨情况　检查牙龈是否有撕裂，牙龈乳头是否外翻，是否有牙龈渗血；同时，应注意检查牙龈和牙周情况，记录患牙原始存在的牙龈炎症、牙周袋、窦道等。结合根尖区扪诊检查，判断是否有突出的骨尖或者牙根，可以提示患牙牙槽窝壁的骨折或者牙齿移位伴牙槽窝底压迫性骨折。牙齿全脱出时应注意检查牙槽窝壁是否存在骨折，牙槽窝内是否有异物等。

（四）其他检查

1. 咬合情况　检查正中𬌗、前伸𬌗、侧方𬌗以判断咬合干扰和早接触情况，特别关注开𬌗和上下颌中线偏移，可能提示颌骨骨折或关节区损伤。

2. 牙髓敏感性测试　主要包括温度测试（冷测为主）和电活力测试，外伤后均应记录就诊时患牙的牙髓神经活力状态，测试的结果主要作为复查的基线数据，乳牙外伤后通常不做牙髓敏感性测试，年轻恒牙的牙髓敏感性测试也可能不准确。

注意：牙外伤初期牙髓可能处于休克状态，临床无法准确判断牙髓的真实状态，温度测试无反应或电测数值为最大值并不意味着牙髓已经坏死，不能作为摘除牙髓的依据，但外伤牙当时出现牙髓休克，后期出现牙髓坏死的概率会明显增加。

3. 影像学检查　应根据牙外伤患者的具体情况选择影像学检查方式。建议常规拍摄二维成像 X 线片，最好拍摄平行投照根尖片，为了保证拍摄效果稳定，建议使用持片夹，实现影像学检查的标准化，便于复查和对比。

X 线片重点观察以下问题：①有无根折线（尤其是斜形根折或青枝根折）。临床记录 X 线片检查结果时，如未能发现根折线，记录为"未见明显根折线"，并告知患者不能完全排除根折的可能性，需要在定期复查时拍摄 X 线片观察；观察到根折线时应记录根折线位于牙根的具体位置，即根折线位于根尖 1/3、根中 1/3 或是根颈 1/3。②牙周膜是否增宽、是否消失、牙根与牙槽窝的关系及牙槽突是否有骨折线等。

为更准确地反映患牙是否存在根折、侧方移位和牙槽突骨折，建议以外伤牙为中心从不同水平方向和垂直方向多角度拍摄系列 X 线片以全方位观察患牙情况［简单外伤，如釉质裂纹和单纯冠折（露髓或不露髓），不需要拍摄所有的 X 线片］。以上颌中切牙外伤为例，建议拍摄下列 5 张 X 线片（图 1-1）：①以上颌中线为中心的平行投照根尖片，正面显示两颗上颌中切牙；②以右侧上颌侧切牙为中心的平行投照根尖片（要求同时显示右侧中切牙和右侧尖牙）；③以左侧上颌侧切牙为中心的平行投照根尖片（要求同时显示左侧中切牙和左侧尖牙）；④上颌𬌗片（咬合片）；⑤至少1张以下颌中线为中心的下颌切牙平行投照根尖片（如下颌牙有明显损伤，可参照上颌牙拍摄类似的根尖片和𬌗片）。注意：这些影像学检查只是一个示例，如果其他牙位受伤，按牙位需要调整拍摄系列。

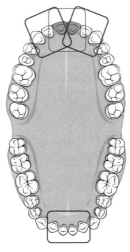

图 1-1　上颌中切牙外伤 X 线片检查方式

　　CBCT 可以更清晰地显示牙根及牙槽骨的破坏情况，尤其适用于根折、冠根折和侧方移位病例。CBCT 的 3D 成像有助于确定根折或骨折的位置、范围和方向。但进行 CBCT 检查时，应考虑患者暴露于电离辐射的剂量远高于系列 X 线片检查，对于外伤牙的诊断治疗有必要时才建议拍 CBCT 进行确认检查，乳牙外伤患者不建议进行 CBCT 检查。

（五）检查中的注意事项

　　1. 复合型牙外伤经常存在同一牙齿牙体硬组织损伤和牙周

组织损伤并存的情况，临床检查、记录与诊断应详尽，需要同时诊断牙体硬组织损伤和牙周组织损伤，不能漏项。

2. 检查结果必须与患者及家属进行核对，以免发生术后争议。

四、病历书写

（一）病历书写要求

1. 建立可安全保存的病历　牙外伤初诊患者最好建立可留档的大病历或电子病历，以方便复查。

2. 病历首页　各项应填写完整，不得漏项，尤其注意患者的年龄，就诊时间按24小时制记录，精确到分钟。

3. 主诉　外伤牙位（或部位）+症状+时间。例如："左上前牙外伤后松动3小时"。

4. 现病史　详细记录外伤当时及在就诊前的所有情况，包括：①外伤发生时间；②外伤地点；③外伤发生原因（涉及各类保险和赔偿的患者应慎重描述受伤原因）；④外伤后的全身症状，特别是有无头晕、呕吐，有无意识丧失；⑤外伤后的局部症状，如牙齿折断、松动、移位、脱落、出血、肿胀等，有无自发痛、冷热刺激痛、咬合痛、咬合干扰等症状；⑥全脱出牙外伤，应记录牙齿在体外的保存时间及保存方法，脱落牙齿发现地点，脱落牙齿完整情况，是否已经自行复位等；⑦就诊前接受其他科室或医院的处理情况。

5. 既往史　记录与口腔疾病和牙外伤相关的诊断和治疗情况。

6. 全身情况　记录健康状况、疾病史、传染病史、预防接种史、手术外伤史、输血史等，患有全身系统性疾病者最好进行健康状况评估并予以记录（评估方法详见第十四章）。

7. 检查　按照细检项目详细记录，并将对照牙的情况一并记录。

8. 诊断　根据检查结果，按照牙外伤分类做出初步诊断。有多个牙外伤或同一牙齿存在多种组织损伤时应分别记录诊断，检查和诊断一般按病情从重到轻顺序记录。

9. 治疗设计　①针对外伤牙可能的预后，进行全面的治疗设计；②初诊时如果无法确定设计方案，可以在复诊完善检查后再行设计；③设计方案存在多个选择时，应逐项列出；④对于已确定的治疗设计，应由患者签字确认，未成年患者应由其家属代签。

10. 处置　①就诊当天操作的步骤；②其他相关科室的会诊意见；③需完善的检查；④术后的注意事项；⑤复查时间和内容；⑥医师签名字体应与医院备案相同，尚未取得执业医师资格证书者必须有带教的执业医师同时签字。

11. 复诊病历　①病史：上次就诊到本次复诊期间患者的症状和体征；②检查；③诊断：上次未明确而本次已明确的诊断或者由于病情进一步发展演变而形成的新的诊断；④本次复诊处置；⑤由于某些原因需更改原治疗设计的，应列出新的设计方案，并由患者签字确认，未成年患者应由其家属代签。

（二）示范病历

病例一（成人牙外伤）　患者男性，30 岁。

主诉：左上前牙外伤 3 小时。

现病史：3 小时前在公园内摔倒，导致左上前牙折断，断冠已脱落，未找到。左上前牙区遇冷热刺激疼痛，牙齿松动，否认牙齿移位，否认头晕、呕吐及意识丧失。伤后未在其他医院就诊。

既往史：否认既往牙外伤史。

家族史：否认高血压、心血管疾病、糖尿病及全身其他系统病。

全身情况：健康。

检查：

神清语利，步入诊室，查体合作。

21 牙冠折断，唇侧断面位于龈上约 2 mm，腭侧断面位于龈下约 2 mm，髓腔暴露，出血，叩痛（＋），不松动，牙龈未见明显异常，X 线片示：未见明显根折线及骨折线。

22牙冠完整，叩痛（+），Ⅱ度松动，牙龈缘渗血，冷测敏感，X线片示：根中1/3横折线，根周膜影像增宽，未见明显牙槽骨骨折。

23、11、31、32、41牙冠完整，叩痛（−），不松动，牙龈未见异常，冷测正常。

余牙未见异常。

诊断：21复杂冠根折

22根折

治疗设计：21根管治疗＋冠延长术＋桩核冠修复

22复位固定

处置：

请牙周科×××医师和修复科×××医师会诊，建议21根管治疗后择期冠延长术＋桩核冠修复。告知患者21、22为试保留，讲明病情、预后、治疗方案、费用及自费比例，需患者知情同意（患者签字）。

21 4%复方阿替卡因注射液0.8 ml局部浸润麻醉，上橡皮障，开髓，血鲜红，量中等，揭髓顶，拔髓成形，扩孔，根测工作长度20 mm（唇侧断面边缘为标志点），根管润滑剂伴同下镍钛锉根备至40号，5.25%次氯酸钠冲洗根管，超声荡洗，纸尖擦干，$Ca(OH)_2$糊剂根充，暂封。

22 4%复方阿替卡因注射液0.5 ml局部浸润麻醉，轻力复位，与患者核对确认位置，检查正中𬌗无明显早接触。

12、11、22、23隔离术区，清洗，消毒，酸蚀，预弯钢丝，强力粘接剂＋树脂＋钢丝固定，22调𬌗。

术后医嘱：勿用患牙进食，注意口腔卫生，不适随诊。2周后复诊21根充。4周复查22，并拆固定。

医师签名：×××

病例二（年轻恒牙外伤）　患者男性，9岁。

主诉：上前牙外伤3小时。

现病史：患者 3 小时前骑自行车时不慎摔倒，面部及颏部擦伤，左上前牙脱落，右上前牙折断，现吸气敏感，全口牙齿无法咬合，牙龈渗血。伤后 2 小时在校医院就诊，将患牙保存在生理盐水中，未做任何治疗。否认伤后头晕、昏迷及呕吐，否认身体其他部位不适。

既往史：否认既往牙外伤史。

家族史：否认全身系统病史。

全身情况：健康，儿童计划免疫全程免疫接种史。

检查：

神清，步入诊室，查体合作。

左颊部及颏部皮肤擦伤，创面无明显污染，无开放性伤口，颏部轻度肿胀，口腔黏膜未见开放性伤口。

开口度、开口型正常，双侧髁突区无扪痛、张闭口无弹响。

前牙深覆𬌗，深覆盖，混合牙列。

21 牙槽窝空虚，血凝块充盈，龈缘渗血；离体患牙完整，根尖孔粗大，大量泥沙及污物，根周膜坏死。

11 牙冠横折，可见露髓孔，约 $1 \times 1 \ mm^2$ 大小，断面少许泥沙，叩痛（+），不松动，牙龈未见异常。X 线片示：根发育 8 期，未见明显根折线，根周膜清晰连续。

22 冠完整，下垂约 2 mm，Ⅱ度松动，叩痛（++），牙龈缘活动性出血。X 线片示：根发育 7 期，未见明显根折线，根尖区根周膜增宽。

余牙未见异常。

診断：21 全脱出

11 冠折露髓（伴牙震荡）

22 部分脱出

治疗设计：21 试保留、再植、固定，根管治疗

11 牙髓切断术 + 间隙保持，择期修复外形

22 复位、固定

定期复查牙髓状态和牙根发育情况

处置：

告知患者的监护人病情、治疗方案、费用及自费比例、预后，21为试保留延迟再植，预后不确定。监护人同意此方案（监护人签字）。

21 4%复方阿替卡因注射液0.5 ml局部浸润麻醉，生理盐水冲洗牙槽窝，探查牙槽窝壁有骨折，采用牙挺复位牙槽窝壁形态，离体牙用生理盐水冲洗，除去根面附着的污染物，植入离体牙，丝线缝合撕裂牙龈。

11 4%复方阿替卡因注射液0.5 ml局部浸润麻醉，上橡皮障，揭顶，去部分冠髓，生理盐水冲洗，湿润棉球蘸干，观察根髓可止血，放置恒牙活髓保存剂，氧化锌光固化玻璃离子垫底，自酸蚀粘接，复合树脂覆盖断面，调𬌗，磨光。

22 4%复方阿替卡因注射液0.5 ml局部浸润麻醉，轻力复位，X线片显示：21、22复位良好，请患者及家属确定患牙正确的位置（监护人签字）。

53、12、11、21、22、63隔离术区，清洗，消毒，酸蚀，预弯钢丝，强力粘接剂＋树脂＋钢丝固定，21、22调𬌗。

左颊部及颏部擦伤的皮肤建议观察，注意清洁。

术后医嘱：抗菌药物自备，口服1周；0.12%氯己定溶液200 ml×1瓶，适量含漱，每天2~3次，使用1周；软食2周；每餐后用软毛牙刷刷牙。1周后复诊拆线，2周后复查11、21、22，4周复诊拆固定。

医师签名：×××

病例三（乳牙外伤）　患者男性，4岁。

主诉：上前牙外伤2小时。

现病史：患儿2小时前在家中意外摔倒，双侧上前牙外伤，牙齿松动。否认张口受限，否认咬合紊乱。否认意识丧失，否认头晕、头痛、恶心呕吐，否认大量出血，否认身体其他部位损伤。

既往史：否认既往牙外伤史。

家族史：否认全身系统病史。

全身情况：健康。

检查：

神清，步入诊室，查体合作。

面部双侧大致对称，面部皮肤及口腔黏膜未见开放性伤口，无明显肿胀，未及明显压痛，未及骨异常动度及骨台阶感，面部表情运动无障碍。

开口度、开口型正常，双侧髁突区无扪痛、张闭口无弹响。

口腔卫生状况一般。

51 冠完整，未见明显龋坏，叩痛（±），Ⅱ度松动，无移位，牙龈无撕裂，无活动性出血。X 线片示：牙冠完整，根尖 1/3 整齐横向线状低密度影像，断端无错位，牙周膜间隙增宽；恒牙胚可见，表面硬骨板完整；未见牙槽骨骨折。

61 冠完整，未见明显龋坏，叩痛（+），Ⅱ度松动，无移位，龈沟渗血。X 线片示：牙冠完整，未见明显根折影，牙周膜间隙增宽；恒牙胚可见，表面硬骨板完整；未见牙槽骨骨折。

52，62，71，81 冠完整，未见明显龋坏，叩痛（−），生理动度，牙龈未见明显异常。

余牙未见异常。

诊断：51 根折

61 亚脱位

治疗设计：51，61 观察

定期复查牙髓状态和恒牙发育情况

处置：

告知患者监护人病情及治疗方案，患牙可能出现牙髓坏死或早失，监护人需知情同意（监护人签字）。

51，61 嘱观察，出现咬合不适或牙龈脓包及时就诊。

医嘱：0.12% 氯己定溶液 200 ml×1 瓶，适量涂擦患处，每天 3 次，使用 1 周；避免冷热刺激 4 周，软食 4 周；每餐后用软毛牙刷刷牙。2 周后儿童口腔科就诊复查，定期复查直至继承恒牙萌出，不适随诊。

医师签名：×××

（白　洁　徐　涛　汪晓彤）

第四节　口腔颌面部创伤的病史采集、临床检查与病历书写

口腔颌面部创伤是口腔急诊的常见病。它包括牙外伤、口腔颌面部软组织损伤和骨组织损伤。据北京大学口腔医院急诊科对 2016—2018 年的急诊病例统计，牙外伤病例约占全部急诊病例的 10.8%，口腔颌面部软组织损伤病例约占 9.2%，且有逐年增高的趋势。外伤患者由于存在出血或可能合并重要器官损伤危及生命，往往需优先接诊。牙外伤病例一般均由门急诊治疗；软组织损伤病例大部分病情较轻，可在门急诊治疗，少部分损伤范围广泛或累及重要器官或生命体征不平稳的患者应住院手术治疗；而骨组织损伤除单纯牙槽突骨折者一般在门急诊处理外，大部分颌骨骨折病例均需住院手术治疗。

一、病史采集

接诊口腔颌面部创伤患者，除有危及患者生命安全的严重伤情需立即采取抢救措施外，在病情允许的情况下，首先应尽可能地采集详细准确的病史。这对掌握病情、进行全面检查、制订合理的治疗方案具有重要的参考意义。采集外伤病史，除患者的一般信息、既往病史、家族史和全身健康状况外，应重点了解以下内容：

1. 受伤原因和受伤时间　了解受伤原因和受伤时间对判断损伤性质、是否需要即刻处理伤口等有重要意义。

2. 外力大小和方向、患者受伤时的体位、受伤的部位　了

解这些情况有助于分析受伤范围和可能涉及的组织结构，这对判断伤情有重要意义。

3. 患者受伤后的症状　应首先了解有无昏迷、恶心、呕吐等颅脑损伤症状。对昏迷的病人，需注意昏迷发生的时间、甄别昏迷可能的原因。出现昏迷者常与颅脑损伤有关，有中间清醒期的患者多因颅内血肿所致。其次应了解疼痛的区域与性质、颌面部感觉与运动有无异常以及咬合有无不适或异常，这有助于判断是否存在骨折、神经损伤等。还应了解有无其他合并症状，如吞咽困难、声音嘶哑、肢体活动不便、胸腹疼痛等，以判断有无相应组织、器官的损伤。

4. 救治经过和结果　了解患者受伤后接受过的药物治疗、救治措施以及处理后的病情变化，有助于对病情的判断，以决定下一步的检查和治疗方案。

二、临床检查

（一）初步检查

1. 全身检查　创伤患者的全身检查分两步进行：首先检查基本生命体征以判断有无危及生命的情况，并判断患者的意识状态、瞳孔的变化和反应；在除外危及生命的病情，或虽存在但已经处理并稳定后，再进行全身的系统检查。

（1）确定呼吸道是否通畅：判断外伤患者尤其是昏迷或者意识模糊患者是否存在舌后坠、口咽腔异物、声门区水肿、喉部外伤等影响呼吸道通畅的因素。还应观察患者的呼吸频率和强度，并根据患者是否有胸闷、胸痛、呼吸困难、面色苍白、脉搏增快、血压下降大概判断是否存在气胸、血胸，以便行进一步专科检查。

（2）估计失血量，并判断是否存在休克：休克的指征有血压、脉搏、皮肤情况、尿量、意识状态及中心静脉压等。一般情况下，失血量超过血容量的20%时血压开始下降；脉搏超过120次/分表明存在血容量不足。失血的早期代偿反应主要表现为皮肤苍白和发冷，后期表现为尿量减少。正常尿量不低于 30 ml/h。

（3）头颅检查：重点判断是否存在颅脑损伤。注意检查瞳孔大小和对光反射，是否存在脑脊液漏。耳、鼻腔内若有血性渗出物，可用纱布蘸取渗出物，血迹周边若有淡黄色印迹，则可确定脑脊液漏。

（4）颈部检查：应警惕有无颈椎骨折或脱位。对深度超过颈阔肌的伤口应警惕存在大血管损伤的可能，处置时注意预防大出血。

（5）躯干及四肢检查：注意判断有无血气胸，肝脾等重要脏器有无破裂出血，四肢有无大的开放性损伤及有无骨折。

（6）神经系统检查：除注意检查四肢的感觉和运动外，对意识有改变的患者注意检查瞳孔大小和对光反射、深浅反射能否引出、是否存在病理反射。

2. 颌面专科检查　包括颌面部和口腔两部分。检查内容应包括：创伤部位及伤情，颌面部各部位和器官受累情况，颞下颌关节和张口运动情况，口腔内黏膜、牙齿及咬合关系等情况。

（1）对创伤部位的检查：明确创伤类型、范围、大小以及局部特征。对不同部位的损伤，应详细检查其毗邻组织和器官的形态和功能状态。

（2）观察面型有无改变：比较双侧面部是否对称，可大致判断有无骨折存在。颧弓颧骨骨折常导致对应面部塌陷；上颌骨骨折并向后移位，则面中部凹陷呈"碟形脸"，若向下移位则脸型拉长呈"马脸"状；单侧髁突骨折，常导致颌面偏斜，双侧骨折则易出现开𬌗畸形。

（3）两侧面部对比触诊：对双侧颌面骨骼边缘和骨性标志进行对比触诊对判断有无骨折具重要意义。重点注意局部有无压痛、骨的外形轮廓及连续性如何、有无切迹或台阶样感、有无骨擦音、颌骨有无异常动度等。

（4）颌面部裂伤检查：注意伤口的深度，伤口内有无异物及其位置。深部异物在未明确定位及无手术条件的情况下，不要贸然取出。对于颊部伤口，应注意有无腮瘘形成和面神经损伤表现。对于较大的伤口，还要注意是否存在组织缺损或组织移位等。

（5）口腔检查：遵循自外向内、由浅入深的检查顺序。注意开闭口是否自如，是否有开口受限及其程度；口腔黏膜有无裂伤、有无贯通伤；牙齿有无折断、松动、移位、缺失，牙列有无变形，殆关系是否正常；舌、口底、咽旁有无肿胀、血肿，是否影响呼吸等。

（二）疑似疾病的检查

口腔颌面部外伤如仅涉及软组织损伤，通过临床检查大部分可得到确诊，如伤口较深可在局麻后通过探查伤口进一步明确检查。如怀疑有如下损伤时可进行相应的辅助检查以确诊具体的病情。

1. **腮腺导管损伤**　对面颊部裂伤患者，尤其是纵向裂伤且伤口较深者，要注意检查有无腮腺导管的损伤。①可从口腔内腮腺导管口插入细塑料管，如导管完全离断，则可见塑料管由损伤部位穿出；②对不完全导管断裂，用上述方法可能漏诊，可从腮腺导管口缓慢注入1%亚甲蓝，仔细观察损伤部位，可见亚甲蓝由导管裂口处溢出。

2. **面神经损伤**　对面颊部、耳后乳突区的软组织裂伤及严重挫伤患者，应注意检查面神经有无损伤。临床上主要通过检查面神经支配的面部各区域表情肌运动的情况来判断其神经损伤的情况。①静态检查：观察患者是否有患侧额纹减少或消失，鼻唇沟变浅或消失、口角歪斜、偏向健侧，严重者整个颜面部歪斜、患侧睑裂增大，甚至流泪、结膜充血；②动态检查：嘱患者进行抬额、皱眉、闭眼、耸鼻、鼓腮、撅嘴、微笑及大张嘴运动，检查患者是否有患侧额纹变浅或消失、皱眉无力、眼睑闭合不全或闭合无力、不能耸鼻、鼓腮漏气、撅嘴无力、微笑及大张嘴时口角向健侧歪斜。

3. 口腔颌面部异物　多见于枪弹伤、爆炸伤及工作伤。对金属或其他 X 线阻射性异物可拍相应部位的正侧位 X 线平片确诊并定位。非金属异物可行 B 超或 CT 检查，CT 三维重建常能精确定位异物。

4. 颌面部骨折　怀疑颌面部骨折者行 CT 检查并三维重建一般能清晰显示骨折线及骨折块移位情况。但某些部位的骨折通过普通 X 线片检查亦能得到满意的检查结果。

（1）上颌骨骨折：通过鼻颏位（华特位）、眼眶正位、颅底位、头颅侧位等普通 X 线平片可以明确骨折线部位。但在确定骨折块移位方面仅供参考，对于复杂类型的骨折需进一步做 CT 检查。

（2）下颌骨骨折：下颌骨骨折的检查常选择下颌曲面体层片。对下颌体部骨折还可通过下颌横断骀片判断骨折块移位情况；对髁突骨折可拍下颌开口后前位片显示髁突骨块移位情况。

（3）颧骨颧弓骨折：可拍鼻颏位和颧弓轴位片明确诊断。改良颅底位片能同时显示双侧颧弓的情况，可取代颧弓轴位片。

（4）鼻骨骨折：对怀疑鼻骨骨折者可拍鼻骨正、侧位片明确诊断。

5. 颅脑损伤　对怀疑颅脑损伤者应在确保患者呼吸道通畅、无活动性出血、各项生命体征平稳的情况下立即转神经外科行颅脑 CT 检查，排除颅脑损伤的可能。

三、病历书写

（一）病历书写要求

1. 主诉　按常规要求应包括受伤部位、受伤原因及受伤时间。

2. 现病史　按时间先后顺序详细描述受伤原因、受伤过程、伤后症状、伤后救治经过和结果以及到本院的治疗要求。

3. 既往史　记录以往口腔颌面部疾病及治疗情况。

4. 全身情况　记录患者是否有高血压、心脏病、糖尿病、传染病等可能影响外伤治疗的全身基础性疾病及其目前治疗情况与病情控制情况。

5. 检查　首先判断患者意识是否清楚、基本生命体征是否平稳。然后按临床检查的顺序由外向内、由浅入深详细记录颌面专科临床检查结果以及大致记录全身其他部位的伤情。有意义的辅助检查结果也要详细记录。必要时可画示意图描述伤口情况。

6. 诊断　如同时有多处损伤应按损伤严重程度顺序分条列出。

7. 治疗计划　对患者的伤情及全身状况全面掌握后，按所需治疗的轻重缓急提出全面的治疗计划：需立即实施的治疗列在最前面，可暂缓的治疗列在其次，可择期治疗列在最后。

8. 处置　首先应写明向患者交代的病情，可选择的治疗方案与过程、不同治疗方案的利弊及可能的不良预后，患方对治疗方案的选择。然后按治疗项目的先后顺序分条目记录。每一项治疗应包括详细的治疗部位、内容、方法、过程、所用的材料、治疗完成后的后续处理、术后医嘱以及下次复诊的时间与治疗内容。医师签名要求字迹清楚易于辨认，实习医师的病历还需上级医师签字确认。

9. 复诊病例　应记录上一次的治疗内容及术后多长时间，患者上次治疗后的反应，拟复诊的内容。复诊时详细检查并记录伤口局部的情况，如包扎是否完好、伤口周围卫生状况、引流条是否存在、有无渗出以及渗出物的性状、伤口肿胀情况、缝线有无松脱、伤口有无裂开等。复诊处理详细记录治疗内容，如是否间断拆线、如何换药、是否再置引流条、是否再次包扎以及下次的复诊时间以及内容。

（二）示范病例

初诊病历　患者田XX，女，57岁

主诉：下唇外伤4小时。

现病史：4小时前骑自行车时被汽车撞倒在地，面部着地致

下唇及上前牙外伤出血。无恶心、呕吐，无昏迷史。伤后在当地医院缝合下唇内侧黏膜伤口并注射破伤风抗毒素后转来我院处理下唇缺损及上前牙外伤。

　　既往史：否认既往颌面部外伤史。

　　全身情况：否认高血压、冠心病、糖尿病病史。

　　检查：

　　神清语利，步入诊室，查体合作。

　　下唇中部 1/3 唇红组织缺损，面积约 2.2 cm×1.2 cm，厚约 3 mm；创缘极不规则；创面较多泥沙。

　　下唇内侧黏膜及前庭沟裂口已缝合。

　　11、21 脱出约 1 cm，Ⅲ度松动，唇侧黏膜及牙龈挫裂，部分缺损，唇侧牙槽突骨板碎裂，大部分游离，腭侧骨板折裂，向腭侧移位少许。

　　开闭口正常，后牙咬合关系正常，双侧耳前区无压痛。

　　全身其他部位未见明显损伤。

　　　　　　　诊断：下唇挫裂伤伴组织缺损

　　　　　　　　　　11、21 部分脱出伴牙槽突骨折

　　　　　　　　　上前牙龈挫裂伤

　　治疗计划：下唇及上前牙龈清创缝合

　　　　　　　11、21 拔除，择期修复

　　　　　　　抗感染

　　处置：

　　1. 告知病情，因上前牙牙槽突骨折及牙龈损伤缺损严重，两颗中切牙预后不佳，建议拔除后择期修复；下唇组织缺损明显，愈合后可能外形不佳。并告知治疗过程与费用，患者及家属知情理解，要求治疗（患者签字）。

　　2. 双侧颏神经 4% 复方阿替卡因注射液 1.7 ml 阻滞麻醉，刮净下唇泥沙，3% 过氧化氢和生理盐水交替冲洗，消毒，铺孔巾。适当延长伤口两侧斜行裂口后向中间滑行修复唇皮肤缺损，在下唇伤口内侧缘肌层潜行锐性剥离，形成一长约 8 mm、宽约 18 mm、厚约 2 mm 的舌形黏膜肌组织瓣，剪除坏死组织及创面内过多的肌肉组织。向外牵引制备好的组织瓣，将其与下唇伤口外侧缘对位拉拢缝合修复唇红缺损，关闭创面。创口留置橡皮片引流条一根。

3. 12、11、21、22 用 4% 复方阿替卡因注射液 1.7 ml 局部浸润麻醉，刮净泥沙，3% 过氧化氢和生理盐水交替冲洗，拔除 11、21，刮除游离骨碎片，前庭沟黏骨膜瓣骨膜侧做松弛切口，拉拢黏膜瓣覆盖 11、21 唇侧黏膜缺损区，缝合关闭唇侧伤口。

4. 嘱综合医院静滴抗菌药物（头孢菌素类＋甲硝唑）3 天。

5. 建议生理盐水湿敷下唇，每天 3 次，保持下唇伤口清洁。2 日后复诊换药。

医师签名：×××

复诊病历

复诊：下唇及上前牙区外伤清创缝合术后 2 天，复诊换药。

检查：

下唇肿胀明显，大量痂皮覆盖伤口区，未见伤口裂开。质偏硬，轻微压痛。

引流条在，探伤口有少许暗红色浑浊血性渗出。

上前牙龈伤口愈合良好，无裂开，未见明显渗出物。

处置：

下唇伤口去除引流条，湿敷后去除大部分痂皮，生理盐水冲洗伤口。

嘱生理盐水湿敷下唇，每天 3 次；保持下唇伤口清洁无痂皮；2 天后复诊换药。

医师签名：×××

（徐训敏）

第二章　口腔急诊常用局部麻醉术

第一节　麻醉前准备

一、麻醉前患者健康状况评估

有研究表明，口腔诊室内发生的危机事件54.9%发生在局部麻醉过程中或麻醉术后即刻，大多数是体位性低血压或血管减压神经性晕厥，最严重的危机事件是过敏反应（很少见）。因此，麻醉前患者健康状况评估十分必要。以下问题视患者身体状况给予关注，并选择性地加以询问。

1. 是否对麻醉药物过敏？

目前口腔科临床常用的局部麻醉药物（阿替卡因、甲哌卡因、利多卡因）均为酰胺类麻醉药，此类药物引起的危及生命的过敏反应极罕见。如患者自述有过敏史时，参阅本章第三节（口腔局部麻醉并发症及处理）详细询问。

亚硫酸氢钠过敏者禁用含肾上腺素的麻醉药物。亚硫酸氢钠是血管收缩药的抗氧化剂，对其过敏者比例较高。亚硫酸氢钠日常作为防腐剂喷洒在水果上，应注意询问水果过敏患者及类固醇依赖型哮喘患者。

2. 是否空腹？

空腹注射可造成患者晕厥，建议患者用餐后再行治疗，或给予葡萄糖溶液口服后再行注射。注意，对容易哭闹呕吐的患者忌饱腹。

3. 是否患有高血压？

高血压病史患者，建议治疗前测量血压；35岁以上患者否定回答时，对可疑患者也应进行测量；测量结果超过正常范围者参照第十四章第二节内容进行风险评估。

4. 是否患有心脑血管疾病？

心脑血管疾病患者参阅第十四章相关内容进行风险评估；使用含肾上腺素的麻醉药物时要注意控制剂量、注射前回吸、缓慢注射；严重心脑血管疾病患者需在内科医师的严格监护下进行麻醉，且避免或限制使用含肾上腺素的麻醉药物。

5. 甲状腺功能是否异常？

控制良好的甲状腺功能亢进和甲状腺功能低下患者可以使用含肾上腺素的麻醉药物；未控制的甲亢患者应避免或限制使用含肾上腺素的麻醉药物。

6. 肝、肾功能如何？

酰胺类麻醉药物均需在肝脏代谢，通过肾脏排泄。一般的肝肾疾病患者可使用常规剂量的麻醉药物，有明显肝肾功能障碍者因可能造成麻醉药物蓄积中毒，应谨慎使用。

7. 是否有癫痫病史？

控制良好的癫痫患者可常规进行麻醉，控制较差的癫痫患者需谨慎使用麻醉药物，未控制的癫痫患者需在内科医师监护下进行麻醉。

8. 是否患有呼吸系统疾病？

常规用量的麻醉药物不会影响呼吸功能，控制良好的哮喘患者可常规进行麻醉，运动诱发性哮喘、慢性阻塞性肺疾病如肺气肿或慢性支气管炎患者需谨慎使用麻醉药物。严重的慢性阻塞性肺疾病患者需在内科医师监护下进行麻醉。

9. 是否患有糖尿病？

一般糖尿病患者无麻醉禁忌，有并发症者需评估所影响器官的功能，依器官功能状况确定是否适合麻醉及选择麻醉药物，糖尿病微血管病变患者限制使用含肾上腺素的麻醉药物，以免造成局部组织坏死。

10. 是否有血液疾病？是否正在服用抗凝药物？

各类贫血患者可以使用麻醉药物（含肾上腺素与否均可），但高铁血红蛋白血症患者不能使用丙胺卡因注射液；有出血倾向患者（凝血障碍、服用抗凝药物如阿司匹林）尽量避免采用阻滞麻醉技术；卟啉病患者禁用阿替卡因。

11. 是否正处在妊娠期或哺乳期？

麻醉药物（含肾上腺素与否）无致畸作用，理论上可以应用于妊娠各阶段。目前常用的麻醉药物如利多卡因、阿替卡因、甲哌卡因均可使用。局部麻醉时要注意小剂量、低浓度、低流量推注，必要时可以先行表面麻醉控制疼痛。口腔局部麻醉药物极微量分泌于乳汁，哺乳期妇女麻醉术后2~4小时可以继续哺乳。

12. 是否有精神系统疾病史？是否正在服用精神类药物？

正在治疗中的精神病患者使用麻醉药物不会增加危险，但使用非选择性β受体阻滞药、单胺氧化酶抑制药、三环类抗抑郁药这三类药物治疗抑郁症的患者应避免或限制使用含肾上腺素的麻醉药物；24小时内服用过可卡因、阿片类镇静药物者应严格控制麻醉药物剂量以免过量中毒，且禁用含肾上腺素的麻醉药物。

二、麻醉前物品准备及注意事项

（一）麻醉前物品准备

1. 麻醉药物选择　为患者选择合适的局部麻醉药物，需要考虑几个因素：①需要控制疼痛的时间长短；②治疗后疼痛控制的需要；③止血的要求；④所选药物是否存在使用禁忌证。目前临床广泛应用的局部麻醉药物有4%阿替卡因肾上腺素注射液、2%盐酸利多卡因注射液及2%甲哌卡因肾上腺素注射液和3%盐酸甲哌卡因注射液等。阿替卡因麻醉起效快，麻醉持续时间长，对组织浸润性强，毒副作用小；甲哌卡因安全性比阿替卡因略高，但临床所需药量也略高于阿替卡因，且麻醉持续时间比阿替卡因短；利多卡因麻醉起效快，麻醉强度弱于阿替卡因，浸润麻醉效果较差。常用表面麻醉药物为 1%~2% 丁卡因或 2%~4% 利多卡因。对不了解的麻醉药物，使用前必须查看药品说明书。

2. 注射针选择　依据麻醉需要选择合适长度的针头，注意检查针头是否过钝、有无倒钩。

（二）注意事项

1. 注射前　告知患者注射过程可能略有不适感觉，如明显疼痛或有心悸、头晕等症状举左手示意。注射部位有创口的不建议用含酒精的消毒剂消毒。

2. 注射过程中　注意观察患者表情，并不时与患者交流，发现异常及时停止操作，以防不测。

3. 注射后　要注意观察患者，严禁注射后医护同时离开，因意外事件大多数发生在注射期间及注射后的 5~10 分钟。

4. 患者体位　一般采用仰卧位，头和心脏与地面平行，下肢轻微抬高，以减少晕厥发生；如不方便操作，可适当调整。

5. 术后医嘱　谨防无意识咬伤，尤其儿童麻醉后应向家长交代。轻度咬伤，无须来诊，建议保持清洁，预防感染；严重时随诊，必要时局部用药或缝合。

（姬爱平　王　哲）

第二节　常用局部麻醉术

一、表面麻醉

（一）适应证

目前使用的表面麻醉药物难以穿透皮肤，主要用于黏膜的麻醉，麻醉深度是涂抹部位黏膜下 2~3 mm 的组织，适用于下列治疗术：

1. 注射麻醉前的准备。

2. 表浅的黏膜下脓肿穿刺或切开。

3. 极松动牙的拔除。

（二）操作步骤及注意事项

1. 麻醉前将黏膜表面擦干。

2. 用小棉球或棉签蘸取局部麻醉药物涂布于手术区域。

3. 麻醉起效与失败：涂布后 2~3 min 后即可施行口腔操作。若麻醉失败可再次涂抹或改行局部浸润麻醉。

二、局部浸润麻醉

（一）适应证

局部浸润麻醉是将局麻药物注射于手术区组织内麻醉神经末梢，使该区域组织无痛的麻醉方法，适用于下列治疗术：

1. 上颌牙齿、下颌前牙、下颌前磨牙的牙髓治疗及拔除术。

2. 麻醉区域的牙周手术或根尖手术。

3. 脓肿切开引流术。

4. 软组织损伤清创缝合术、软组织成形术、肿物切除术。

注意：拟注射部位存在炎症时，不建议使用此技术。

（二）操作步骤及注意事项（以牙髓治疗为例）

1. 建议使用 25 号或 27 号短针头（平均长度 20 mm）。

2. 术者用手指或口镜拉开患者唇颊组织，暴露注射区域，用纱布或棉球擦干注射部位，聚维酮碘棉签消毒，涂布表面麻醉剂（非必须），绷紧注射部位。

3. 调整注射器使针尖斜面朝向骨面。

4. 注射针在靠近牙根方的黏膜进针，未做表面麻醉者进针前在黏膜表面滴数滴麻醉药物（非必须），快速刺入黏膜至没过注射针斜面深度，注入数滴麻醉药物。

5. 继续推进针头到达牙根尖或根尖以上部位，在骨膜上（不要触及骨面）停止推进（深度依牙根长度约 3~6 mm），缓慢注射麻醉药物。

注意：①如注射时疼痛剧烈，一般是注入脓腔或骨膜下，应退针再次缓慢注药；②注射深度过浅可造成注射部位呈大水疱状，注射量过大可使局部黏膜苍白，术后可能发生局部软组织溃疡或坏死；③麻醉剂中的肾上腺素或注射针机械刺激血管壁可导致局部供血动脉收缩，造成暂时性皮肤颜色改变。

6. 缓慢拔针，单手将注射针插入针帽内，严防针刺伤。

7. 麻醉起效与失败　注射后 3~5 分钟即可起效，之后可进行口腔操作。麻醉失败原因及相应处理方式包括：①进针距根尖区过远，参照术前 X 线根尖片显示的牙齿长度，重新注射；②进针太浅，调整进针方向，使之接近骨膜；③牙根尖覆盖有致密骨，增加牙周膜注射，或改用阻滞麻醉。

三、上牙槽后神经阻滞麻醉（口内注射法）

（一）适应证

上牙槽后神经阻滞麻醉的麻醉范围是上颌第二、第三磨牙及第一磨牙的远中颊根和腭根及颊侧的牙周组织、骨膜和牙龈，适用于下列治疗术：

1. 两个或多个上颌磨牙牙髓的同时治疗，但 28% 的上颌第一磨牙需对近中颊根牙髓加用浸润麻醉。

2. 上颌磨牙拔除术，需加用腭侧牙龈的浸润麻醉或腭前神经阻滞麻醉。

3. 上颌磨牙区的牙周手术和根尖手术。

4. 注射部位因存在炎症无法进行浸润麻醉时的替代方法。

5. 浸润麻醉无效时的加用麻醉方式。

注意：有出血倾向者（如血友病）禁用；14 岁以下儿童采用局部浸润麻醉通常可获得满意效果，一般不建议使用该技术。

（二）操作步骤及注意事项

1. 建议使用 25 号短针头（平均长度 20 mm），长针头会误导术者穿刺深度过于向后而造成血肿发生。

2. 术者体位　右上颌阻滞麻醉采用 10 点位，左上颌阻滞麻醉采用 8 点位。

3. 患者半张口，术者用手指或口镜向外上方拉开患者口角及颊部，用纱布或棉球擦干注射部位，聚维酮碘棉签消毒，涂布表面麻醉剂（非必须），绷紧注射部位。

4. 调整注射器使针尖斜面朝向骨面。

5. 注射针向上与上颌磨牙咬合平面呈 45° 角，在第二磨牙远中上方颊黏膜皱褶处进针，快速刺入黏膜至没过注射针斜面深度，注入数滴麻醉药物。

6. 继续保持与咬合平面呈 45° 的角度，向上、内、后推进针头约 16 mm 深（颅骨较小者为 10~14 mm）停止，回吸无血后缓慢注射麻醉药物，用时 30~60 秒，在注射过程中建议回吸 1~2 次，以确认麻醉药物未注入血管内。

注意：①进针过程中如患者有明显痛感或电击感，可能注射针刺到神经干，适当退针并调整进针方向后再注射；②进针动作连贯，避免因多次进针而增加刺破血管的概率；③注射过程中避免针头被污染，避免穿过炎症组织或直接在炎症区域注射。

7. 缓慢拔针，单手将注射针插入针帽内，严防针刺伤。注意，若注射时回吸有血，注射后可在龈颊沟放置棉球，让患者用手口外加压，减少血肿发生的可能性。

8. 麻醉起效与失败　注射后 3~5 分钟即可起效，之后可进行口腔操作。针尖过于靠外侧或进针高度不足或过于向后可能导致麻醉失败，应按要求调整角度重新注射；方法正确仍然麻醉效果不佳时，可加用浸润麻醉。

四、下牙槽神经阻滞麻醉

（一）适应证

下牙槽神经阻滞麻醉的麻醉范围是同侧下颌骨、下牙、牙周膜和第一前磨牙之前的唇侧牙龈、黏骨膜及下唇，适用于下列治疗术：

1. 下颌单个磨牙的牙髓治疗或下颌一侧多个牙齿牙髓的同时治疗。

2. 下颌单个磨牙或下颌一侧多个牙齿拔除术。

3. 下颌麻醉区域的牙周手术、根尖手术及软组织清创缝合术。

4. 注射部位因存在炎症无法进行浸润麻醉时的替代方法。

5. 浸润麻醉无效时的加用麻醉方式。

注意：唇或舌咬伤风险大的患者（机体或精神障碍的成人及儿童）禁用；有出血倾向者（如血友病）禁用；14岁以下儿童采用局部浸润麻醉通常可获得满意效果，一般不建议使用该技术。

（二）操作步骤及注意事项

1. 建议使用25号长针头（平均长度32 mm）。

2. 患者体位　仰卧位，不方便注射时，也可采用半卧位。

3. 术者体位　右下颌阻滞麻醉采用8点位，左下颌阻滞麻醉采用10点位。

4. 患者张大口，术者将口镜放在下颌升支前缘略内侧，高于下颌磨牙咬合平面6~10 mm处，拉开患者颊部，用纱布或棉球擦干注射部位，聚维酮碘棉签消毒，涂布表面麻醉剂（非必须），绷紧注射部位。

5. 调整注射器使针尖斜面朝向骨面。

6. 将针管放在对侧口角处（通常在下颌前磨牙区），针头对准颊脂垫尖或翼下颌韧带中点外3 mm，快速刺入黏膜至没过注射针斜面深度，注入数滴麻醉药物。

7. 保持角度不变继续推进针头约20~25 mm（长针的2/3~3/4）触及骨面，后撤1 mm（防止骨膜下注射）回吸无血后缓慢注射麻醉药物，一般注射用量约一支的70%，用时60秒，在注射过程中建议至少回吸1~2次，以确认麻醉药物未注入血管内。

注意：①进针过程中如患者有明显痛感或电击感，可能注射针刺到神经干，立即退针，调整进针方向后再注射；②因阳性回吸率较高（10%~15%），注入血管的风险较大，注射前必须回吸，为防止回吸假阴性，在回吸阴性时，将注射器旋转45°再次回吸，以确认针头不在血管内；注射过程中也要不断进行回吸加以验证；③注射过程中避免针头被污染，避免穿过炎症组织或直接在炎症区域注射。

8. 若需同时麻醉颊神经及舌神经，可退针约 1/2 长度，回吸无血后缓慢注射剩余麻醉药物的一半以麻醉舌神经，继续退针至 3/4 时，回吸无血后缓慢注射剩余麻醉药物以麻醉颊神经（单纯牙髓麻醉时不必在退针过程中注射麻醉药物）。

9. 单手将注射针插入针帽内，严防针刺伤。

10. 麻醉起效与失败　下唇麻木是麻醉起效的主观标志，3~5 分钟后即可进行操作。针尖过于靠前（进针不到针长度的一半即触及骨面）、过于靠后（进针到达预计深度没有触及骨面）、过低（下颌孔以下）均可能导致麻醉失败，按要求调整角度和高度重新注射；方法正确仍然麻醉效果不佳时，加用牙周膜注射麻醉。

五、颏神经阻滞麻醉

（一）适应证

颏神经阻滞麻醉的麻醉范围为下颌中切牙至下颌第一前磨牙区域的唇颊侧牙龈及下唇黏膜、皮肤和颏部皮肤。适用于涉及该区域的手术操作。

（二）操作步骤及注意事项

1. 建议使用 25 号或 27 号短针头（平均长度 20 mm）。

2. 患者体位　仰卧位，不方便注射时，也可采用半卧位。

3. 术者体位　右侧颏神经阻滞麻醉采用 9 点位，左侧颏神经阻滞麻醉采用 8 点位。

4. 确定颏孔位置　颏孔位于下颌第一、第二前磨牙根尖下方，距下颌骨下缘 1 cm 处。

5. 患者半张口，术者用手指或口镜拉开患者唇颊部，用纱布或棉球擦干注射部位，聚维酮碘棉签消毒，涂布表面麻醉剂（非必须），绷紧注射部位。

6. 调整注射器使针尖斜面朝向骨面。

7. 轻拉口角，在下颌第二前磨牙根尖相应的口腔前庭沟进针，快速刺入黏膜至没过注射针斜面深度，注入数滴麻醉药物。

8. 向前、下、内方寻找颏孔，向颏孔位置缓慢推进针头约 4~6 mm（针尖无须进入颏孔），回吸无血后缓慢注射麻醉药物。

9. 缓慢拔针，单手将注射针插入针帽内，严防针刺伤。

10. 麻醉起效与失败　下唇麻木是麻醉起效的主观标志，2~3 分钟后即可进行操作，罕见麻醉失败。

六、牙周膜注射麻醉

（一）适应证

牙周膜注射麻醉的麻醉范围是注射牙齿区域的牙髓、软组织和骨组织，适用于下列治疗术：

1. 下颌单个磨牙的牙髓治疗。

2. 使用传统麻醉技术效果不佳时的辅助麻醉。

3. 下牙槽神经阻滞麻醉禁忌证（如血友病、精神障碍者）的替代麻醉。

4. 牙痛定位不准确时的诊断性麻醉。

5. 麻醉药物用量需严格限制的患者（如年老体弱和长期慢性病衰弱患者）各牙位的牙齿麻醉。

注意：患有活动性牙周疾病、急性根尖周炎或牙槽脓肿的患牙慎用。

（二）操作步骤及注意事项

1. 推荐使用计算机控制下局部麻醉注射系统（computer-controlled local anesthetic delivery system，C-CLADS）及 30 号超短针头（12.7 mm 长），针柄折成短柄；传统注射器建议使用 27 号短针头（平均长度 20 mm）。

本技术以 C-CLADS 第四代产品 STA（single tooth anesthesia）麻醉系统为例，使用 4% 阿替卡因肾上腺素注射液进行麻醉。

2. 患者体位　仰卧位，不方便注射时，也可采用半卧位。

3. 预麻醉（建议使用，非必须）　术者用手指或口镜拉开唇颊部，在拟麻醉牙齿的根尖区域进行浸润麻醉（见局部浸润麻醉内容）。

4. 执笔式握持针柄，调整针柄使针尖斜面朝向牙根面。

5. 针尖斜面紧贴牙根，与牙冠呈 45°角插入龈沟内，在龈沟内滴入数滴麻醉药物（预麻醉者不用）。

6. 以牙周探查的手法将针尖轻柔刺入龈沟底，沿根周膜向根尖方向缓慢推进，此时可听到压力反馈的提示音，压力显示窗的 LED 灯亮起。当 LED 灯从橙色变为黄色再变为绿色，并听到 PDL 读音时，稳住针尖位置保持不动，注入麻醉药物约 0.2~0.5 ml。

注意：①为保证麻醉效果，必须保证在牙周膜内注射了0.2 ml 以上的麻醉药物。如注射过程中麻醉药物溢出龈沟，需另选注射点再次注射；②穿刺容易到达的区域是牙齿的近远中根面，一般先选择更易于操作的近中根面（近颊位点）注射，麻醉效果不佳时再选择远中根面进行注射。

7. 在回吸过程中缓慢拔针，单手将注射针插入针帽内，严防针刺伤。

8. 麻醉起效与失败　注射中有阻力且注射区域软组织变白，即为麻醉有效，0.5~3 分钟后即可进行操作；多数情况下，一个位点的注射即可成功实施牙髓麻醉；对多根牙，麻醉效果不好时再选择 1~3 个根面注射点注射，多点注射时麻醉药物总量控制在0.9 ml 以内。

七、牙髓内麻醉

（一）适应证

牙髓内麻醉是补充麻醉技术，常规麻醉技术起效后仍无法完成髓顶揭除或拔髓时，可于露髓孔或根管内注射麻醉药物以完善麻醉。

（二）操作步骤及注意事项

1. 使用 25 号或 27 号短针或长针插入需麻醉的牙髓腔或根管中进行注射，注射时一般会感到阻力。

2. 术前告知患者注射过程中通常会有短暂的疼痛。

3. 麻醉起效与失败　注射后大约 30 s，治疗时无痛即为起效。麻醉药物未注射到髓腔内或进针过浅可能导致麻醉失败，需将注射针向髓室或根管内再推进一些，注射麻醉药物。

（姬爱平　王　哲）

第三节　口腔局部麻醉并发症及处理

一、肾上腺素反应

1. 原因　含有肾上腺素的麻醉药物注入血管丰富的组织或注入血管内所致。

2. 临床表现　心慌、憋气、面色苍白、血压升高（主要是收缩压）、心动过速、心律不齐，严重者可出现室上性心动过速；有心脏疾病患者可出现充血性心衰。

3. 预防　注射局部麻醉药物时注意回吸无血并控制注入速度。心脏病患者慎用含肾上腺素的局部麻醉药物。

4. 处理　意识清醒患者，采取半坐位，以使脑部升高的血压有所降低，安抚患者，每 5 分钟测量一次血压和心率，大多数患者会逐渐恢复；心脏病患者给予硝酸甘油 0.6~1.2 mg 舌下含化，吸氧，对症治疗。

二、晕厥

一种暂时性脑缺血、缺氧所引起的急性而短暂的意识丧失过程，以血管抑制性晕厥最常见。

1. 原因　焦虑、疼痛、饥饿、疲劳、天气闷热等各种刺激因素，导致反射性外周血管扩张而使脑组织缺血。

2. 临床表现　早期症状为头晕、眼花、胸闷、心悸、无力、面色苍白、全身冷汗、脉搏快而弱、恶心、呼吸困难，继而心率减慢、血压下降、短暂意识丧失。

3. 预防　术前评估患者的焦虑程度，注意询问晕针史，是否空腹、疲劳等；注射麻醉药物前应做好解释、安抚工作，减少患者紧张情绪，避免空腹注射，保持术中无痛；术中随时注意观察患者面色及表情。

4. 处理　立即停止注射，放平椅位（头低脚高），松开衣领，保持呼吸通畅，进行安慰解释；失去知觉者嗅氨水、酒精，指压或针刺人中穴；心率、血压降低者可静脉注射阿托品 0.5 mg、麻黄碱 15~30 mg，必要时吸氧或静脉注射葡萄糖溶液。

三、中毒

在单位时间内血液中麻醉药物浓度超过机体耐受力而引起的毒性反应。

（一）原因

1. 一次注射麻醉药物的总量过大。

2. 由于麻醉失效而接连多次注射，使麻醉药物的累积总量在短时间内超过最大安全剂量。

3. 注射速度过快或药物快速注入血管，使单位时间内进入机体内药物总量和浓度过大。

4. 年老体弱和长期慢性病衰弱患者，对麻醉药物耐受力降低，注入正常剂量的麻醉药物，亦可能发生中毒反应。

（二）临床表现

1. 兴奋　兴奋型表现常见，患者烦躁不安、多话、颤抖、恶心、呕吐、气急、多汗、心率增快、血压升高，严重者全身抽搐、缺氧、发绀。

2. 抑制　抑制型表现少见，患者神志不清、嗜睡、脉搏细弱、血压下降，最后出现呼吸和心跳停止。

（三）预防

1. 控制麻醉药物最大安全剂量（表 2-1），老年、幼儿、体质衰弱及有心脏病、肾病、糖尿病、严重贫血及维生素缺乏等的患者应适当减少用量。

2. 控制麻醉药物推注速度，建议每分钟 1 ml，不宜过快。

3. 为避免麻醉药物被快速吸收，注射前必须确认回抽无血。

4. 对高敏反应患者（即安全剂量也可中毒患者）术前给予镇静剂。恶病质、严重感染、高热、脱水、酸碱失衡、室温过高等是诱发高敏反应的因素。

表 2-1　常用麻醉药物的最大安全剂量（支 / 千克体重）

麻醉药（支）	体重（kg）									
	10	20	30	40	50	60	70	80	90	100
2% 5.0 ml 利多卡因	0.5	1	1.5	2	2.5	3	3.5	4	4	4
2% 1.7 ml 阿替卡因	1	2	3	3.5	4.5	5	6	7	8	8
2% 1.7 ml 甲哌卡因	1	1.5	2.5	3	4	5	5.5	6	7	7
3% 1.7 ml 甲哌卡因	1	1.5	3	4	4.5	5.5	5.5	5.5	5.5	5.5

（四）处理

立即停止注射，使患者平卧、头低位，松开衣领，保持呼吸道通畅；症状轻微者待麻醉药物在体内分解后可自行缓解；症状较重者给予吸氧、补液、抗惊厥药物并应用激素。抗惊厥可静脉注射 2.5% 硫喷妥钠。

四、过敏

指曾接受过局部麻醉药物注射并无不良反应，当再次注射时却出现不同程度的中毒样反应。过敏反应与药物剂量无直接关系。

（一）临床表现

1. 即刻反应　注射后数分钟内出现，心慌、胸闷、寒战、全身发麻、面色苍白、脉速、血压下降，严重者可出现过敏性休克甚至引起死亡。

2. 延迟反应　注射后不久或数小时后出现，多为局部症状，通常是血管神经性水肿，偶见荨麻疹、药疹、哮喘、过敏性紫癜。严重者如发生喉头水肿，可致呼吸阻塞而危及生命。

（二）预防

1. 询问过敏史　当患者自述有过敏史时，仔细询问如下问题，以判断患者是否真正过敏（排除晕厥、肾上腺素反应）：①详细描述当时的反应，如有无痒、疹、晕、无力、昏厥、震颤、心悸等；②当时是如何处理的，如是否吸氧、是否使用肾上腺素等；③当时的体位是什么，是否呈仰卧位；④如患者知道医师的联系方式，应与经治医师联络。

2. 过敏试验　当无法确定患者是否过敏时，可做过敏试验，试验前必须备好肾上腺素、氧气等急救药物和急救设备。利多卡因皮内试验方法为将 2% 利多卡因 0.1 ml 稀释至 1 ml，皮内注射 0.1 ml，20 分钟观察结果，如局部红肿，红晕直径超过 1 cm 即为阳性。

（三）处理

1. 轻度过敏　立即停止注射，吸氧，静脉注射 10% 葡萄糖酸钙 10 ml、地塞米松 5~10 mg、异丙嗪 10~20 mg。

2. 重度过敏　立即停止注射，吸氧，静脉注射肾上腺素 0.3 mg（儿童 0.15 mg）；出现抽搐或惊厥时迅速静脉注射地西泮 10~20 mg，或分次静脉注射 2.5% 硫喷妥钠，每次 3~5 ml，直到惊厥停止；呼吸心搏骤停者立即心肺复苏。

五、血肿

1. 原因　一般发生在上牙槽后神经阻滞麻醉时，注射针刺破翼静脉丛，导致注射后血管持续出血所致。

2. 临床表现　黏膜下或皮下出现紫色瘀斑肿块，还可造成局部肿胀，引起患者不适并可能发生继发性感染、牙关紧闭及疼痛。

　　3. 预防　保证针尖锐利无倒钩，避免反复穿刺动作。

　　4. 处理　立即加压（医师用双手内外加压，使用抗凝药物者加压 15 分钟），然后冰敷，给予抗生素。血肿形成经初步处理后，建议患者 24 小时内冷敷，48 小时后进行热敷或理疗，观察转归过程（皮肤颜色由青色逐渐变为黄色，肿胀逐渐消退，皮肤颜色逐渐恢复正常，此过程需时约 10~14 天），严重时随诊做进一步检查。

六、感染

　　1. 原因　一般为注射针被污染或进针区消毒不严格，或进针前针尖误触口内牙面或其他污染面将细菌带入颞下凹、翼下颌间隙、咽旁间隙等深部组织，造成感染。

　　2. 临床表现　一般出现在注射后的 1~5 天（大多数 3 天），局部红肿热痛明显，不能控制者出现张口受限或吞咽困难，偶有全身症状。

　　3. 预防　注射前消毒注射部位；注射过程中避免针头被污染，避免穿过炎症组织或直接在炎症区域注射。

　　4. 处理　口服抗菌药物，严重者可静脉滴注。脓肿形成时要及时切开引流。

七、神经损伤

　　1. 原因　常见于阻滞麻醉后，注射针穿刺神经干或注入有刺激性的溶液所致。

　　2. 临床表现　表现为感觉异常，神经痛或麻木，多为暂时性。

　　3. 预防　注射前核查麻醉药物的正确性，阻滞麻醉时注射针刺到神经（患者有明显痛感或电击感）时立即调整位置后再注射。

　　4. 处理　由于神经损伤程度难以准确判断，一旦出现术后麻木症状不能自行恢复者，尽早进行干预治疗（口服激素、维生

素 B_1、B_{12}，理疗，针灸）。神经功能未完全丧失者一般8周左右可自行恢复，神经损伤重者恢复较慢，甚至不能恢复。

八、牙关紧闭（张口受限）

1. 原因　一般发生于下牙槽神经阻滞麻醉时，注射后即刻出现开口障碍的原因为注射针偏内侧将麻醉药物注入翼内肌或注射点偏高经下颌乙状切迹将麻醉药物注入咬肌，使咀嚼肌失去正常收缩舒张功能而出现一过性开口障碍。注射后发生进行性开口障碍的原因可能是注射针刺破血管致翼下颌间隙内形成血肿，少数血肿未吸收而机化形成纤维组织，或因注射时消毒不严引起翼下颌间隙感染。

2. 预防　熟悉局部解剖知识和穿刺技术，避免在同一部位重复注射和多次穿刺。注意无菌观念，采用无创穿刺和注射技术。

3. 处理　大多数为暂时性，一般2~3小时内自行恢复，无须处理。不恢复者建议热敷，疼痛者给予镇痛药，并进行张闭口训练。超过48小时的张口受限者给予抗生素（口服7天以上）。4~8周内的牙关紧闭一般不会影响关节。

九、暂时性面瘫

1. 原因　一般发生于下牙槽神经阻滞麻醉时，由于注药点偏向后方，针尖未能触及骨面，或偏上超过乙状切迹，致使麻醉药物注入腮腺内麻醉面神经而发生暂时性面瘫。

2. 预防　熟悉局部解剖知识，控制注射深度。

3. 处理　多为暂时性，麻醉药物作用消失后神经功能即可恢复，不必处理。但注意对患者做好解释工作，对不能闭眼者给予眼保护措施。

十、暂时性复视或失明

1. 原因　常见于下牙槽神经阻滞麻醉时，误将麻醉药物注入下牙槽动脉，麻醉药物逆行入眶内，引起眼肌、视神经麻痹而致。多见于晚期糖尿病患者。

2. 预防　注射麻药前习惯性回吸、避开血管是预防这种并发症的有效方法。

3. 处理　一般在药物作用消失后自行恢复，无须处理，可留诊观察。

（姬爱平　王　哲）

第三章　牙髓与根尖周病急症

　　牙髓与根尖周病急症主要包括急性牙髓炎、急性根尖周炎和牙髓治疗诊间疼痛，本章重点讲述急性牙髓炎和急性根尖周炎的临床表现与诊断要点、鉴别诊断和应急处理，而牙髓治疗诊间疼痛与前两种疾病在诊断和处置方面有共同之处，故不再具体阐述。

第一节　急性牙髓炎

一、临床表现与诊断

（一）临床表现与诊断要点

　　1. 疼痛特点　剧烈疼痛是急性牙髓炎的主要临床表现，具有四大典型特征。慢性牙髓炎急性发作患者既往有疼痛史。

　　（1）自发性尖锐性疼痛，阵发性发作，随着时间推移炎症程度加重，疼痛发作频率增加，持续时间也会延长。

　　（2）夜间加重，影响睡眠。

　　（3）大多数患者伴有放散痛，疼痛放散区域除极少数前牙波及对侧区域外，基本局限于患牙同侧的眼眶、耳颞、上下颌骨及枕后等，一般不能定位疼痛牙齿，或者指出的疼痛牙齿不是病源牙。

　　（4）冷热刺激引发或加重疼痛，炎症晚期可出现热痛冷缓解症状。此特征是协助医生诊断急性牙髓炎的重要指征。

　　2. 检查所见

　　（1）通过视诊、探诊或X线片检查必须发现能够引起牙髓炎症的感染途径，依序检查可以发现：①大多数病例可见病源牙存在近髓深龋洞；②部分病例的病源牙可发现有隐裂、深楔状缺损、重度磨损、畸形中央尖等非龋性牙体硬组织疾患，或存在旧充填体、修复体等；③少数病例的病源牙是由近根尖的深牙周袋逆行感染牙髓所致（临床诊断为逆行性牙髓炎）；④极少数病例的病源牙由创伤引起（包括急性牙外伤史或慢性殆创伤）或存在物理、化学刺激因素。

（2）叩诊：多数表现为不适（±），急性牙髓炎的晚期或逆行性牙髓炎可存在明显叩痛（+~++）。

3. 牙髓温度测试　用冰棒冷测试或牙胶棒热测试病源牙，多数会引起剧烈疼痛或迟缓性疼痛；牙髓部分坏死的患牙对冷刺激不敏感，表现为冷测迟钝或无反应，热测疼痛明显。

（二）诊断方法

1. 询问病史　内容主要包括疼痛发生时间，夜间疼痛是否加重，疼痛牙位是否明确，是否波及其他部位，引起疼痛的刺激因素，特别是温度刺激是否引起或加重牙痛。

2. 临床检查　包括口腔一般检查和牙髓温度测试，条件允许时尽量拍摄 X 线片。能够明确病源牙后，还应对患侧上下、前后其余牙齿再进行仔细检查，进一步排除其他牙齿引起疼痛的可能性，检查结果应在病历中记录。

3. 综合分析　引导患者对疼痛做出详细描述，去除干扰因素，做出大致判断后，通过视诊、探诊、叩诊检查寻找可疑牙，最后经过牙髓温度测试（要排除假阳性、假阴性结果）进行验证判断。牙髓治疗为不可逆性操作，必须在依据充分的情况下做出诊断，然后才能进行牙髓治疗。

（三）鉴别诊断

1. 急性龈乳头炎　可表现为剧烈的自发性疼痛，持续性胀痛，有时伴有放散痛，检查发现患牙龈乳头充血肿胀，探痛明显，出血多，常伴有邻面龋坏、不良充填体或食物嵌塞，检查牙髓状态为正常或一过性敏感。

2. 三叉神经痛　多为老年患者，表现为沿颌面部三叉神经分布区域的放电样剧烈疼痛，疼痛发作一般存在"扳机点"，疼痛持续时间一般 1 分钟以内，短于急性牙髓炎，白天发作频繁，夜间很少发生，与温度刺激无关，多数患者有多年反复发作病史。

3. 急性上颌窦炎　由于上颌窦与上颌后牙解剖关系毗邻，故急性上颌窦炎发作时的疼痛类似于"牙痛"，但其疼痛的特点为持续性胀痛，头痛（太阳穴）较为剧烈，同时可能伴有鼻塞、流涕等上呼吸道感染症状或有过敏性鼻炎的既往史，疼痛在一天之中晨起最轻，随后逐渐加重，到夜间平躺后又可减轻。检查患侧上颌前磨牙和磨牙时可以发现多个牙齿存在叩痛，程度相近，未能发现可以引起牙髓炎症的感染途径，温度测试同对照牙或略敏感，龈颊沟充血，一般无肿胀，触诊口腔前庭沟顶部时往往有压痛。拍摄华氏位 X 线片或上颌窦 CT 可明确诊断。

4. 带状疱疹　带状疱疹是由水痘 – 带状疱疹病毒引起的皮肤黏膜病，在颌面部沿三叉神经支分布发作。疱疹出现前发病部位会出现疼痛、烧灼感，也可出现牙痛症状，同时伴有低热、乏力等前驱症状，只有当皮肤黏膜病损出现时才能明确诊断。患者往往以急性牙痛就诊，临床检查未发现可引起牙髓感染的病因。

5. 干槽症　有拔牙史，一般在拔牙后 5~7 天出现，疼痛剧烈，表现为持续性剧烈疼痛，常伴有放散痛，白天和夜间疼痛程度相近，且与温度刺激无关。

6. 丛集性头痛　多见于 35~50 岁的男性。表现为反复、密集性发作的疼痛，多位于一侧眶下区或额颞部，常涉及多个牙齿，易与上颌尖牙或前磨牙的牙源性疼痛混淆。每次发作 30~90 分钟，发作时间相对固定，可伴有患侧的鼻塞、流泪、脸红、颊肿等症状。

7. 涎腺疾病　疼痛与咀嚼食物有关，尤其在刚进食时出现疼痛和肿胀。

8. 颞下颌关节病　疼痛部位深在，不能明确定位，触诊肌肉和关节可引起或加重疼痛，常伴有下颌运动异常（开口度异常、开口型异常、关节绞锁等)、关节弹响和杂音。病史较长，反复发作。

9. 心源性牙痛　部分患者心绞痛发作时疼痛牵涉至左侧下颌，出现后牙区牙髓炎样疼痛，大多数同时伴有心前区的疼痛，要引起足够的重视。应详细了解患者的全身状况和既往病史。

10. 非典型性牙痛　指发生在正常牙齿及牙周支持组织的一种难以解释的持续性疼痛症状，发生于成年人，女性略为多见。临床表现为持续性痛、钝痛、波动性痛、放射痛和烧灼痛，与温度刺激无关。疼痛持续时间较长，超过 6 个月且无间歇。临床和 X 线检查未见任何病变体征。

二、应急处理

(一)处理原则与方法

急性牙髓炎引起疼痛的主要原因是髓腔压力升高，开髓降低髓腔压力可以有效缓解疼痛，如果同时摘除牙髓、清理髓腔和根管内的牙髓组织则效果更佳。术前最好拍摄 X 线片，评估患牙的保留价值、后续根管治疗的可行性及可修复性。急性牙髓炎疼痛剧烈，诊断明确后应尽快实施局部麻醉，达到止痛和缓解患者焦虑情绪的目的。

根据当时的诊疗条件和患者意愿，可以选择以下处理方案：①对于可以保留的患牙首选牙髓摘除术，以达到最佳的治疗效果；②逆行性牙髓炎患牙由于牙髓的炎症中心在根髓，髓腔开放术或牙髓失活术不能有效缓解疼痛，必须摘除牙髓，如同时伴有牙周组织急性炎症，必须同时进行牙周局部处理，可以用 0.12% 氯己定(洗必泰)对牙周袋进行冲洗，牙周袋内放置牙康棒；③如果受医疗条件所限或患者对后续治疗方案不确定而仅要求止痛治疗时，可选择牙髓失活术，缓解疼痛效果较好，但要注意适应证的选择；④如果患牙不宜保留，但不具备拔牙条件时，可选择髓腔开放术，开放时间不宜过长，尽快后续处理。

以上急症处理完成后，应向患者详细告知术后注意事项及后续治疗方案，防止再次出现疼痛。

以下几种情况，在患者身体状况许可的前提下可行拔牙术缓解疼痛：①患牙牙周条件差，或已经出现根折、根裂者；②患牙无对𬌗牙，或对𬌗牙缺失且无修复意向者；③因排列拥挤，位于牙列之外或正畸治疗需要减数的患牙；④不能正位萌出的第三磨牙，或虽已正位萌出但治疗困难、治疗效果不佳者；⑤患者年龄大，行动不便或其他原因不能耐受治疗者。

（二）髓腔开放术

1. 适应证　髓腔开放术的优点是简单、安全、快速，缺点是开放的髓腔会造成牙髓污染，原则上不作为首选方案。髓腔开放术一般用于根管治疗相对复杂的多根管后牙，单根管牙尽量选择牙髓摘除术。

2. 操作步骤及注意事项

（1）术前拍摄X线根尖片：了解牙齿髓腔位置及大小、髓室顶的形状及顶底距离、髓角高度、髓室有无钙化、是否存在髓石等。

（2）寻开口，扩大洞口：使用高速裂钻揭除龋洞悬釉，使龋损病变区充分暴露。后牙𬌗面龋损可自龋损部位钻入洞内，然后向侧方钻磨去除无基釉将洞口扩大；后牙邻面龋损从𬌗面边缘嵴处钻入邻面，然后向颊舌方向扩展去除无基釉将洞口扩大。

（3）去净腐质：建议使用慢速手机，选用与窝洞大小相适应的球钻除净腐质。首先去除远离髓腔处的腐质，再去除近髓处的腐质。为增加术区视野的清晰度，建议一并去除患牙的旧充填体或修复体。

（4）穿通髓腔：使用高速裂钻向髓腔方向扩展至髓腔穿通，穿髓孔直径应大于1 mm，以便建立有效的引流通道。

注意：操作过程应断续进行，随时核查钻针方向是否偏移，并探查髓腔是否暴露，如已到达髓腔位置仍未发现穿髓孔，应停止操作，检查开髓位置是否存在偏差，必要时再拍摄X线片进行核实。

（5）髓腔引流：擦干窝洞，放置樟脑酚（Camphor Phenol，CP）棉球，棉球大小及松紧度要适中，药液勿过饱和。

注意：如开髓后渗血较多，应等待渗血减少时再放置CP棉球。

3. 并发症及处理 牙体意外穿孔是最常见的并发症，开髓前应熟悉各组牙齿的髓腔解剖，并注意各组牙齿易发生牙体穿孔的部位。如果穿孔发生，视发生位置及大小立即或择期进行修补或拔除患牙。

4. 术后医嘱及复诊建议

（1）术后医嘱：下次复诊前勿用患侧咀嚼，以免发生食物嵌塞痛，刷牙时勿触及窝洞，以免将棉球带出。

（2）复诊建议：尽量缩短开放时间，一般建议次日复诊做进一步处理。

（三）牙髓失活术

1. 适应证 牙髓失活术的优点是简单、快速，缺点是安全性相对较差，疼痛控制不完全。主要适用于成人多根管后牙，禁用于前牙及年轻恒牙。

2. 操作步骤及注意事项

（1）~（4）的操作步骤与前述髓腔开放术相同，术前推荐使用橡皮障隔离患牙。

（5）封入失活剂：髓腔穿通后，如无明显渗血或渗血停止后即可准备封入失活剂。隔离唾液，止血并擦干窝洞，将适量失活剂准确地放置于穿髓孔处，使其紧贴在裸露的牙髓组织上，然后用暂封材料严密封闭窝洞，不可加压。为防止将失活剂推离窝洞造成失活剂泄漏，邻面洞封药时可先用暂封材料做好假壁后再封入失活剂。开髓后如渗血不止，可以暂时开放，次日再封失活剂。

注意：①为防止失活剂泄漏烧伤牙龈，邻面龋损建议制备成邻𬌗面洞，在清晰视野下进行封药，不建议单独制备邻面洞或𬌗面与邻面分别制洞；②封失活剂前必须确认是穿髓孔而非牙体意外穿孔，不能明确者可拍摄 X 线片核查，不能拍片时可暂时开放；③封失活剂前应评估穿髓孔与牙龈的距离是否安全，如距离较近，建议向远离牙龈方向扩大穿髓孔或在安全位置上重新制备穿髓孔（如楔状缺损患牙失活时建议在殆面开髓封失活剂）。

3. 并发症及处理

（1）封失活剂后疼痛：若封药后发生剧烈疼痛，多因牙髓炎症较重，持续渗血致髓腔压力增大所致，建议局麻下直接拔髓封药或拔髓后根管预备封药；条件不具备时可取出失活剂，待渗血停止或减少后再封失活剂；渗血不止者暂时开放，次日再封失活剂。

（2）封失活剂后引起化学性根尖周炎：年轻患者较常见，多因患者未按时复诊致封药时间过长或患牙根管粗大所引起，患牙有明显的急性根尖周炎表现，应立即取出失活剂，摘除全部牙髓并彻底冲洗根管，然后在根管内封入碘制剂直至炎症消退。

（3）失活剂烧伤：患牙出现持续的自发性胀痛和咬合痛，相应部位的牙龈呈暗红或深灰色坏死状，去除坏死的牙龈组织时无出血、无疼痛，若牙槽骨被波及，可见牙槽骨嵴顶呈灰白色坏死，探诊无感觉。发生失活剂烧伤后，应立即取出失活剂，去除已坏死的牙龈及牙槽骨，直至牙周组织有出血并出现感觉为止，用碘仿纱条覆盖创面，可重复换药至创口愈合；若为髓底穿孔误封失活剂导致的牙周组织烧伤，建议拔除患牙以便彻底清除烧伤创面。

4. 术后医嘱及复诊建议

（1）术后医嘱：24 小时内勿刷患牙，勿用患侧咀嚼；暂封物脱落随诊检查；封失活剂后大多数患者可能仍感不适或疼痛，如疼痛明显可服止痛药，止痛效果不理想时随诊检查做进一步处置。

（2）复诊建议：依失活剂种类不同，一般要求 7~14 天后复诊，嘱患者务必按预约日期准时就诊取出失活剂，以免发生化学性根尖周炎。

（四）牙髓摘除术

1. 适应证　牙髓摘除术是控制急性牙髓炎疼痛的最有效方

法，是急性牙髓炎应急处理的首选方案，适合所有根尖发育已完成的患牙。缺点是操作复杂，技术要求较高，摘除不全可能使疼痛持续或加重。

2. 操作步骤及注意事项

（1）～（4）的操作步骤与前述髓腔开放术相同，术前建议常规使用橡皮障。

（5）揭除髓顶：各组牙的髓顶揭除方法见本章第三节髓顶揭除术。

（6）估测根管工作长度：参照术前拍摄的 X 线根尖片（为减少误差，最好用平行投照法拍摄），确定大致的根管工作长度。

（7）探查根管：髓腔内注入根管冲洗液（推荐使用次氯酸钠溶液），用小号 K 锉（08#、10#、15#）探查根管，目的是探查根管的走向、弯曲程度及根管的通畅状况，并推开根髓建立拔髓针进入的通路。探入前常规将锉针尖端 2~3 mm 预弯，探入时以 15°~30° 角往返捻转，轻柔进入，进入深度止于根尖 1/3 处，遇阻力停止，不能强行向根尖方向施压，不得超出根尖孔。

遇根管不通时，应首先检查根管口是否存在阻力而使根管锉不能直线进入根尖 1/3 区，扩大根管口可解除非根管钙化造成的根管不通假象。

（8）拔髓：依据根管情况选择合适的拔髓器械，顺直的根管选用拔髓针，细小弯曲根管选用根管锉。使用拔髓针时，依据根管粗细选择对应型号的拔髓针，在髓腔内注入根管冲洗液后，将拔髓针插入根管近根尖 1/3 处，顺时针旋转 90°~180° 拔出拔髓针，成形牙髓可随针完全拔出，不成形牙髓应反复操作 2~3 次。

注意：拔髓针易折断，旋转角度不得超过 180°，不能往返旋转，遇阻力不能强行插入；为完整拔出牙髓，拔髓针插入根管近根尖 1/3 处方可旋转。

对细小弯曲根管，拔髓针无法进入根管深部，可用小号 H 锉或 K 锉将牙髓锉出。操作时建议伴随使用 EDTA 凝胶润滑根管通路，并配合根管冲洗液大量冲洗。根管锉进入深度以根管近根尖 1/3 处为限，不能超出根尖孔。

（9）清除根尖区残髓：理想的拔髓是将牙髓从根尖狭窄区拔断，但临床多数情况下很难做到，如牙髓断裂处在狭窄区上方，则可能残留活髓致术后出现疼痛，如拔髓器械超出根尖孔，则可能损伤根尖周组织致术后出现疼痛。

根尖区残髓清除方法：①用扩孔钻顺应根管走向无阻力地进入根管，侧向施力扩大根管口，消除根管上段弯曲；②电测法测量各根管工作长度；③根管内注入根管冲洗液，小号 K 锉或 H 锉准确标记好测得的工作长度，锉针尖端 2~3 mm 预弯，蘸取 EDTA 凝胶逐次推进到根管工作长度止点锉出残髓，推进过程中注意小角度轻柔捻转进入与小幅提拉交替进行，每次推进深度不超过 1 mm，次间用大量冲洗液冲洗锉出的残髓。

（10）根管封药：为使残髓的清除更彻底，建议对根管进行初步预备，如时间允许，建议进行常规的根管预备，预备后的根管内可封入氢氧化钙糊剂，在根管止血彻底且无根尖周炎症的情况下也可直接进行根管充填。没有进行根管预备的患牙如根管封药困难，也可于髓腔内封入樟脑酚棉球。

3. 并发症及处理　牙髓摘除术常见的并发症包括牙髓残留、器械分离及台阶形成。操作过程应依序进行，不可掉以轻心。形态不规则的根管（如 C 型根管）残留牙髓可能性较大，粗大根管可能会使牙髓贴壁而拔除不全，根管预备时应注意核查并予以弥补。拔髓针和 H 锉易于折断且不易取出，一旦折入尽量取出，不易取出时可留置根管内，预备侧路完成根管治疗。台阶形成时需耐心用小号器械予以消除，切勿用大号器械强行通过造成根管穿孔。

4. 术后医嘱及复诊建议

（1）术后医嘱：暂封材料硬固前勿刷患牙，勿用患侧咀嚼，硬固后注意清洁患牙以免造成牙周炎症，在整个根管诊疗期间勿咬硬物以防牙折。

（2）复诊建议：按时复诊，尽快完成根管后续治疗，防止根管系统再污染，预防根尖周炎发生。

（王　津　梁亚平　姬爱平）

第二节　急性根尖周炎

一、临床表现与诊断

（一）临床表现与诊断要点

1. 临床症状　自发性持续性胀痛或跳痛，牙齿伸长感，不敢咬合，患者可以明确指出患牙。炎症发展到一定阶段时，可出现颌面部肿胀，淋巴结肿大，以及发热、乏力等全身症状。

2. 检查所见

（1）可发现引起根尖周炎症的感染途径，大多数患牙可见近髓或及髓的深龋洞，无龋坏患牙可见隐裂、深楔状缺损、重度磨损等非龋性牙体疾病，或是存在重度的牙周疾病。

（2）患牙叩痛明显（++~+++），可有轻度松动，相邻牙齿也会出现叩诊疼痛或不适，但疼痛程度会低于患牙；根尖区黏膜不同程度红肿，甚至脓肿形成，出现波动感。

3. 牙髓温度测试　一般无反应，多根管患牙可能有活髓残留，温度测试可表现迟钝或轻度疼痛。

4. X线片　慢性根尖周炎急性发作患牙显示根尖周骨密度减低。

（二）诊断方法

1. 询问病史　内容主要包括疼痛发生时间，是否持续，引起疼痛加重的刺激因素，特别是咬合是否加重疼痛，牙位是否明确，是否出现肿胀，是否伴有全身症状。

2. 临床检查　包括口腔一般检查、牙髓温度测试及X线片检查，必要时进行血常规检验。

（三）鉴别诊断

1. 急性创伤性根周膜炎　患牙咬合痛，患者可指明患牙，但无明显自发性持续性疼痛。患牙有外伤史或殆创伤，检查牙髓活力基本正常，X线片显示根周膜正常或略增宽。调殆治疗后症状大部分可以消失。

2. 急性牙周脓肿　患牙牙冠一般无明显龋损，牙周探诊有深牙周袋，肿胀部位以龈缘为中心，叩诊疼痛相对较轻，牙齿松动明显，X线片显示牙槽骨水平或垂直吸收、根尖周骨质无明显破坏，冷热测有反应。

二、应急处理

（一）处理原则与方法

1. 建立引流　应尽早建立炎症渗出物或脓液的引流通道，缓解根尖部的压力，减轻疼痛。根据炎症发展的程度，选择合适的引流方式。炎症早期一般选择髓腔引流术，如果炎症已在骨膜下或黏膜下形成脓肿要同时进行脓肿切开引流术。待急性炎症控制后，可以保留的患牙进行根管治疗，不宜保留的患牙则拔除。急性期如同时满足以下条件者，也可选择拔牙引流术：①拔除后利于炎症引流从而避免脓肿切开；②身体状况较好、无系统性疾病；③拔除阻力小、拔除创伤不大者。

2. 抗菌止痛　急性根尖周炎患者症状较轻，并且身体状况良好，通过髓腔引流等局部治疗即可达到消除症状时，可以不使用药物。使用镇痛药物及抗菌药物是急性根尖周炎应急处理的辅助措施，单纯的药物治疗不能有效缓解疼痛。

（1）抗菌药物：患者炎症程度较重、有全身症状、年龄偏大、患有全身系统性疾病（如糖尿病、风湿性心脏病、免疫功能低下等）、无法建立髓腔引流通路等情况时，可给予抗菌药物治疗。一般建议使用广谱抗菌药物＋抗厌氧菌类药物，以增强治疗效果。

（2）镇痛药物：对于疼痛明显、不能及时进行引流患者，可给予镇痛药物，以减轻患者痛苦。镇痛药物建议使用非甾体类抗炎药（如布洛芬）。

（二）髓腔引流术

1. 适应证　髓腔引流术是指通过打开髓腔、清除根管内感染牙髓、疏通根尖孔、使根尖周炎性渗出物通过根尖孔经根管引流的技术方法。髓腔引流是急性根尖周炎的最佳引流途径，适用于急性根尖周炎的所有阶段。

2. 操作步骤及注意事项　操作步骤与急性牙髓炎的牙髓摘除术大致相似，前6个步骤完全相同（具体步骤参阅本章第一节的急性牙髓炎牙髓摘除术），但牙髓清除步骤略有不同。非开放病例建议术前使用橡皮障隔离患牙。

（1）术前拍摄X线根尖片。

（2）寻开口，扩大洞口。

（3）去净腐质，慢钻去腐时可手扶患牙减轻震动带来的疼痛。

（4）穿通髓腔。

（5）髓顶揭除。

（6）估测根管工作长度。

（7）清除坏死牙髓：髓腔内注入根管冲洗液，用拔髓针或小号K锉或H锉（08#、10#、15#）插入到根管的冠1/3处，轻搅荡洗后用冲洗液冲出，如此方法再插入到根管中1/3处和根尖1/3处搅动荡洗，直至根管内冲出的液体清亮为止。

（8）探查根管：死髓牙的根管探查一定在坏死牙髓清除后进行，以免将感染物推出根尖孔，根管探查的方法同急性牙髓炎的牙髓摘除术。

（9）建立根管通路：测量工作长度，根管内注入根管冲洗液，小号K锉或H锉蘸取EDTA凝胶插入到预定根管工作长度的止点，初步扩锉，用冲洗液大量冲洗。

（10）根管引流：在完成以上操作后，用小号 K 锉刺出根尖孔（一次即可，勿反复多次），有明显渗出和脓液流出时，根管内置入樟脑酚（CP）棉捻，开放 1~3 天。

无明显渗出病例、不持续渗出病例或同时进行了脓肿切开引流术病例，拔髓后一般不主张开放，在根管内容物清创彻底、根尖孔保持通畅的前提下可直接进行根管或髓腔封药，在有条件的情况下最好进行常规的根管预备（注意：不是初步预备而是彻底预备）后，在根管内封入氢氧化钙糊剂。

3. 并发症及处理　髓腔引流术的并发症除了牙髓摘除术中的常见并发症（牙髓残留、器械分离和台阶形成）外，还有引流不畅和根尖周组织激惹。在所有根管均不能扩通的情况下，髓腔引流通道就无法建立，应辅以脓肿切开引流术。为避免在操作过程中激惹根尖周组织，导致术后疼痛持续或加重，要求全程严格控制器械进入根管的工作长度，清除坏死牙髓过程中应用大量冲洗液多次冲洗，在根管内的感染物彻底清除后方可用小号器械通过根尖孔建立引流通道。

4. 术后医嘱及复诊建议

（1）术后医嘱：髓腔开放病例保持口腔清洁，复诊前勿用患侧咀嚼，刷牙时勿触及窝洞，以免将棉捻带出。封药病例注意观察，术后肿痛加剧及时复诊处理。

（2）复诊建议：髓腔开放病例尽量缩短开放时间，一般建议 3 日内复诊做进一步处理。封药病例按约时间及时复诊，尽快完成根管后续治疗，防止根管系统再污染。

（三）脓肿切开引流术

1. 适应证　急性根尖周炎在骨膜下或黏膜下脓肿形成时，单纯的髓腔引流术已不能很好地控制炎症，应及时进行脓肿切开引流术，建立从根尖周经牙槽骨及黏膜到口腔的引流通道。根尖周脓肿阶段病例如因根管不能扩通，无法建立髓腔引流通道或引流不畅者也可进行预防性切开。

2. 操作步骤及注意事项

（1）局部麻醉：浅表脓肿切开时，可在脓肿表面脓肿壁上行局部浸润麻醉或脓肿周缘包围式浸润麻醉；深部脓肿切开时，可选择切口对应区域的神经干阻滞麻醉或切口区局部浸润麻醉。麻醉药物可选4%复方阿替卡因注射液或2%利多卡因注射液，麻醉时应避免将麻醉药物注射到脓腔内。

（2）脓肿切开：在脓肿最膨隆处垂直于骨面水平切开，切口长度应根据脓肿的大小、部位、深度决定，以能达到充分通畅引流为原则，切口长度要足够，但一般不超过脓肿的边界。

注意：在下颌前磨牙根尖位置深方有颏神经血管束存在，脓肿切开时应避免伤及。浅表的脓肿可用尖刀直接切透脓肿壁进入脓腔；而较深的脓肿为避免伤及深处的血管神经，应以圆刀切开黏膜后以止血钳钝性分离进入脓腔。

（3）分离脓腔：脓肿切开有脓液排出后，应用止血钳或外科刮匙适当分离脓腔至病灶处，以便脓液充分引流。

（4）冲洗脓腔：应用大量生理盐水反复冲洗脓腔，直至冲洗液清亮。

（5）放置引流条：脓肿切开后，为避免切口过早愈合而影响后续渗出物排出，应放置引流条。引流条应根据脓腔的大小和深度选择，放置时平缓推入脓腔深部，并在脓腔外面留有足够的部分，容易脱落部位的引流条应适当固定。

（6）换药：引流条放置时间不宜超过24小时，应及时复诊取出引流条。如仍有脓性渗出，应用生理盐水冲洗脓腔，直至冲洗液清亮后可再放置引流条。

3. 术后医嘱及复诊建议

（1）术后医嘱：脓肿切开术后，应保持口腔卫生，可轻漱口并吐出脓血；尽量保持引流条在脓腔内，如果引流条脱落，吐出丢弃即可；不能用患侧咀嚼，不要进食过热食物；肿痛加重时及时复诊处置。

（2）复诊建议：按时复诊换药，并尽早治疗病源牙；对于需要拔除的患牙，待炎症缓解后及时拔除。

（王　津　王小婷　姬爱平）

第三节　髓顶揭除术

髓顶揭除术是口腔急诊处理急性牙髓病和根尖周病的重要技术步骤，高质量的操作技术可以降低后续根管治疗的难度并可减少术中及术后并发症。

本技术适用于各种原因导致的需要摘除牙髓或清除根管内感染的患牙，术前需评估患牙的保留价值、后续根管治疗的可行性及可修复性。

术前最好拍摄 X 线根尖片，以便了解髓腔的解剖及变异状况，了解根管数目及走向，根管粗细及有无钙化，根管大致长度及分叉等情况。

操作前建议用橡皮障隔离术区，髓顶揭除前必须去净腐质，髓顶揭除后的洞形是由去腐后的窝洞和标准的开髓洞形组成，两者是否相连形成一体，需结合具体病例确定，当开髓洞形与窝洞间隔小于 1 mm 时，两洞连成一体，通常情况下，邻面龋损大多需制备成邻𬌗面洞。

对上颌前磨牙、上颌磨牙及下颌磨牙，髓顶揭除后应适当调𬌗，去除薄壁弱尖，降低牙齿折裂的危险性，除对隐裂牙需大量调𬌗（0.3~1.0 mm）使患牙脱离𬌗接触外，不建议调磨所有牙尖致𬌗无接触。

开髓洞形的制备原则是在保证髓腔充分暴露和根管治疗器械能顺畅进入根管深部的前提下，尽可能地保存健康牙体组织。

本文主要分述各组完整牙齿的髓顶揭除技术要点，各组牙齿的髓顶揭除术一般按四个步骤进行，即：①依据各组牙的开髓洞形制备浅洞；②加深洞形并穿通髓腔；③揭除髓顶；④修整洞形（图 3-1）。

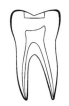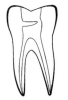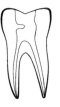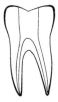

图 3-1　髓顶揭除术四步骤

一、上颌前牙髓顶揭除术

1. 解剖特点　髓腔宽大，髓室与根管之间无明显界限，基本为单根。

2. 操作步骤及注意事项

（1）制备开髓洞形：高速裂钻从舌面中央、舌隆突稍上方进入，钻针角度在牙釉质层时与牙体长轴呈锐角，进入牙本质层时与牙体长轴平行，钻针进入牙本质深层后扩展洞形，制备与牙冠外形相似的开髓洞形，中切牙和侧切牙为圆三角形，尖牙为椭圆形（图 3-2）。

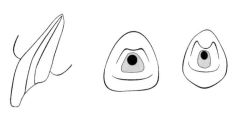

图 3-2　上颌前牙开髓洞形

（2）穿通髓腔：继续用高速裂钻或改用小球钻在髓腔最膨大的舌隆突上方的根管口处穿通髓腔，一般会有明显的落空感。穿通髓腔过程中应注意钻针与牙体长轴保持平行，并随时核查校正钻针角度，否则易造成唇侧台阶甚至穿孔。

（3）揭除髓顶：选用合适大小的慢速球钻与牙体长轴平行向上提拉揭除髓顶，注意揭净髓角上方的牙体组织。

（4）修整洞形：用圆头锥形金刚砂钻针或安全钻针修整洞

形，去除入口切缘和舌隆突的阻隔，形成根管的直线通路。

3. 并发症及处理　上颌前牙髓顶揭除术主要的并发症就是唇侧穿孔，如穿孔位于龈沟以上，可用复合树脂修补；如穿孔位于龈沟以下，可用生物材料如 MTA（Mineral Trioxide Aggregate）或 iRoot 进行修补。

二、下颌前牙髓顶揭除术

1. 解剖特点　牙体外形和髓腔形态均与上颌前牙相似，但体积较小。牙颈部近远中径明显缩小，易发生近远中颈部侧穿。下颌前牙可能存在唇舌双根管，临床应注意探寻，如果术前 X 线片显示的根管影像不在牙根中央或根管影像中断，应高度怀疑双根管存在的可能性，可加拍偏移投照的 X 线片或 CBCT 片予以证实。

2. 操作步骤及注意事项

（1）制备开髓洞形：小号高速裂钻从舌面中央、舌隆突稍上方进入，钻针角度在牙釉质层时与牙体长轴呈近平行的锐角，进入牙本质层时与牙体长轴一致，钻针进入牙本质深层后扩展洞形，制备成椭圆形的开髓洞形（图 3-3）。

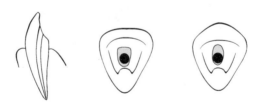

图 3-3　下颌前牙开髓洞形

因下颌前牙根管长轴的延长线通过牙冠切缘或在牙冠唇面，为更好地建立根管直线通路，对于不方便舌侧入口的病例可选择在唇面或切缘入口（如拥挤错位牙、重度磨耗牙）。

（2）穿通髓腔：继续用高速裂钻或改用小球钻在髓腔最膨大的舌隆突上方的根管口处穿通髓腔，一般会有较明显的落空感。

注意：因下颌前牙的牙颈部近远中径明显缩小，如钻针进入角度偏差或钻针选择过粗，易造成牙颈部的近远中侧壁发生台阶甚至穿孔。

（3）揭除髓顶：用小球钻与牙体长轴保持一致向上提拉揭除髓顶，开髓洞形的切侧壁更靠近牙冠切缘。

（4）修整洞形：用火焰形金刚砂钻或小球钻修整洞形，充分扩展开髓洞形的切侧壁，以形成直线通路，有时因此可能损伤牙冠切缘。如存在双根管，则向舌侧扩展开髓洞形，暴露舌侧根管口。

3. 并发症及处理

（1）近远中颈部穿孔：如穿孔位于龈沟以上，可用复合树脂修补；如穿孔位于龈沟以下，可用生物材料（如 MTA、iRoot）进行修补。

（2）遗漏舌侧根管：舌侧扩展开髓洞形，暴露舌侧根管口，在显微镜下操作可提高成功率。

三、上颌前磨牙髓顶揭除术

1. 解剖特点　牙颈部近远中径明显缩小，易发生近远中颈部台阶甚至侧穿；髓腔狭窄，髓角高耸，根管分叉低、不易看到髓底；上颌第一前磨牙多为双根管；上颌第二前磨牙多为单扁根管，双根管时大多为一个根尖出口。

2. 操作步骤及注意事项

（1）制备开髓洞形：高速裂钻从𬌗面中央进入，钻针角度与𬌗面垂直、与牙体长轴平行，进入牙本质层后向颊舌方向扩展，制备长椭圆形的开髓洞形，开髓洞形的颊舌壁止点为颊舌三角嵴的中点，近远中壁距离不得超过牙冠近远中径的 1/3（图 3-4）。

（2）穿通髓腔：继续用高速裂钻层层加深开髓洞形，并注意观察钻针是否向近远中向偏移，至牙本质深层时，随时探查髓角是否暴露，自暴露的髓角处穿通髓腔。

注意：因上颌前磨牙的颈部近远中径明显缩小，如钻针进

图 3-4　上颌前磨牙开髓洞形

入角度偏差或钻针选择过粗，易造成近远中颈部出现台阶甚至穿孔。

（3）揭除髓顶：用火焰形金刚砂钻针或细的圆头锥形金刚砂钻针或安全钻针颊舌向扩展揭除髓顶。

（4）修整洞形：用圆头锥形金刚砂钻针或安全钻针或超声裂钻适当修整髓室壁，充分显露根管口。

3. 并发症及处理

（1）近远中颈部穿孔：如穿孔位于龈沟以上，可用复合树脂修补；如穿孔位于龈沟以下，可用生物材料（如 MTA、iRoot）进行修补。

（2）遗漏根管：如探查的根管口偏离颊舌牙尖连线中点，可能会遗漏根管，应继续将开髓洞形向颊或舌扩展，充分暴露髓腔。

四、下颌前磨牙髓顶揭除术

1. 解剖特点　牙冠向舌侧倾斜，易发生舌侧颈部台阶甚至侧穿；颊尖明显大于舌尖，髓腔偏于颊侧，颊侧髓角高耸；大多为单根管，根管粗大且较直；下颌前磨牙（尤其是下颌第一前磨牙）存在颊舌双根管，双根管牙的根管分叉一般较低，易遗漏舌侧根管，当术前 X 线片显示的根管影像出现中断时，应高度怀疑双根管存在的可能性。

2. 操作步骤及注意事项

（1）制备开髓洞形：高速裂钻从𬌗面颊尖三角嵴中点与中央沟之间进入，钻针角度与牙体长轴平行；进入牙本质深层后向颊舌方向扩展，制备短椭圆形的开髓洞形，开髓洞形的颊舌壁止点分别为颊尖三角嵴的中点和中央沟（图 3-5）。

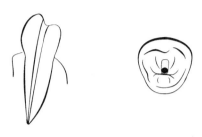

图 3-5　下颌前磨牙开髓洞形

（2）穿通髓腔：继续用高速裂钻自颊侧髓角处穿通髓腔，一般会有明显的落空感。注意穿髓位置偏颊，在𬌗面中央穿髓会导致舌侧颈部台阶甚至侧穿。

（3）揭除髓顶：用火焰形金刚砂钻针或圆头锥形金刚砂钻颊舌向扩展揭除髓顶。

（4）修整洞形：用圆头锥形金刚砂钻针或安全钻针适当修整髓室壁，充分显露根管口。

3. 并发症及处理　主要并发症是遗漏舌侧根管，当怀疑存在舌侧根管时，用圆头锥形金刚砂钻针或安全钻针继续向舌侧扩展，制备颊舌向的长椭圆形开髓洞形。因双根管牙的根管分叉一般较低，肉眼找寻困难，建议使用显微镜辅助。

五、上颌磨牙髓顶揭除术

1. 解剖特点　牙冠外形呈斜方形，近中牙颈部缩窄，髓腔形态与牙冠外形相似且略偏近中，易发生近中颈部台阶甚至侧穿。上颌第一磨牙有三个牙根：腭根最粗大，根管粗直；近中颊根扁，常有两个根管存在；远中颊根内有一个根管，一般较直。上颌第二磨牙大多数与上颌第一磨牙情况相似，偶有两个颊根融合成一个牙根，并只有一个粗大的颊根管，少数情况下，上颌第二磨牙的两个颊根管共用一个根管口，易造成根管遗漏。上颌磨牙偶存两个腭根管，易疑是髓底穿孔。

2. 操作步骤及注意事项

（1）制备开髓洞形：高速裂钻从𬌗面中央窝进入，钻针角度与𬌗面垂直，进入牙本质浅层后向颊、舌、近中方向扩展，制备圆三角形的开髓洞形，圆三角形的顶在腭侧，底在颊侧，远中腰在斜嵴的近中侧并与斜嵴平行，近中腰与近中边缘嵴平行（图3-6）。

图 3-6　上颌磨牙开髓洞形

（2）穿通髓腔：核对开髓洞形的位置正确后，继续用高速裂钻层层加深开髓洞形，并注意用锐探针探查髓角有无暴露，因近颊髓角和腭髓角较高（位于牙冠的中1/3），可能首先暴露，如有暴露则从髓角处穿髓。如制备成牙本质深洞（与牙龈缘平齐）后仍未发现暴露的髓角，继续向下钻磨可能导致髓底磨损甚至穿孔，应立即停止操作，用锐探针仔细探查有无细小穿髓孔（最好用放大设备辅助）或再拍X线片以明确洞深及钻磨方向有无偏差，核对无误后，可从腭根管口的上方穿通髓腔。

注意：因近中牙颈部缩窄，髓腔略偏近中，开髓洞形如过于偏向近中，可能导致近中颈部出现台阶甚至侧穿。

（3）揭除髓顶：改用圆头锥形金刚砂钻针或安全钻针自髓腔穿孔处沿开髓洞形各壁将髓顶揭除。揭顶时，首先向腭侧方向揭除并找到腭根管口，其次向近中颊侧方向揭除并在近中颊尖的下方发现近中颊根管口，最后自近中颊根管口向远中偏腭方向揭除整个髓顶或自腭根管口向颊侧略偏远中方向揭除整个髓顶，揭顶过程也可参照髓底根管口分布地图进行。

（4）修整洞形：使用安全钻针或圆头锥形金刚砂钻针或长柄球钻小心去除髓室侧壁凸起的牙本质，充分显露各根管口。

注意：如疑有 MB2 根管，需对髓腔的近中壁进行修整改形，使髓腔入口呈棱形，以方便 MB2 根管的找寻。此操作在显微镜下进行，可提高成功率。

3. 并发症及处理

（1）髓底或近中颈部穿孔：用生物材料（如 MTA、iRoot）进行修补。

（2）遗漏 MB2 根管：MB2 根管发生率很高，应有主动寻找 MB2 根管的意向；找寻 MB2 根管时，修改髓腔入口使之呈棱形，用长柄小球钻或超声器械在腭侧根管口与近中颊根管口连线略偏近中、距近中颊根管口 0.5~2.5 mm 的范围内寻找，建议使用显微镜辅助。

（3）上颌第二磨牙遗漏颊侧根管：当用根管锉探查颊根管时，如发现根管方向偏近中或远中且根管不粗大时，应高度怀疑颊侧为两根管，建议使用放大设备帮助寻找。

六、下颌磨牙髓顶揭除术

1. 解剖特点　牙冠向舌侧倾斜，髓腔偏向颊侧；下颌第一磨牙多为三个根管，近中一般有两个根管，远中一个根管，少数为四个根管，即近中不变，远中有颊舌两个根管；下颌第二磨牙大多与第一磨牙相似，少数情况下两根在颊侧融合，近中与远中根管也随之融合成一个"C"形根管或"分号形"根管，下颌第二磨牙有时只有近远中两个粗根管，偶有融合成一个粗大根管的情况。

2. 操作步骤及注意事项

（1）制备开髓洞形：高速裂钻从𬌗面中央窝的中心点进入，钻针角度与𬌗面垂直，进入牙本质浅层后重点向颊侧和近中方向扩展，向舌侧和远中略扩展，制备圆角长方形的开髓洞形，开髓洞形的近中边稍长，远中边稍短，近远中边的位置在咬合面近远中向的中 1/3 略偏近中，颊侧边缘在颊尖的舌斜面，舌侧边缘在中央沟略偏舌侧（图 3-7）。

图 3-7　下颌磨牙开髓洞形

（2）穿通髓腔：核对开髓洞形的位置正确后，继续用高速裂钻层层加深开髓洞形，并注意用锐探针探查髓角有无暴露，因近舌髓角和远舌髓角较高（位于牙冠的中 1/3），可能首先暴露，如有暴露则从髓角处穿髓。如制备成牙本质深洞（与牙龈缘平齐）后仍未发现暴露的髓角，继续向下钻磨可导致髓底磨损甚至穿孔，应立即停止操作，用锐探针仔细探查有无细小穿髓孔（最好用放大设备辅助）或再拍 X 线片以明确洞深和钻磨方向有无偏差，核对无误后，可从远中根管口的上方穿通髓腔。

注意：因牙冠向舌侧倾斜，髓腔偏向颊侧，如开髓洞形错误地开在咬合面中央而未能找到髓腔继续向下钻磨，可能导致舌侧颈部出现台阶甚至侧穿。

（3）揭除髓顶：改用圆头锥形金刚砂钻针或安全钻针自髓腔穿孔处沿开髓洞形各壁揭除整个髓顶。

（4）修整洞形：使用安全钻针或圆头锥形金刚砂钻针或长柄球钻小心去除髓室侧壁牙颈部的牙本质凸起（重点是近中侧壁），充分显露各根管口。

注意：当远中根管口不在近中两根管口连线中点的远中延长线上时，应怀疑四根管存在的可能性，此时应按根管分布对称原则修整洞壁，使髓腔入口呈圆角梯形。

3. 并发症及处理

（1）髓底或舌侧颈部穿孔：可用生物材料（如 MTA、iRoot）进行修补。

（2）遗漏远中舌侧根管：当发现已找到的 3 个根管口呈非等腰三角形分布时，应怀疑遗漏远中舌侧根管，向舌侧修整洞形寻找远中舌侧根管。

（3）其他：下颌第二磨牙因根管多样化，根管遗漏现象较多，近中两根管有时距离很近甚至共用一个根管口，易造成近中根管遗漏，当发现近中只有一个根管口且与远中根管口不呈直线分布时，应高度怀疑近中存在两根管的可能性；"C"形根管变异较大，一般可从近舌、颊侧和远舌三个相连的根管入口探入，但有时近舌根管单独存在，呈"分号形"分布，从而造成近舌根管的遗漏。怀疑根管遗漏时，建议使用显微镜辅助检查。

（姬爱平）

第四章　牙周病急症

第一节　急性牙龈出血性疾病

牙龈自发性出血是口腔常见急症之一，多由单纯局部因素所致，少数合并全身疾病因素。急诊治疗中应沉着应对，寻找病因，准确判断，应急处理后需针对病因进行相应后续治疗。牙龈出血根据病因分为局部炎症性牙龈自发性出血和全身因素性牙龈自发性出血。

一、局部炎症性牙龈自发性出血

（一）临床表现和诊断要点

局部炎症是牙龈自发性出血的主要原因。

1. 患者口腔卫生情况差，常伴有大量的菌斑和牙石或存在不良修复体等局部刺激因素。

2. 牙龈组织充血水肿。

3. 出血位置可单发或多发，临床检查出血相应位置有大量血凝块，去除血凝块后可见牙周袋内持续性出血。

4. 部分患者在经过牙周基础治疗后，因为炎症恢复期中的刺激因素导致牙周袋内出血。

（二）应急处理

1. 安抚患者　让患者保持镇静，避免因情绪激动而使出血加重。

2. 清理口腔　让患者用清水漱口或者给予 0.12% 氯己定（洗必泰）含漱，以清除口腔内大块血凝块，然后用湿润棉球或纱布擦拭清理口腔内局部的小血凝块。不建议使用干棉球清理血凝块，以免棉絮粘连创面、器械和手套。

注意：3% 过氧化氢虽有止血作用，但效果不佳，且产生的泡沫会掩盖创面，影响出血位置的检查，一般不建议使用。

3. 寻找出血位置　用生理盐水冲洗患者口腔，同时寻找出血位置，应注意个人防护及避免交叉感染。

4. 止血　大致判断出血的位置后，用湿纱布压迫数十秒钟，轻轻打开，检查出血位置是否有明显的刺激物如大块牙石或者肉芽组织，若有则应当轻柔清除，以免加重出血。

5. 牙周袋内填塞　使用胶质银海绵块或者医用胶原蛋白，将其折叠压实形成不超出牙周袋范围的片状，在干燥的情况下填塞至牙周袋内，并用湿纱布持续加压数分钟后打开检查是否还有活动性出血，如果还有出血则应继续压迫直到无明显出血为止。填塞时注意力度和方向，避免造成牙周组织撕裂，形成更大的出血创面。

6. 填塞牙周塞治剂　如遇到牙周袋较浅或者相邻多个出血点，牙周袋内填塞效果不佳时采用牙周塞治剂。建议使用传统的粉液调和式牙周塞治剂（双糊剂混合式的塞治剂止血效果不佳）。隔湿后，用牙周塞治剂将患牙及一到两颗邻牙的颊舌面封闭。放置塞治剂时保持手套清洁湿润，放好塞治剂后用一块清洁的湿纱布按压塞治剂表面使其贴紧牙面、邻间隙及牙龈组织，并活动相应面颊部组织对塞治剂进行功能塑形。

注意：塞治剂的放置范围不应超过牙齿咬合面及膜龈联合部，不应造成正中和侧方咬合干扰。

7. 观察　留观 30 分钟，嘱患者不要漱口及吐口水。

8. 检查　再次检查出血情况。如果已止血或者只有少量渗血，可让患者离院；如果仍有活动出血，应重复以上 4~8 步骤。

9. 重度牙周病变患牙，止血效果不佳时，可根据全身状况选择拔除患牙，彻底清创，必要时可以缝合拔牙窝。

（三）术后医嘱及复诊建议

1. 术后医嘱　术后 1~2 日进软食，避免过热食物或刺激类食物。

2. 复诊建议

（1）牙周袋内填塞胶质银海绵或者医用胶原蛋白的患者不需将其取出。

（2）使用牙周塞治剂的患者 5~7 日复诊，一般可去除牙周塞治剂。如在观察期内塞治剂脱落，随诊检查，如没有活动性出血则不用处理；如仍有活动性出血则应重新止血并填塞塞治剂。

（3）建议患者到牙周科做进一步的检查和治疗。

二、全身因素性牙龈自发性出血

（一）临床表现和诊断要点

患有高血压、肝肾疾病、血液病（贫血、血友病、血小板减少性紫癜、白血病、再生障碍性贫血）、糖尿病、恶病质、妊娠期牙龈炎、妊娠期龈瘤等疾病患者及服用抗凝药物患者均可以引起急性牙龈出血，以下是几种常见影响因素：

1. 高血压患者由于血压过高，毛细血管压力增加，导致牙龈血管破裂出血，是最为常见的影响因素。

2. 肝硬化晚期患者由于肝功能代谢紊乱，肝细胞损伤，血液中凝血因子功能降低，继发凝血功能障碍，同时毛细血管脆性增加，导致出血。

3. 贫血患者主要表现为反复、多量牙龈出血，生化指标检查为血红蛋白低、全血细胞下降、血小板计数下降。

4. 凝血活酶生成障碍是导致血友病牙龈出血的重要原因，其主要表现为凝血时间长、轻微创伤即可能导致出血，出血具有终生倾向。

5. 血小板减少性紫癜等血液疾病患者也可导致牙龈出血，自发性、持续性、间断性渗血为其主要出血方式。

由于全身因素性牙龈出血通常与炎症性牙龈出血口腔临床表现类似，对于以牙龈出血不止而首先到口腔急诊就诊的患者，诊治过程中需仔细询问患者病史、全身系统性疾病史以及近期是否使用抗凝药物，进行详细的体格检查及必要的实验室检查，如血常规、血糖、肝功能、凝血功能检查等予以诊断确认，并及时请相关科室会诊，避免漏诊、漏治，延误治疗时机。

（二）应急处理

应急处理方法参考局部炎症性牙龈自发性出血。

全身性疾病引起的牙龈出血出血部位常比较弥散，常规止血方法有时效果不佳，应急止血后应及时转诊至内科查清病因，再针对病因进行相关治疗。

（徐　涛　赵丽萍）

第二节　急性牙周炎症性疾病

一、急性牙周脓肿

（一）临床表现和诊断要点

1. 临床症状

（1）早期患者可有搏动性疼痛、咬合疼痛以及牙齿"浮起感"或牙齿松动。

（2）脓肿后期可有脓肿破溃，脓液排出，肿胀消退的症状。

（3）一般无全身症状，可有局部淋巴结肿大；但多发性脓肿的患者，常伴有较明显的全身不适。

2. 检查所见

（1）好发于磨牙，以根分叉区较为多见，脓肿可单发或者多发。

（2）大部分脓肿位于近龈缘处，局部形成椭圆形或半球状的肿胀突起，局限于牙周袋壁。少数重度牙周病变患牙肿胀位置可以波及前庭沟。

（3）牙龈红肿，表面光亮，扪痛明显，脓肿局限时可扪及波动感，此时轻压牙龈可有脓液从牙周袋内溢出。

（4）患牙存在较深的牙周袋，可伴有不同程度的松动。

（5）患牙叩痛（±~+），牙髓温度测试一般正常或敏感。

（6）X线片检查：患牙常有不同程度的骨吸收，特别是垂直骨吸收的骨下袋。

（二）鉴别诊断

1. 牙龈脓肿　牙龈脓肿常因异物刺入牙龈所致，龈乳头及龈缘处局限性肿胀，无牙周炎病史，无牙周袋和附着丧失，X线片检查无牙槽骨吸收。

2. 牙槽脓肿　鉴别要点见表4-1。

表4-1　牙周脓肿与牙槽脓肿的鉴别

症状与体征	牙周脓肿	牙槽脓肿
感染来源	牙周袋	牙髓病或根尖周病变
牙周袋	有	一般无
牙髓活力	有	无
脓肿部位	局限于牙周袋壁，近龈缘	范围弥散，中心位于龈颊沟附近
叩痛	相对较轻	很重
X线片	牙槽骨破坏，可有骨下袋	根尖周可有骨质破坏，也可无

（三）治疗原则及应急处理

1. 治疗原则　局部对症处理，消炎止痛，急性炎症缓解后需进行牙周专业治疗。

2. 应急处理

（1）脓肿初期，脓液尚未形成时，应清除大块牙石，使用0.12%氯己定（洗必泰）冲洗牙周袋。

（2）当脓肿形成，出现波动感时，应行切开引流术：①浅表脓肿切开时可在脓肿壁上行局部浸润麻醉或脓肿周缘包围式浸润麻醉；非常表浅的脓肿也可用1%~2%丁卡因进行表面麻醉。②0.5%聚维酮碘术区消毒。③切口尽量位于脓肿的最低位，浅表的脓肿可用尖刀直接切透脓肿壁进入脓腔。④脓肿切开有脓液排出后，应用止血钳或外科刮匙适当分离脓腔，以便脓液通畅引流。⑤用大量生理盐水反复冲洗脓腔，直至冲洗液清亮。⑥牙周脓肿通常比较表浅，可不放置引流条。

（3）切开引流后嘱患者用盐水或 0.12% 氯己定（洗必泰）含漱数日。

（4）必要时给予广谱抗菌药物和抗厌氧菌类药物，并给予支持疗法。

二、龈乳头炎

（一）临床表现和诊断要点

1. 临床症状

（1）局部胀痛、放散痛、冷热刺激痛以及咬合痛。

（2）常伴有食物嵌塞。

2. 检查所见

（1）患区存在导致食物嵌塞的不良局部因素，如龋洞、充填体悬突、不良修复体、非正常的牙间隙等。

（2）局部龈乳头充血、肿胀，探诊易出血。

（3）患牙叩诊多数表现为不适，牙髓温度测试正常或一过性敏感。

（二）鉴别诊断

常需要与急性牙髓炎鉴别，阵发性放散性疼痛、夜间疼痛加重、冷热刺激疼痛是急性牙髓炎的典型症状，可发现引起牙髓感染的途径，牙髓温度测试会引起剧烈疼痛。

（三）治疗原则及应急处理

1. 治疗原则　局部对症处理，消炎止痛，急性炎症消退后进一步检查和治疗导致食物嵌塞的病因。

2. 应急处理

（1）去除局部刺激因素，如嵌塞的异物、牙石、充填体悬突、不良充填体等。

（2）用 3% 过氧化氢或 0.12% 氯己定（洗必泰）冲洗龈袋，并涂布复方碘液。

三、急性坏死性溃疡性龈炎

（一）临床表现和诊断要点

1. 临床症状

（1）好发于精神紧张者和吸烟者，青少年多见。

（2）腐败性的口臭为其特征性症状。

（3）常伴有牙龈的自发性出血或者轻微接触性出血。

（4）重症患者可有颌下淋巴结肿大和触痛，唾液增多，低热等。

2. 检查所见

（1）早期病损常见于下前牙，并局限于龈乳头区，其后扩延至边缘龈的唇舌侧。

（2）龈乳头红肿圆钝，个别龈乳头顶端坏死，形成火山口状凹陷，并覆有灰白色污秽的坏死物，去除后可见龈乳头顶端的破坏。

（3）病变波及边缘龈时，可呈虫蚀状，表面覆有坏死性假膜，易于擦去，暴露下方鲜红、触痛明显的溃疡面。病变一般不波及附着龈。

3. 细菌学检查　病变区坏死物涂片经瑞氏染色可见大量的梭形杆菌和螺旋体。

（二）鉴别诊断

1. 菌斑性龈炎　为慢性过程，无坏死病损，一般不痛，牙龈出血主要为机械刺激性出血。早期的急性坏死性溃疡性龈炎与菌斑性龈炎很相似，如果将肿胀的牙龈乳头轻轻翻开能发现顶端的坏死区。

2. 急性白血病和艾滋病　常可合并急性坏死性溃疡性龈炎，应引起高度注意，需进行血常规检查。

（三）治疗原则及应急处理

1. 治疗原则　局部对症处理，全身支持治疗，急性期过后应进行牙周专业的进一步治疗。

2. 应急处理

（1）对于急性期患者，应使用手工洁治器轻轻去除大块牙石。

（2）用 3% 过氧化氢液擦洗及含漱，以清除坏死物。

（3）重症患者应口服甲硝唑片，每天三次，每次 0.2 g，连服三天。

（4）全身支持疗法，给予维生素 C，充分休息。

（徐　涛　赵丽萍）

第三节　种植术后急症

一、种植术后出血

随着口腔种植修复技术的发展，越来越多的患者选择种植修复恢复口颌功能与美观。临床上，种植体的植入属于有创操作，即使术前对患者的全身状况进行了全面评估，术后出血仍然是不可避免的并发症。由于患者就诊时无法提供完整的手术过程资料，因此处理此类患者往往比较棘手。

（一）临床表现和诊断要点

种植术后出血患者的主诉症状比较明确，手术切口是常见的出血位置，术区相邻天然牙牙周组织也可能出血。

1. 沿手术切口不同程度的渗血。

2. 出血位置表面常覆盖大量血凝块，去除后可见持续性出血。

3. 极少数患者在下颌区种植术后数小时内出现舌体、舌下区或口底进行性肿大，呼吸困难，声音改变。

（二）应急处理

1. 少量渗血患者可用湿纱布轻轻压迫术区，口外间断冰敷，观察半小时以上可自行止血。

2. 以上操作仍无法止血时，应及时联系种植手术医生做相应处理。

3. 下颌区种植术后严重出血影响呼吸的患者，首先要进行气道管理，其次要及时止血并清除血凝块。必要时可以请口腔颌面外科医生及时会诊治疗。

（三）术后医嘱及复诊建议

术后建议患者尽快到种植主诊医生处复查。

二、种植一期手术后肿痛

尽管目前学术上并没有严格定义种植体周围炎症的急性期，临床上仍然会遇到因种植术后或者已经负重的种植体周围组织肿胀、疼痛而就诊的患者。本书中的"急性种植体周围组织炎症"一词仅为方便分类而使用，并不代表学术观点，特此声明。

（一）临床表现和诊断要点

种植术后出现肿痛就诊的患者，首先要根据其临床表现排除种植体相邻天然牙急症问题。

种植一期手术后 1 周内局部软组织肿痛，无明显波动感的患者，很大程度上是术后正常炎症反应。特别是合并植骨术的患者，术后炎症反应比较大。

（二）应急处理

1. 可局部对症处置，涂抹抗菌药物软膏（如盐酸金霉素眼膏），也可根据全身状况给予抗炎、抗感染治疗。

2. 种植一期手术后 3~5 天，局部软组织肿痛并伴有明显波动感的患者，可在局麻下切开引流。

3. 种植一期手术后软组织有窦道或盲袋并伴有肿胀的患者，可用生理盐水冲洗窦道或盲袋，并涂抹抗菌药物软膏，也可根据全身状况给予抗炎、抗感染治疗。

三、种植二期手术后肿痛的临床表现和应急处理

种植二期手术围绕种植体愈合基台进行，与一期手术术后正

常炎症反应相同，可局部对症处置。

由于愈合基台安装后可能会出现松动，患者可有局部肿痛症状，检查愈合基台明显松动时，可按以下方式进行处理

1. 如果是种植主诊医生，可将愈合基台取出后，用3%过氧化氢和生理盐水交替冲洗后，重新安装愈合基台，并涂抹抗菌药物软膏。

2. 如果是非种植主诊医生，可在局部涂抹抗菌药物软膏后建议患者尽快到主诊医生处复诊。

四、上颌窦相关手术后肿痛的临床表现和应急处理

无论是经牙槽嵴还是经上颌窦外侧壁进行的上颌窦底黏膜提升术都有可能在术后出现急性上颌窦炎的症状。临床表现为患者术区侧持续性头痛或局部跳痛；眶下区皮肤红肿、压痛；口内黏膜红肿、压痛，可伴有开口受限、鼻塞、流鼻血或清（脓）鼻涕以及发热等全身症状。

可给予患者全身抗炎抗感染治疗，建议患者使用滴鼻液保持鼻腔通畅，必要时到耳鼻喉科做进一步检查。

五、已负重种植体周围组织肿痛的临床表现和应急处理

已负重种植体周围组织肿痛的主要原因包括修复体上部结构问题和种植体问题。

1. 修复体上部结构问题中最常见的情况是修复部件松动，临床检查可见以下征象

（1）种植修复体冠部松动；

（2）周围软组织充血，红肿，可有溢脓；

（3）根尖区扣诊无异常。

如果是种植主诊医生，可将修复部件取出后，用3%过氧化氢和生理盐水交替冲洗后，重新安装，并涂抹抗菌药物软膏；如果是非种植主诊医生，可在局部涂抹抗菌药物软膏后建议患者尽

快到主诊医生处复诊。

2. 种植体周围组织肿痛的患者临床检查可见以下征象

（1）种植体周围软组织红肿，探诊出血明显；

（2）可伴有溢脓或局部脓肿；

（3）种植体整体松动或不松动；

（4）根尖区常有扣痛。

如果已经形成脓肿，则应在局麻下行脓肿切开引流术。如果未形成脓肿，应局部用 0.12% 氯己定（洗必泰）冲洗后涂抹抗菌药物软膏并建议患者尽快到主诊医生处复诊。

（徐　涛　赵丽萍）

第五章　儿童牙髓与牙周病急症

第一节　乳牙急性牙髓炎

一、临床表现与诊断要点

（一）临床症状

典型症状是患侧自发痛、阵发性发作、夜间疼痛明显且频繁，冷热刺激可引发疼痛。患儿通常不能指出患牙的部位，也无法描述详细病情，可以通过向家长询问病史获得信息。

（二）临床检查

1. 一般检查

（1）牙髓感染途径：多为龋源性，龋洞较深，部分病例可探查到露髓孔，探诊疼痛或无感觉；也可通过诊断性去腐判断牙髓状态，如果在腐质未去净之前探察到露髓孔，说明牙髓已经感染。

（2）叩诊：叩诊对乳牙牙髓炎的诊断很有意义，牙髓炎可表现为叩痛（±）或（+），因为乳牙牙体硬组织较薄，侧支根管多，特别是根分叉区，牙髓感染极易通过这些途径扩散到根周组织，叩痛说明牙根周围组织处于充血炎症状态。但检查时需要注意把握叩诊力度，不要激惹患儿；叩诊时先叩同颌对侧同名健康牙齿获得基线数据并取得患儿配合，再叩患牙相邻牙齿，最后叩诊患牙，由轻到重以辨别叩痛程度的差异。

（3）松动度：牙髓感染扩散到根周组织后可造成患牙松动度增加。因乳牙生理动度大于恒牙，特别是生理性根吸收期间，所以应注意与健康的对照牙（同颌同名牙）相比较。

2. 牙髓温度测试　一般不适用于乳牙。因儿童自我感知和语言表达能力有限，成人常用的牙髓温度测试，在儿童不能得到可靠的结果，而且温度刺激易激惹儿童，引发患儿对检查和治疗的抵触情绪。牙髓电活力测试对乳牙也不适用，因乳牙根尖孔较大，又常因为生理性吸收而呈开放状态，不能形成根尖的高电阻回路。

3. X 线片检查　可见冠部低密度影近或及髓腔，根尖周无病变，无病理性根吸收，恒牙胚骨硬板完整。

（三）鉴别诊断

1. 深龋　乳牙急性牙髓炎的牙髓感染途径多为近髓深龋洞，临床需与深龋进行鉴别，由于患儿年龄较小，对症状表述不清，很多病例需在治疗中作出判断。

（1）疼痛症状：深龋的疼痛症状多为冷热酸甜刺激痛和食物嵌塞痛，但无自发痛病史。

（2）临床检查：深龋洞，探诊疼痛或无感觉，未及露髓孔，叩痛（-），无异常松动度。

（3）诊断性去腐：深龋去腐净无露髓点。

（4）X 线片检查：深龋表现为冠部低密度影未及髓腔。

深龋不是急症，如无条件完成充填治疗，在口腔急诊应急处理时，对无明显自发性疼痛、仅有冷热酸甜刺激痛或食物嵌塞痛的深龋洞，不必去腐充填，可先解除明显的刺激因素，如洞内食物嵌塞等，对家长进行口腔卫生宣教，嘱避免进食冷热酸甜等刺激性食物，尽快到儿童口腔科就诊。

2. 龈乳头炎　儿童乳磨牙邻面龋多发，发生食物嵌塞或存在不良充填体可能导致龈乳头炎发生，龈乳头炎的临床表现与牙髓炎近似，可综合疼痛性质、X 线片检查和诊断性去腐判断牙髓状态进行鉴别诊断。

（1）疼痛症状：可表现为剧烈的自发性疼痛，有时伴有放散痛，但疼痛性质为持续性胀痛，多数可以定位。

（2）临床检查：患儿所指示部位的龈乳头红肿，探诊出血较多，触痛极为明显；患处常伴有邻面龋坏、食物嵌塞或不良充填

体，相邻患牙可有叩痛，患处两邻牙间的食物嵌塞去除后症状可
缓解。

二、应急处理

（一）处理原则与方法

乳牙牙髓炎的治疗原则需要综合考虑患牙牙髓炎症程度、患
儿配合度、患牙及牙列发育阶段。患儿配合的前提下，患牙处于
牙根稳定期，在应急处理时应首选牙髓摘除术；牙根未发育完成
或处于根吸收期，可根据具体情况选择牙髓切断术、牙髓摘除术
或乳牙拔除术。处理方法如下：

1. 牙髓摘除术　操作技术与恒牙相似，局部麻醉下揭顶，
摘除牙髓，并进行根管封药，最好选用氢氧化钙根管封药。注意
乳牙牙根尚未形成前或根吸收三分之一以上的情况下，根管消毒
时慎用 FC 和戊二醛等苛性药物，避免造成根尖周组织的损害和
恒牙胚的损伤。

单纯的牙髓摘除可能无法完全清除感染牙髓，残留的牙髓使
疼痛无法缓解或炎症继续扩散到根尖周组织，如时间允许且患儿
配合，最好进行根管的彻底清理与成形预备，此为急性牙髓炎的
最佳治疗方法。

2. 牙髓开放术及牙髓失活术　在麻醉效果不理想或患儿难
以配合治疗的情况下可以采用此技术，操作技术与恒牙类似。乳
牙常用的化学失活剂为多聚甲醛制剂，如 Antipulp 和 Depulpin。
国内常用的金属砷制剂用于儿童时应慎重。砷制剂易从开放的根
尖孔进入牙根周围组织，引起化学性烧伤，乳牙根未发育完成或
根吸收 >1/3 时，禁用金属砷失活剂；乳磨牙龈阶窄，封砷剂时
应注意防止泄漏，以免烧伤牙龈；另外，也应注意防止砷剂脱落
入口，患儿误吞后引起慢性中毒。

3. 牙髓切断术　适应证很窄。仅适用于牙髓炎症早期，感
染局限于冠髓，尚未累及根髓的病例。采用牙髓切断术必须同时
满足以下条件：①患牙不处于替换期；②患牙无自发痛史；③临

床检查无叩痛和异常的松动度，牙龈无脓肿和窦道；④X线片检查无根分叉区和根尖周组织病变；⑤打开髓腔去除冠髓后，观察到根髓成形、出血量少、可以止血。

乳牙牙髓切断术的操作技术类似于年轻恒牙牙髓切断术，具体操作见第五节，但乳牙顶底距离较近，一般不进行部分冠髓切断术，需彻底去除冠髓。

4. 乳牙拔除术　下列情况建议拔除乳牙：①龋损面积大，无法修复；②髓底穿孔；③X线片检查根管有明显的内吸收或下方继承恒牙胚上方的硬骨板消失，提示患牙接近替换期；④并发含牙囊肿或滤泡囊肿。

5. 镇痛药物的应用　患儿不能配合治疗或治疗效果不理想时，可以选用布洛芬混悬液（美林™）等镇痛药物缓解急性疼痛。

（二）注意事项

1. 儿童行为管理　医师需要具备一定的儿童行为管理能力，因治疗对象的特殊性，检查及治疗过程中均需注意与患儿沟通，持续安抚患儿情绪，争取患儿的配合。

2. 注意疼痛控制　检查及治疗过程中需注意无痛操作，如局麻操作前可进行注射区域的表面麻醉、选取计算机控制下的口腔无痛注射仪（Single Tooth Anesthesia system，STA）进行局麻操作以减少注射疼痛及注射器的视觉恐惧等。

儿童体重轻，要注意麻醉药不要过量；注射麻药前要询问家长，了解是否有药物过敏史及有无先天性心脑血管疾病；阿替卡因肾上腺素注射液麻醉持续时间较长，4岁以下儿童应慎用，可选用盐酸甲哌卡因肾上腺素注射液替代；肾上腺素禁用患者选用3%盐酸甲哌卡因注射液或2%盐酸利多卡因注射液。

3. 儿童牙髓治疗建议常规应用橡皮障预防发生误吞误吸。

4. 注意乳牙的牙体硬组织及髓腔根管解剖特点　乳牙钙化度低，质地软，备洞时注意保护牙体组织和髓室底。乳牙顶底距离较近、髓室底薄，开髓揭顶时要防止底穿。乳牙根尖孔狭窄部通常不明显，特别是在生理性根吸收的情况下，临床上不易确定准确的工作长度。由于工作原理的限制，一般的电子根管长度测量仪不适用于测定乳牙的工作长度。乳牙根管长度测量一般依据X线片，通常工作长度短于X线片的根尖2 mm左右，再结合手感法加以校正。无根尖片需要应急处理时，以扩通主根管为主，工作长度一般控制在10~15 mm以内。儿童口腔容积小，乳牙根短小，建议使用长度为21 mm的短型根管锉。乳磨牙根管呈抱球状，治疗时根管锉要常规预弯。

（三）术后医嘱及复诊建议

1. 术后医嘱

（1）局麻注意事项：在局麻治疗后应注意常规向患儿及监护人交代局麻后注意事项，该区域软组织会在1个小时或更长时间内失去知觉或感觉异常，家长应注意防止孩子有意或无意咬伤组织，特别是接受下颌传导阻滞麻醉的儿童可能会咬唇、舌或颊黏膜。咬伤后局部组织会出现肿胀、糜烂破损或出现渗出物，24小时后表现为有创面的溃疡。出现糜烂破损时用漱口水帮助局部清洁，例如用0.1%依沙吖啶溶液（利凡诺）湿敷，涂敷口腔溃疡散，必要时应到医院就诊。

（2）牙髓摘除术、牙髓开放术、牙髓失活术及乳牙拔除术的术后医嘱与恒牙类似。牙髓开放术后如暂封棉球脱落或被患儿吞咽，无须复诊。牙髓摘除术和牙髓失活术后如暂封物完全脱落，需要复诊检查，重新封药。

2. 复诊建议

（1）开放处理术后：建议患儿1天后复诊，行牙髓失活术或牙髓摘除术。

（2）牙髓失活术后：建议患儿7~10天后复诊，行根管治疗术。

（3）牙髓摘除术后：氢氧化钙封药时间通常为2~3周，感染轻时可封药3日，复诊进行根管治疗；樟脑酚（CP）药物作用较弱，最好在3~5日后复诊，视具体情况进行根管治疗或换药。

三、乳牙的开髓洞形和根管分布

乳牙髓腔解剖形态（图 5-1）与其继承恒牙存在一定差异，尤其乳磨牙与恒前磨牙差异显著。各乳牙髓腔解剖及根管分布特点如下。

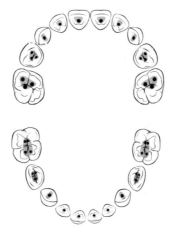

图 5-1　乳牙全牙列髓腔解剖示意图

1. 上下颌乳前牙　髓腔形态类似于其继承恒前牙，均为一个根管（融合牙除外），可参考第三章第三节中恒前牙髓顶揭除术进行操作。

2. 上颌第一乳磨牙　髓腔截面为圆三角形，形态类似于上颌第一恒磨牙，但位于𬌗面中央，有颊二舌一共三根管，极少存在 MB2 根管。可参考第三章第三节中上颌磨牙髓顶揭除术进行操作。

3. 下颌第一乳磨牙　形态不同于任何恒牙，为近中窄、远中宽的梯形，近中边的位置在𬌗面近中窝中央，远中边的位置在咬合面远中窝中央略偏远中，颊侧边缘在颊尖的舌斜面，舌侧边缘在中央窝略偏舌侧。一般近中 2 根管距离较近，远中 2 根管距离较远，有时为 1 个近中根管与 2 个远中根管。

4. 上下颌第二乳磨牙　与其相邻的第一恒磨牙牙冠形态相

同、开髓洞型相似，根管数目也相似，但上颌第二乳磨牙很少存在 MB2。可参考第三章第三节中上下颌磨牙髓顶揭除术进行操作。

（汪晓彤　白　洁）

第二节　乳牙急性根尖周炎

一、临床表现与诊断要点

（一）临床症状

乳牙急性根尖周炎及慢性根尖周炎急性发作的疼痛多为自发性、持续性疼痛，咬物无力或不敢咬合，夜间疼痛明显，有跳痛或浮起感，或因发现牙龈脓包或唇颊软组织肿胀来诊。患儿一般能明确指出患牙部位，但无法描述详细病情，可通过向家长询问病史获得信息。

（二）临床检查

1. 一般检查

（1）牙髓感染途径：①龋源性感染多见，龋洞较深，部分病例可探查到露髓孔，探诊疼痛（乳牙根尖周炎可能有存活牙髓，露髓孔处探诊可能会疼痛）或无感觉；②有充填治疗史的乳牙因继发龋坏，可发展为根尖周炎；或龋坏近髓时对乳牙进行了较为保守的治疗方案，后牙髓早期感染继续发展成为根尖周炎；大面积充填体也可能提示患牙曾进行过牙髓切断术或牙髓摘除术，治疗失败进展为根尖周炎；③偶见因殆创伤造成的根尖周炎，多为乳尖牙，牙体无明显龋坏，牙尖见明显磨耗面，多伴有乳磨牙早失；④牙外伤导致的根尖周炎多见于乳上前牙，注意与邻牙对比是否存在牙冠变色。

（2）叩诊：叩痛（++~+++），先叩同颌对侧健康牙齿获得基线数据并取得患儿配合，再由轻到重叩诊患牙获得信息。注意把握叩诊力度，不要激惹患儿；叩诊患牙之前先叩相邻牙齿，以辨别叩痛程度的差异。

（3）松动度：松动度明显，动度可达Ⅱ～Ⅲ度。因乳牙生理动度大于恒牙，尤其是生理性根吸收期间，所以应注意与健康的对照牙（最好是同颌同名牙）相比较。

（4）牙龈肿胀：牙龈肿胀或出现窦道是牙根周围组织存在炎症的诊断性指标，因炎性渗出物常从龈沟内或根分叉区排出，根尖周炎的化脓期以患牙根尖部或根分叉区黏膜为中心可有不同程度的红肿，甚至出现窦道。脓肿或窦道的位置与牙根形态和走向有关，相邻牙齿的根尖周病可形成同一脓肿或窦道，或脓肿位于患牙的近中或远中邻牙，如上颌第一乳磨牙近中根尖周感染可见相邻乳尖牙部位出现脓肿，临床上应仔细辨别。根尖区扣诊疼痛可辅助诊断。

2. 牙髓活力测试　不适用于乳牙。

3. X 线片检查　显示冠部低密度影累及髓腔，急性根尖周炎时根周膜增宽，慢性根尖周炎急性发作时根分叉区或根尖周区出现透影区，可能伴有病理性根吸收及恒牙胚骨硬板的破坏和吸收。

需要注意乳牙根尖周病变与恒牙不同，常见根分叉区首先出现透影区，后进一步发展到根尖周组织出现透影区并出现病理性根吸收。

4. 全身情况　可伴有面部肿胀，引流区淋巴结肿大、压痛；有时会出现全身症状，如体温升高，白细胞计数增多等。

（三）鉴别诊断

1. 龈乳头炎　可表现为相邻牙之间龈乳头处的肿胀，需要与根尖周炎相鉴别。乳牙根尖周炎肿胀范围多位于根尖区或根分叉区黏膜，并常伴有龈颊沟变浅。龈乳头炎导致的乳牙松动较轻微，可通过局部冲洗及上药使症状消失，一般不伴有全身症状。

2. 流行性腮腺炎　大多发生于 5~15 岁的儿童，有传染接触史。根尖周炎导致的面部肿胀多为单侧，可找到病源牙，患牙叩痛明显，肿胀以患牙根尖周组织为中心。腮腺炎多为同时或先后出现双侧面部肿胀，腮腺区肿大、充血、疼痛。

3. 药物变态反应性口炎　药物变态反应性口炎可导致上唇

肿胀，需要与以软组织肿胀为主诉的上颌乳牙根尖周炎相鉴别。药物变态反应性口炎导致的唇肿胀患者，有明确的用药史或曾有药物过敏史，用药方式可以是口服、注射、局部涂擦、含漱等，药物种类以解热镇痛药、磺胺类药、抗生素类药多见；血清、生物制品、维生素类和中药类也有可能。用药和发病有时间关联和因果关系，可能有一定的潜伏期，停用可疑致敏药物后，病损可愈合。乳牙根尖周炎可找到病源牙，常见乳前牙深龋坏或大面积充填体，或有外伤史，伴有牙齿松动、前庭沟红肿且扣痛明显。

4. 创伤性溃疡　常见于当日进行过治疗后，因局麻药物作用未消退时患儿咬唇颊导致局部唇颊黏膜肿胀，通过治疗史可鉴别。

二、应急处理

（一）处理原则与方法

处理原则为尽早建立引流通道以解除根尖周压力，缓解患儿疼痛症状，避免炎症扩散。患儿无法配合的情况下，可给予镇痛及抗菌药物缓解临床症状。

1. 根管引流术　当乳牙有保留价值时，首选根管引流术，操作技术和注意事项与牙髓摘除术相似，需要注意乳牙根尖周炎仍可能有存活牙髓，因此建议操作前常规应用局部麻醉。操作时尽量彻底清理根管系统内感染的牙髓，通畅根尖孔，使根尖周炎症的渗出物通过根管得以引流，从而缓解根尖周组织的压力，使疼痛得到缓解。儿童口腔容积小，乳牙根短小，建议使用长度为 21 mm 的短型根管锉。乳牙根管呈抱球状，治疗时根管锉要预弯。乳牙根管治疗的工作长度一般依据 X 线片及手感，无根尖片需要应急处理时，可以扩通主根管为主，工作长度一般控制在 10~15 mm 以内。

无明显渗出的急性根尖周炎患牙，拔髓后一般不主张开放，最好在进行常规的根管预备（彻底预备）后，在髓腔或根管内封药消毒（首选氢氧化钙糊剂），但处理后根管内仍有明显渗出和脓液流出时，则需在髓腔内放置樟脑酚（CP）棉球，开放髓腔1~3 日，再做进一步治疗。

2. 切开引流术　当脓肿形成，应及时切开脓肿，建立引流通道，具体操作见第三章第二节。

3. 乳牙拔除术　乳牙无保留价值，且炎症范围相对局限、全身反应较轻时，可拔除患牙引流。

下列情况建议拔除乳牙：①龋损面积大，无法修复；②髓底穿孔；③X线片显示根管有明显的内吸收，或病理性牙根吸收超过根长的1/3以上；④X线片显示根分叉处存在肉芽肿伴有根吸收；⑤X线片显示支持骨组织广泛的病理性吸收和牙周附着丧失，或根尖周感染已破坏恒牙胚骨硬板；⑥并发含牙囊肿或滤泡囊肿。

（二）镇痛药物及抗菌药物的应用

对疼痛明显患者可给予镇痛药物，例如布洛芬混悬液（美林™）等。感染局限并可及时引流者，不建议常规使用抗菌药物。感染弥散或全身症状明显（发热、淋巴结肿大、蜂窝织炎等）患者，可以全身应用抗菌药物，应根据药敏史选取阿莫西林、头孢类药物或阿奇霉素等；病情严重时应进一步进行血液检查，必要时应静脉点滴或肌内注射抗菌药物并给予全身营养支持。

（三）术后医嘱及复诊建议

参照恒牙急性根尖周炎术后医嘱及复诊建议。儿童局麻术后医嘱参照乳牙急性牙髓炎术后医嘱。同时必须告知家长，病情加重时应立即复诊，遇严重间隙感染或出现并发症，应及时请口腔外科医师会诊共同处理，必要时收入院密切观察。

（汪晓形　白　洁）

第三节　年轻恒牙急性牙髓炎

一、临床表现与诊断要点

（一）临床症状

典型症状与恒牙牙髓炎基本一致。即患侧自发痛、阵发性发作，有放散痛，夜间疼痛明显且频繁，患儿往往不能明确患牙部位，冷热刺激可引发疼痛。

（二）临床检查

1. 一般检查

（1）牙髓感染途径：龋源性感染多见，存在近髓深龋洞，部分病例可探查到露髓孔，探诊疼痛或无感觉；因年轻恒牙龋病进展速度很快，应注意检查潜行性龋和隐匿性龋（图 5-2）。也要注意检查折断的畸形中央尖、外伤牙或牙尖处有磨耗面的牙齿。

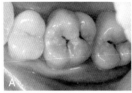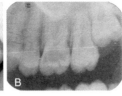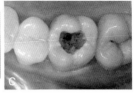

图 5-2

A. 潜行性龋；B. X 片；C. 洞内观

（2）叩诊：叩诊可表现为不适或疼痛，年轻恒牙根尖孔开敞，牙髓感染易通过根尖孔扩散到牙根周围组织，叩诊对年轻恒牙牙髓炎的诊断很有意义。

（3）松动度：有时可存在松动度增加。牙髓感染通过开敞的根尖孔扩散到牙根周围组织，造成患牙松动度增加。由于年轻恒牙牙根发育尚未完成、生理动度偏大，且个体差异较大，在牙齿松动度检查时，应注意与健康的对照牙（同颌同名牙）相比较。

2. 牙髓活力测试　牙髓温度测试可表现为敏感或疼痛。年轻恒牙萌出后，患儿年龄多为 7~8 岁或以上，能较好地配合临床检查。临床上常用的牙髓温度测试法，特别是热牙胶法，对判断年轻恒牙的牙髓状态能取得较为可靠的结果，温度测试敏感或疼痛提示牙髓存在炎症。但牙髓电活力测量仪对年轻恒牙不适用，因为年轻恒牙的根尖孔尚未形成，不能形成根尖部的高电阻回路。

3. X 线片检查　可见冠部低密度影近髓腔，牙根未发育完成，根尖孔开敞，根尖周无病变。X线片检查在年轻恒牙牙髓炎的诊断中有较为重要的作用，可以提供下列信息：①发现潜行性龋和隐匿性龋（图5-2），观察龋坏的深度及龋坏与髓腔的关系，有无修复性牙本质形成，如果龋洞下方有修复性牙本质层出现，说明牙髓存在良好的修复防御能力，牙髓可能处于相对健康的状态；②年轻恒牙牙根发育情况，年轻恒牙的X线片影像在根尖部有边界清晰、局限性的透影区（牙乳头），这是牙根形成过程中的正常影像，应与根尖部的病变进行鉴别；③有无根尖病变；④有无根管钙化或牙根的内外吸收。

（三）鉴别诊断

1. 深龋　无症状，或有冷热疼痛和食物嵌塞痛，无自发痛病史；叩痛（－），无异常松动度，冷热测正常同对照；X线片检查冠部低密度影未及髓腔，无根尖周病变。

2. 可复性牙髓炎　患牙无自发疼痛史，仅有一过性刺激性疼痛；叩痛（－），无异常松动度，冷热测一过性敏感；X线片检查冠部低密度影近髓，牙根未发育完成，无根尖病变；去净腐质后，未探察到露髓孔，安抚治疗后刺激性疼痛症状消失。

3. 龈乳头炎　患处常伴有邻面龋坏、食物嵌塞或不良充填体，龈乳头触痛，出血，患处两邻牙间的食物嵌塞去除后症状可缓解；相邻患牙可有叩痛，无异常松动度，检查牙髓状态为正常或一过性敏感。

4. 萌出性龈炎　常见于下颌第一或第二恒磨牙，𬌗面未完全萌出，龈瓣红肿触痛，可表现为自发痛。

5. 创伤性根周膜炎　有时表现为自发性疼痛，症状较轻时需要与急性牙髓炎鉴别。有咬合痛，能明确指出患牙，无自发性持续性疼痛，牙髓温度测试正常或略敏感，调𬌗后，症状不久即可消失。

二、应急处理

（一）处理原则与方法

年轻恒牙牙根发育未完成，牙髓摘除后牙根无法进一步发育，导致患牙牙根长度较短、根管壁薄弱，远期可能因发生根折导致患牙无法保留。因此，年轻恒牙应尽量保存活髓。年轻恒牙牙髓抗感染能力较强，治疗时需要准确判断牙髓的炎症状态。

1. 牙髓切断术　为首选治疗方案，包括部分牙髓切断术或牙髓切断术，适用于去腐净露髓时，判断牙髓炎症为局限性的病例（出血鲜红、量少易止），操作技术见第六章第五节。

2. 牙髓摘除术　开髓后发现牙髓感染较重，为弥漫性感染（根部牙髓有较多暗红色出血，且不易止血时），摘除牙髓，进行根管冲洗，封氢氧化钙糊剂，操作技术参照恒牙急性牙髓炎。

（二）注意事项

年轻恒牙禁用牙髓失活术，任何类型的失活剂都会损伤根尖牙乳头，使牙根停止发育，化学制剂也会从开放的根尖孔进入牙根周围组织引起化学性烧伤。

（三）术后医嘱及复诊建议

1. 牙髓切断术　术后医嘱及复诊建议参见第六章第五节。

2. 牙髓摘除术　术后医嘱可参照恒牙急性牙髓炎术后医嘱。因年轻恒牙牙根尚未发育完成，建议应急处理后根据具体情况到儿童口腔科行牙髓血管再生术（牙髓血运重建）、根尖封闭术或根尖诱导术，并定期复查。

3. 儿童局麻术后医嘱参照乳牙急性牙髓炎术后医嘱。

（汪晓彤　白　洁）

第四节　年轻恒牙急性根尖周炎

一、临床表现与诊断要点

（一）临床症状

临床症状同成熟恒牙，性质为持续性自发痛、牙齿有浮起感、跳痛，不敢咬合，夜间疼痛明显，患儿一般能明确指出患牙部位。追问病史可能曾有牙髓炎疼痛症状，或有牙外伤史或咬合创伤病史。

（二）临床检查

1. 一般检查

（1）牙髓感染途径：龋源性感染多见，龋洞较深，部分病例可探查到露髓孔，探诊疼痛（年轻恒牙根尖周炎可能有存活牙髓，露髓孔处探诊可能会疼痛）或无感觉；应注意检查潜行性龋和隐匿性龋（图5-2）。此外，也要注意检查折断的畸形中央尖（典型表现为靶环样折断面）（图5-3）、外伤牙（常伴有牙冠变色或硬组织缺损）（图5-4）、牙尖处有磨耗面或有咬合创伤的牙齿。

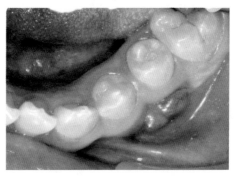

图5-3　左下颌第二前磨牙畸形中央尖折断后导致的根尖周炎

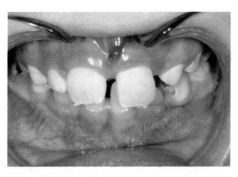

图5-4　左上颌中切牙外伤后导致的根尖周炎

（2）叩诊：叩痛明显，先叩同颌对侧健康牙齿获得基线数据并取得患儿配合，再轻叩患牙获得信息。需要注意把握叩诊力度，不要激惹患儿；叩诊患牙之前先叩相邻牙齿，以比较叩痛程度的差异。

（3）松动度：松动度明显，动度可达Ⅱ～Ⅲ度。由于年轻恒牙牙根发育尚未完成、生理动度偏大，且个体差异较大，在牙齿松动度检查时，应注意与健康的对照牙（同颌同名牙）相比较。

（4）牙龈肿胀：牙龈肿胀或出现窦道是根尖周围组织存在炎症的诊断性指标，根尖周炎的化脓期以患牙根尖区黏膜为中心可有不同程度的红肿，甚至出现窦道。

2. 牙髓温度测试　牙髓温度测试迟钝或无反应。临床上常用的牙髓温度测试法，特别是热测法，对判断年轻恒牙的牙髓状态能取得较为可靠的结果。

3. X线片　根尖片可见冠部低密度影累及髓腔，或折断的畸形中央尖处髓角高耸，牙根未发育完成，根尖孔开敞，急性根尖周炎时根周膜增宽，慢性根尖周炎急性发作时根尖周出现透影区，可能伴有病理性根吸收。窦道存在时应插诊断丝拍摄X线片，诊断丝指向感染来源。

4. 全身情况　偶见伴发面部肿胀，引流区淋巴结肿大、压痛；有时会出现全身症状，如体温升高，白细胞计数增多等。

（三）鉴别诊断

创伤性根周膜炎　与急性根尖周炎相似，都有咬合疼痛，能明确指出患牙部位，但创伤性根周膜炎患牙无自发性持续性疼痛，有外伤或殆创伤史，检查牙髓温度测试反应基本正常或略敏感，经调殆治疗，症状不久即可消失。

二、应急处理

（一）处理原则与方法

年轻恒牙根尖周炎的患牙牙髓处于弥漫性炎症状态，牙髓无法保留，需完全摘除牙髓控制感染，应急处理的治疗原则为尽早建立炎症渗出物的引流通道，辅以镇痛药物，必要时给予抗菌药物，缓解疼痛症状，避免炎症进一步扩散。

1. 根管引流术　应急处理操作技术同恒牙，根管内封药最好选择氢氧化钙糊剂并进行较为严密的冠方封闭，防止根管系统再污染，影响后续治疗。

注意：年轻恒牙根尖周炎可能有存活牙髓，需要常规应用局部麻醉。此外，治疗过程中应注意尽量不超出根尖孔，以免刺激根尖周组织，造成患儿术后的疼痛。

2. 脓肿切开引流术　急性根尖周炎在骨膜下或黏膜下脓肿形成时，单独的髓腔引流术已不能很好地控制炎症扩散，应及时切开脓肿建立引流通道，具体操作参见第三章第二节。

（二）镇痛药物及抗菌药物的应用

对疼痛明显患者可给予镇痛药物，例如布洛芬混悬液（美林™）等。感染局限并可及时引流者，不建议常规使用抗菌药物。感染弥散或全身症状明显（发热、淋巴结肿大、蜂窝织炎等）患者，可以全身应用抗菌药物，应根据药敏史选取阿莫西林、头孢类药物或阿奇霉素等；病情严重时应进一步检查血象，必要时静脉点滴或肌内注射抗菌药物，给予全身营养支持。

（三）术后医嘱及复诊建议

参照恒牙急性根尖周炎术后医嘱及复诊建议。儿童局麻术后医嘱参照乳牙急性牙髓炎术后医嘱。同时必须告知家长，病情加重时应立即复诊，遇严重间隙感染或出现并发症，应及时请口腔外科医师会诊共同处理，必要时收入院密切观察。

因年轻恒牙牙根尚未发育完成，建议应急处理后根据具体情况到儿童口腔科行牙髓血管再生术（牙髓血运重建）、根尖封闭术或根尖诱导术，并定期复查。

（汪晓彤　白　洁）

第五节　萌出性龈炎

萌出性龈炎是指牙齿萌出过程中，龈瓣覆盖部分牙冠，食物残渣、软垢堆积在游离龈周围或龈袋内导致的感染；或因牙齿萌出时有异样感，患儿用牙咬或手抠致牙龈损伤导致的继发感染，或因不适不敢刷牙，菌斑堆积导致的感染。乳牙和年轻恒牙均可发生萌出性龈炎。

一、诊断与鉴别诊断

（一）诊断要点

1. 患者年龄　乳牙萌出性龈炎多发生于 2.5 岁之前的婴幼儿，年轻恒牙萌出性龈炎多发生在替牙期儿童和青少年。

2. 病史特点　患侧磨牙后区胀痛不适，疼痛持续，当进食、吞咽、开口活动时疼痛加重，可伴有刷牙出血或牙龈自发性出血。一般全身症状较轻，幼儿偶有发热、拒食等表现。个别病例病情继续发展，可出现不同程度的张口受限，伴发局部脓肿，甚至面部肿胀。引流区淋巴结肿大、压痛，并伴有全身症状，如体温升高、白细胞计数增多等；炎症进一步扩散会引起间隙感染。

3. 临床特点　患牙牙体无明显龋损，可有不同程度的叩痛，患处牙齿未完全萌出，或异位萌出，冠方覆盖部分牙龈组织，冠周牙龈充血、水肿、扪痛，探诊出血，龈袋内可有溢脓。

（二）鉴别诊断

1. 萌出性囊肿　乳牙萌出前临床上可见覆盖牙齿的黏膜局部肿胀，呈青紫色，内含组织液和血液，称萌出性囊肿。萌出性囊肿可以随萌出而消失，影响萌出时可以切除部分组织使牙冠外露。

2. 疱疹性龈口炎　疱疹性龈口炎的疱疹常发生在牙龈，有时需与萌出性龈炎鉴别。疱疹性龈口炎多见于 6 个月至 2 岁儿童，发病急，儿童全身症状较重，出现唾液增多、流涎、烦躁拒食、发热（有时为高热）、颌下淋巴结肿大并有压痛、咽喉疼痛等症状，全身症状会随着口腔病损的出现而逐渐消退。疱疹可发生于口腔黏膜的任何部位，但以角化黏膜为多，常累及牙龈。疱壁易破溃，故临床上疱疹较少见，多见圆形或椭圆形的糜烂面。

二、应急处理

（一）局部治疗

1. 炎症轻微、无明显自觉症状者，可不做处理，加强口腔卫生宣教，随着牙齿萌出可以自愈。

2. 较严重的冠周炎症，可以用 1 : 5000 高锰酸钾溶液冲洗龈袋，局部涂 1%~2% 碘甘油或碘锌甘油（浓台氏液）。依冲洗部位将冲洗针头弯成合适角度，伸入龈下 2~3 mm 处龈袋内，用轻力（建议用示指推注）缓慢推注冲洗液进行冲洗，如此反复操作直至袋内冲出的液体清亮为止，然后用探针蘸取或用冲洗器吸取碘甘油或碘锌甘油（浓台氏液）上入龈袋内。可建议患者 1~2 日后复诊再次冲洗上药。

注意：在冲洗治疗前应告知患者及家属疾病的大致疗程以及局部治疗可能引起的疼痛，并说明该疼痛数小时内能逐渐自行缓解，以获得患者及家属的认可。

建议餐后必须刷患牙，使用软毛牙刷、轻力刷牙；并使用漱口水含漱［例如 0.12% 氯己定（洗必泰）或其他市售含氯漱口水］，每天 3 次，减少菌斑堆积。

（二）脓肿切开引流术

冠周脓肿形成时应切开引流。一般采用局部浸润麻醉，可在脓肿表面脓肿壁上行局部浸润麻醉或脓肿周缘包围式浸润麻醉。麻醉药物可选 4% 复方阿替卡因注射液或 2% 利多卡因注射液，麻醉时应避免将麻醉药物注射到脓腔内。非常表浅的脓肿也可用 1%~2% 丁卡因进行表面麻醉。

切口尽量位于脓肿中心膨隆最明显处。切口长度应根据脓肿的大小、部位、深度决定，以能达到充分通畅引流为原则，但一般不超过脓肿的边界。脓肿切开有脓液排出后，应用外科刮匙适当分离脓腔并刮除脓腔内松软肉芽组织，以便脓液通畅引流。应用大量生理盐水反复冲洗脓腔，直至冲洗液清亮。脓肿脓腔一般较小，不易置入引流条，即使勉强置入也极易脱出。如脓肿壁较厚，切口易闭合而影响后续渗出液排出，可在脓肿切开时切除部分脓肿黏膜壁。

（三）抗菌药物及镇痛药物的应用

全身症状明显、淋巴结肿大时，可配合口服抗菌药物3~7天，如青霉素类、头孢菌素类或磺胺类抗菌药物，上述药物过敏者可用大环内酯类抗菌药物（如红霉素），一般不需联合应用硝基咪唑类抗厌氧菌药物（如甲硝唑）。疼痛明显者可配合使用镇痛药物。

对并发颌面部蜂窝织炎的患者，应进一步行血液检查。全身反应重、进食困难者，可肌内注射或静脉输入抗菌药物并辅以全身支持治疗。同时告知监护人严密观察病情发展，如病情迅速加重应立即复诊，遇严重间隙感染或出现严重并发症，应及时请口腔颌面外科医师会诊共同处理，必要时收入院密切观察。

（四）年轻恒牙异位萌出的治疗建议

年轻恒牙异位萌出（图5-5）常引起萌出性龈炎，严重的异位萌出会导致乳磨牙早失、间隙丧失、磨牙咬合关系异常等，必须在急性炎症控制后到儿童口腔科进一步治疗。

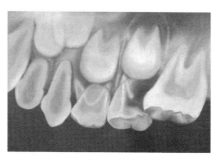

图5-5 上颌第一恒磨牙异位萌出

（白 洁）

第六节　儿童龈乳头炎

儿童龈乳头炎常发生于乳磨牙区域，多因局部刺激因素导致乳磨牙邻间隙的牙龈组织发生炎症。常见局部刺激因素包括：乳磨牙邻面龋坏或邻面无接触导致的食物嵌塞；经治乳磨牙邻面充填体悬突等。

一、诊断与鉴别诊断

（一）诊断要点

1. 病史　患儿主诉不同程度的疼痛，疼痛性质为持续性胀痛，疼痛多可定位，常伴有进食后加重。

2. 一般检查　患处乳磨牙邻面龋洞或有邻面不良充填体；食物嵌塞；牙龈乳头红肿或已形成脓肿，也可伴有牙龈退缩；触痛明显；探诊后牙龈大量出血；患处两邻牙可有松动和叩痛。

3. 进行局部对症处理（例如去除嵌塞食物）后，龈乳头炎症和疼痛症状缓解或消失。

（二）鉴别诊断

1. 乳牙牙髓炎　儿童乳磨牙邻面龋多发，邻面龋导致的食物嵌塞是龈乳头炎发生的最常见因素，邻面深龋也可导致患牙发生牙髓炎症，有时牙髓炎可同时伴发龈乳头炎，临床需加以鉴别。可综合疼痛性质、临床检查、X线片检查和诊断性去腐判断牙髓状态，以进行鉴别诊断。

（1）疼痛症状：牙髓炎典型症状是患侧自发痛、阵发性发作、夜间疼痛明显且频繁，冷热刺激可引发疼痛。患儿通常不能指出患牙的部位。

（2）临床检查：患牙存在可引起牙髓炎症的感染途径，有较明显叩痛，相邻患牙无叩痛或叩痛较轻。X线片检查可见冠部低密度影近髓或充填体高密度影近髓。

（3）诊断性去腐：去腐未净露髓说明牙髓存在炎症。

2. 乳牙根尖周炎　患牙异常动度较大，叩痛（++~+++），牙龈肿胀范围多位于根尖区或根分叉区黏膜，并常伴有龈颊沟变浅或窦道，慢性根尖周炎急性发作者 X 线片可见牙根病理性吸收，根尖周密度减低影像。

二、应急处理

清除嵌塞食物，局部用 0.12% 氯己定（洗必泰）冲洗龈袋，并涂布碘锌甘油（浓台氏液）。对患儿和监护人进行口腔卫生宣教，提倡有效刷牙和使用牙线，存在乳磨牙邻面深龋洞或不良充填体者，嘱症状缓解后尽快到儿童口腔科就诊治疗。

（汪晓彤）

第六章　牙外伤

牙外伤是指在突然的机械外力作用下，牙体硬组织、牙髓或牙周组织发生急性损伤的一种疾病。牙外伤是口腔急诊的常见病，北京大学口腔医院急诊科对2016—2018年的急诊病例数据进行的回顾性分析显示，牙外伤占所有急诊病例的10.8%，其中78.3%为恒牙外伤，21.7%为乳牙外伤；年轻恒牙外伤占恒牙外伤的29.5%。乳牙外伤发生的高峰年龄是3~4岁，恒牙外伤发生的高峰年龄是7~9岁。牙外伤可单独破坏一种组织，也可多种组织同时受累，因此牙外伤涉及的临床诊治与多个学科密切相关，本章参照国际牙外伤协会2020年牙外伤诊疗指南对各种不同类型的牙外伤的诊断和治疗原则进行分类介绍，需要注意同一外伤牙如果出现多种组织同时受损，在临床诊治中应分别对外伤牙的牙体、牙髓和牙周组织损伤进行诊断和治疗。

第一节　牙外伤的分类

牙外伤的分类方法很多，建议采用国际通用的2007年版Andreasen牙外伤分类法，该分类法中文翻译方式较多，本书采用的诊断名词翻译参考前卫生部"十二五"规划教材、全国高等学校教材《儿童口腔医学（第4版）》（口腔医学专业用）（葛立宏主编）。该分类法将牙外伤分为四大类。

一、牙体硬组织和牙髓组织损伤（injuries to the hard dental tissues and pulp）

1. 釉质裂纹（enamel infraction）
2. 釉质折断（简单冠折）（enamel-only fracture）（uncomplicated

crown fracture）

3. 釉质－牙本质折断（简单冠折）（enamel-dentin fracture）
（uncomplicated crown fracture）

4. 冠折露髓（复杂冠折）（enamel-dentin fracture with pulp exposure）（complicated crown fracture）

5. 简单冠根折（uncomplicated crown-root fracture）（crown-root fracture without pulp exposure）

6. 复杂冠根折（complicated crown-root fracture）（crown-root fracture with pulp exposure）

7. 根折（root fracture）

二、牙周组织损伤（injuries to the periodontal tissues）

1. 牙齿震荡（concussion）

2. 亚脱位（subluxation）　又称为半脱位。

3. 部分脱出（extrusive luxation）　又称脱出性脱位、脱出性牙脱位、半脱出。

4. 侧方移位（lateral luxation）　又称侧方脱位。

5. 挫入（intrusive luxation）　又称嵌入型脱位。

6. 全脱出（avulsion）　又称牙齿撕脱性损伤。

三、支持骨创伤（injuries to the supporting bone）

1. 牙槽窝粉碎性骨折（comminution of alveolar socket）

2. 牙槽窝壁折断（fracture of alveolar socket wall）

3. 牙槽突骨折（fracture of alveolar process）

4. 上颌骨或下颌骨骨折（fracture of mandible or maxilla, jaw fracture）

四、牙龈或口腔黏膜损伤（injuries to the gingival or oral mucosa）

1. 牙龈或口腔黏膜擦伤（abrasion of gingival or oral mucosa）

2. 牙龈或口腔黏膜挫伤（contusion of gingival or oral mucosa）

3. 牙龈或口腔黏膜撕裂（laceration of gingival or oral mucosa）

北京大学口腔医院急诊科对 2016—2018 年接诊的牙外伤病例数据进行的回顾性分析显示，恒牙外伤以釉质 – 牙本质折断、牙震荡和亚脱位最多见，乳牙外伤以亚脱位、牙震荡和全脱出最多见（表 6-1）。

表 6-1　恒牙和乳牙各种类型牙外伤的发生率

	恒牙		乳牙	
	数量	比例	数量	比例
釉质裂纹	350	3.0%	13	0.4%
釉质折断	73	0.6%	10	0.3%
釉质 – 牙本质折断	2371	20.3%	195	6.0%
冠折露髓	1412	12.1%	261	8.1%
冠根折	1120	9.6%	227	7.0%
根折	656	5.6%	222	6.9%
牙震荡	1943	16.7%	395	12.2%
亚脱位	1750	15.0%	900	27.9%
部分脱出	449	3.9%	175	5.4%
侧方移位	689	5.9%	313	9.7%
挫入	206	1.8%	189	5.9%
全脱出	637	5.5%	328	10.2%
总计	11 656	100.0%	3228	100.0%

（白　洁）

第二节　牙体硬组织损伤

一、釉质裂纹

釉质裂纹是指牙外伤后牙体釉质内部结构出现裂纹，裂纹局限在牙釉质，止于釉牙本质界，不伴有牙体硬组织的实质性缺损。

（一）临床表现和诊断要点

1. 外伤后釉质出现隐裂纹，不伴有牙体硬组织的缺损。

2. 患者偶尔会有冷热刺激敏感或疼痛。

3. 外伤牙牙冠表面出现水平、垂直或不规则的隐裂纹，用垂直于裂纹的强光透射可见细微裂纹的走向。

4. 单纯釉质裂纹无叩痛，不松动，如果有叩痛或松动，提示可能存在牙周组织创伤或根折。

5. 温度测试正常或敏感。

6. X 线片检查 单纯釉质裂纹 X 线片检查无任何异常。

（二）应急处理

1. 应急处理原则 不明显或无症状的釉质裂纹可不处理，裂纹明显或有冷热刺激症状时可以进行护髓处理。

2. 应急处理方案 明显的釉质裂纹处可酸蚀并用粘接树脂处理，例如磷酸酸蚀并涂布釉质粘接剂封闭裂纹，以减少对牙髓的刺激，防止裂纹染色。

3. 术后医嘱 治疗后 2~4 周避免冷热刺激，患牙可以正常咬物和清洁。若伴有牙周组织创伤或根折，则建议勿用患牙咬物。

4. 复查时间和复诊建议 单纯的釉质裂纹不需要复查，如果患牙伴有其他牙体或牙周组织的创伤需要定期复查（复查时间参考伴发创伤类型）。

二、釉质折断

釉质折断是指牙外伤后牙体硬组织实质性缺损，深度局限在牙釉质层，没有牙本质的暴露，属于简单冠折的一种。

（一）临床表现和诊断要点

1. 外伤后牙体组织缺损，一般无自觉症状，或感觉牙体表面粗糙。

2. 患牙牙齿硬组织折断仅限于冠部釉质，未暴露牙本质。

3. 单纯釉质折断无叩痛，不松动，如果有叩痛或松动，提示可能存在牙周组织创伤或根折。

4. 温度测试正常。

5. X线片检查　冠部釉质缺损，其他无任何异常。注意：如果在软组织开放性伤口中怀疑有牙齿碎片，应加拍X线片（口含片）检查。

（二）应急处理

1. 应急处理原则　消除断缘锐边刺激或修复缺损。

2. 应急处理方案　少量釉质缺损可不处理，如断缘锐边刺激唇舌黏膜，可调磨锋利边缘并抛光；缺损较大、患者对美观要求较高时，根据缺损的大小和位置用复合树脂修复外形；如牙齿断片完整可尝试断冠粘接术，具体操作技术见本章第五节。

3. 术后医嘱　治疗后2~4周避免冷热刺激，患牙可以正常咬物和清洁；用复合树脂修复外形者应避免咬硬物。

4. 复查时间和复诊建议　患牙无临床症状，可在6~8周和1年复查牙髓情况并拍摄X线片。如果患牙伴有其他牙体或牙周组织的创伤需要定期复查（复查时间参考伴发创伤类型）。

缺损较大或对牙齿美学要求较高的成年人，可根据修复需要酌情用树脂贴面或瓷贴面修复外形。

三、釉质–牙本质折断

釉质–牙本质折断是指牙外伤后牙体硬组织实质性缺损，深度达到牙本质层，但牙髓没有暴露，属于简单冠折的一种。

（一）临床表现和诊断要点

1. 外伤后牙体组织缺损，折断部位对冷热或机械刺激敏感。

2. 患牙牙齿硬组织折断，牙本质暴露，有时可见近髓处透红，探诊极敏感，特别是年轻恒牙。

3. 单纯釉质–牙本质折断无叩痛，不松动，如果有叩痛或松动，提示可能存在牙周组织创伤或根折。

4. 温度测试正常或敏感，有时无反应。

5. X线片检查　冠部釉质和牙本质部分缺损，其他无任何异常。注意：如果在软组织开放性伤口中怀疑有牙齿碎片，应注意清创，可加拍X线片（口含片）检查。

（二）应急处理

1. 应急处理原则　尽早封闭暴露的牙本质断面，保护牙髓。

2. 应急处理方案　应急处理方法包括复合树脂断面覆盖、复合树脂直接修复术和断冠粘接术。

复合树脂断面覆盖是此类牙外伤最常用的应急处理方法，建议选用自酸蚀牙本质粘接剂系统，用复合树脂覆盖暴露的牙本质断面，不必恢复牙体外形（图6-1）。如选用玻璃离子水门汀或光固化玻璃离子暂时覆盖，材料均极易脱落，造成牙本质反复暴露和刺激，易引起牙髓炎症，非特殊情况不建议使用。

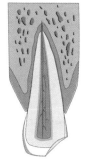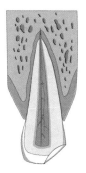

图6-1　釉质 - 牙本质折断的断面覆盖

年轻恒牙釉质 - 牙本质折断的应急处理同样常规采用复合树脂覆盖断面；如涉及后期间隙保持，应急处理时可行复合树脂直接修复术，此技术为门诊常用技术，在此不作讨论；如牙齿断片完整可行断冠粘接术，具体操作技术见本章第五节。

如果牙本质断面距离髓腔不到0.5 mm（断面透红但没有出血），需要用氢氧化钙类制剂间接盖髓，再进行以上操作。

3. 术后医嘱　治疗后2~4周避免冷热刺激，患牙可以正常清洁；用复合树脂断面覆盖、直接修复或断冠粘接者可进软食；用玻璃离子水门汀暂封安抚观察者勿用患牙咬物，需尽快复诊更换材料。

4. 复查时间和复诊建议　术后2~4周，患牙无临床症状，可酌情修复。

缺损较大或对牙齿美学要求较高的成年人，可根据修复需要酌情用树脂贴面或瓷贴面修复外形，或在进行根管治疗后桩核冠修复。

年轻恒牙如不涉及间隙保持，可不修复外形以免因恢复牙体外形的操作增加牙髓刺激。缺损较大后期会发生间隙丧失者需用树脂修复外形以保持间隙。

追踪观察牙髓情况并拍摄X线片（术后6~8周和1年）。

四、冠折露髓

冠折露髓是指牙外伤后牙体硬组织实质性缺损，牙釉质和牙本质折断，伴有牙髓暴露，又称为复杂冠折。

（一）临床表现和诊断要点

1. 外伤后牙体组织缺损，折断部位（特别是露髓处）对冷热酸甜或机械刺激极敏感。

2. 患牙折断面上可见微小或明显露髓孔，注意检查髓角部位，必要时可以使用放大设备，探诊敏感，露髓处有探痛。

3. 单纯冠折露髓无叩痛，不松动，如果有叩痛或松动，提示可能存在牙周组织创伤或根折。

4. 温度测试敏感，有时为正常或无反应（初诊时牙髓活力丧失提示发生牙髓坏死的概率增加）。

5. X线片检查　冠部釉质和牙本质部分缺损，牙根正常，儿童及青少年需关注牙根发育阶段。注意：如果在软组织开放性伤口中怀疑有牙齿碎片，应注意清创，可加拍X线片（口含片）检查。

（二）应急处理

1. 应急处理原则　牙根发育完成的恒牙可进行根管治疗和

桩核冠修复；年轻恒牙应尽量保存活髓，促进牙根发育。

2. 应急处理方案 牙根发育完成的恒牙应急处理方法为根管治疗或牙髓切断术；根尖孔开敞的年轻恒牙应急处理方法为直接盖髓或牙髓切断术。

牙根发育完成的恒牙也推荐选择牙髓切断术，但须告知患者可能会发生牙髓坏死或根管钙化；如患牙伴有牙周组织损伤和移位，或必须进行桩核冠修复，通常只能选择根管治疗，在首诊时进行拔髓和根管封药。

根尖孔开敞的年轻恒牙首诊应做直接盖髓或牙髓切断术（具体操作技术见本章第五节），并用复合树脂覆盖断面；如涉及后期间隙保持，应急处理时可行复合树脂直接修复术，此技术为门诊常用技术，在此不作讨论；如牙齿断片完整可行断冠粘接术，具体操作技术见本章第五节。

3. 术后医嘱 治疗后2~4周避免冷热刺激，患牙可以正常清洁；用复合树脂断面覆盖、直接修复或断冠粘接者可进软食，详细内容参见本章第五节断冠粘接术、直接盖髓术、牙髓切断术。

4. 复查时间和复诊建议 术后6~8周、3个月、6个月和1年复查并拍摄X线片。

五、冠根折

牙齿受到外伤后，牙冠和牙根均有折断，同时损伤牙釉质、牙本质和牙骨质，如果不造成牙髓暴露，称为简单冠根折；如果造成牙髓暴露，称为复杂冠根折。

（一）临床表现和诊断要点

1. 外伤后牙齿折断或者松动，常伴有冷热刺激痛及无法咬合等症状。

2. 外伤患牙牙冠折断，折断部分通常未脱落，与牙龈组织相连，形成异常松动的牙冠。

3. 牙龈缘常渗血。

4. 患牙有叩痛。

5. 牙髓温度测试正常或敏感。

6. 影像学检查　牙周膜宽度正常。如果折断部分不移位，常规根尖片检查很难发现根部折断线，建议拍摄 1 张平行投照根尖片，并加拍殆片及 2 张不同垂直或水平角度偏移投照的根尖片（详见第一章第三节），也可拍摄 CBCT 判断根部折断线的位置，CBCT 可以更好地显示根部折断线的范围及其与牙槽嵴顶的关系，也有助于评估冠根比和确定治疗方案。

（二）应急处理

1. 应急处理原则　制订治疗计划时，要综合考虑患者的年龄、根面断端的龈下深度、剩余牙根长度、牙髓是否暴露、咬合关系、患牙的修复效果等因素，原则上尽可能保留患牙，并恢复其外观和功能。成人患者需要与修复科、牙周科、正畸科医师沟通治疗方案，包括根管治疗和修复、正畸牵引、牙周手术、外科牵引、牙根包埋、意向性再植、拔除、自体移植等。儿童和青少年患者的恒牙（特别是年轻恒牙）冠根折一般无须考虑牙根能否满足修复条件，应尽可能保留剩余牙体组织并保护根方牙髓，使牙根和牙槽骨可以继续发育，还需要注意咬合间隙的保持，为成年后的修复和种植创造条件。垂直方向的冠根折较少见，多列入拔牙适应证。

2. 应急处理方案

（1）简单冠根折　如果不能对牙齿整体的损伤情况给予充分的判断（如无法拍摄 X 线片或会诊等），可将牙齿碎片临时粘接固定在相邻的牙齿或患牙剩余牙体组织上；也可以在局麻下将断片拔除，用三用枪的水雾冲洗根方断面，再用 0.12% 氯己定（洗必泰）清洁断面，吹干后建议选用自酸蚀牙本质粘接剂系统，用复合树脂覆盖暴露断面的龈上部分，不恢复牙体外形（图 6-1）。玻璃离子水门汀和光固化玻璃离子材料均极易脱落，造成牙本质反复暴露和刺激，易导致牙髓感染，非特殊情况不建议作为覆盖材料。应急处理后择期完善检查并制订治疗计划。

（2）复杂冠根折 如果不能对牙齿整体的损伤情况给予充分的判断（如无法拍摄 X 线片或会诊等），可将牙齿碎片临时粘接固定在相邻的牙齿或患牙剩余牙体组织上；也可在首诊时局麻下将断片拔除，进行拔髓和根管封药，择期完善检查并制订治疗计划。年轻恒牙可在局麻下拔除断片后，行牙髓切断术或直接盖髓术（具体操作见本章第五节）。

3. 术后医嘱 用复合树脂覆盖断面者可进软食 1 周，暂封者避免使用患牙；每餐后用软毛牙刷刷牙，0.12% 氯己定溶液 200 ml×1 瓶，适量含漱，每天 3 次，使用 1~2 周；年轻恒牙牙髓切断术和直接盖髓术治疗后 2~4 周避免冷热刺激，患牙可以正常清洁，详细内容参见本章第五节直接盖髓术和牙髓切断术。

4. 复查时间和复诊建议 应急处理后应尽快完善检查和会诊，根据患者的年龄、患牙牙根发育和咬合情况制订详细的治疗计划和项目。年轻恒牙冠根折较少拔除剩余患牙。术后 1 周、6~8 周、3 个月、6 个月、1 年复查，之后每年复查（包括临床检查和 X 线片），复查周期至少为 5 年。

六、根折

根折是指牙外伤后牙根折断，包括根部的牙本质和牙骨质折断，根折平面的牙髓和牙周膜也同时受损。

（一）临床表现和诊断要点

1. 主诉症状为外伤后患牙变长、松动、移位或咬合疼痛。

2. 患牙折断线冠方牙体组织有时可能移位或松动，牙冠可呈粉红色或灰色，可见龈沟渗血。

3. 可能有不同程度的叩痛。

4. 牙髓活力测试 外伤早期可能无反应，提示牙髓神经系统暂时或永久性损伤；如果牙髓有活力提示后期出现牙髓坏死的概率较小。

5. 影像学检查 建议拍摄 1 张平行投照根尖片，并加拍殆片及2张不同垂直或水平角度偏移投照的根尖片（详见第一章第三节），大多数X线片可见水平或斜行根折线，但唇舌向的斜行根折有时不能发现，必要时可以进行CBCT检查，帮助确定根折的位置、范围和方向。

（二）应急处理

1. 应急处理原则　尽可能保存患牙，牙周情况较差预后不佳者可拔除。

2. 应急处理方案

（1）对于可保留患牙的应急处理：①如果折断线冠方牙体组织移位，需要尽快复位，复位前用生理盐水清洁暴露的根面；②检查咬合关系是否恢复正常，最好拍摄X线片核对断端的吻合程度；③弹性固定4周，具体方法见本章第五节；如果根折线位于颈1/3，延长固定至4个月。注意：根颈1/3折断且不伴有明显的移位和松动时，仍有可能会愈合，在急诊就诊时不应急于去除折断线冠方牙体组织。

（2）牙根发育完成的恒牙，如果根折线位于牙槽嵴顶上方且冠方部分非常松动，可拔除冠方断片，其他处理方式同冠根折。

3. 术后医嘱　建议进软食2周；患牙可以正常清洁，每餐后用软毛牙刷刷牙；0.12%氯己定（洗必泰）含漱，每天2次，持续2周。

4. 复查时间和复诊建议　①应在术后4周、6~8周、4个月、6个月、12个月及之后的每年进行复查，复查期限至少5年，复查时常规临床检查并拍摄X线片，建议根折线部位愈合和牙髓状态的观察至少为1年；②根尖1/3和根中1/3折断者，4周复查时拆除固定；根颈1/3折断者，4个月复查时拆除固定；③常规检查牙髓活力，如果发生牙髓坏死，立刻在折断线上（冠）方进行根管治疗，折断线根方的牙髓很少出现坏死。

（徐　涛　侯光敏　李艳秋　白　洁　郭华秋）

第三节　牙周组织损伤

一、牙齿震荡

牙齿震荡指牙齿受到外伤后只发生单纯的牙周膜损伤，牙齿无异常松动和移位。

（一）临床表现和诊断要点

1. 主诉症状为外伤后咬合不适或疼痛。

2. 外伤患牙不松动，无移位，牙龈无异常。

3. 患牙叩诊不适或疼痛。

4. 牙髓活力测试与对照牙相同或略敏感。

5. X 线片检查　建议拍摄平行投照根尖片，患牙在牙槽窝内的位置正常，牙周膜间隙正常。

（二）应急处理

1. 应急处理原则　单纯牙震荡一般无须治疗。

2. 应急处理方案　检查患牙咬合情况，如咬合疼痛明显，可适量调𬌗，使患牙得到休息，注意调磨前必须征得患者或家属同意，应尽量调磨患牙而非对颌牙。

3. 术后医嘱　建议进软食 1 周；患牙可以正常清洁，每餐后用软毛牙刷刷牙；0.12% 氯己定（洗必泰）含漱，每天 2 次，持续 2 周。

4. 复查时间和复诊建议　定期复查（包括临床检查和 X 线片检查），时间为 4 周和 12 个月；监测牙髓状态至少 1 年或更长时间，如出现牙髓炎、牙髓坏死或根尖周炎则对症处理。

二、亚脱位

亚脱位又称为半脱位，指牙齿受到外伤后出现异常松动，但没有移位。

（一）临床表现和诊断要点

1. 主诉症状为外伤后牙齿松动，不敢咬合。

2. 外伤患牙异常松动，但没有移位，常伴牙龈沟渗血。

3. 患牙叩诊不适或疼痛。

4. 牙髓活力测试　可能迟钝或无反应，表明牙髓暂时受损，无反应者提示后期发生牙髓坏死的概率增加。

5. X 线片检查　建议拍摄 1 张平行投照根尖片，并加拍𬌗片及 2 张不同垂直或水平角度偏移投照的根尖片（详见第一章第三节），X 线片显示患牙在牙槽窝内的位置正常，牙周膜间隙一般正常或轻微增宽。

（二）应急处理

1. 应急处理原则　视患牙松动程度选择观察或行弹性固定。

2. 应急处理方案　通常无须处理；若患牙明显松动，或咬合疼痛，可弹性固定 2 周，具体操作见本章第五节。

3. 术后医嘱　建议进软食 2 周；患牙可以正常清洁，每餐后用软毛牙刷刷牙；0.12% 氯己定（洗必泰）含漱，每天 2 次，持续 2 周。

4. 复查时间和复诊建议　定期复查（包括临床检查和 X 线片检查），时间为 2 周、3 个月、6 个月和 12 个月；监测牙髓状态至少 1 年或更长时间，如出现牙髓炎、牙髓坏死或根尖周炎则对症处理。

三、部分脱出

部分脱出又称脱出性脱位、脱出性牙脱位、半脱出，指牙齿受到外伤后，从牙槽窝向牙冠方向部分脱出，明显伸长，但没有完全脱离牙槽窝。

（一）临床表现和诊断要点

1. 主诉症状为外伤导致牙齿松动、伸长，不能咬合，疼痛剧烈。

2. 外伤患牙沿牙长轴方向部分脱出于牙槽窝，牙冠变长，无法正常咬合，常伴牙龈沟出血、牙龈撕裂或牙龈淤血。

3. 患牙叩痛（+~++），松动Ⅱ~Ⅲ度。

4. 牙髓活力测试迟钝或无反应。

5. X线片检查　建议拍摄 1 张平行投照根尖片，并加拍殆片及 2 张不同垂直或水平角度偏移投照的根尖片（详见第一章第三节）。X线片显示患牙移位，牙槽窝根尖部空虚，牙周膜间隙增宽，有时可见牙槽突骨折线，应注意观察外伤牙有无边缘牙槽骨破坏或折断。

（二）应急处理

1. 应急处理原则　尽早复位固定；若患牙牙周条件差而预后不良时可建议拔除。

2. 应急处理方案　尽早行外伤牙复位术，在局麻下将患牙轻柔复位并恢复正常的咬合关系，弹性固定 2 周，如边缘牙槽骨破坏或折断，建议再延长固定 4 周，具体操作见本章第五节。

3. 术后医嘱　建议进软食 2 周；患牙可以正常清洁，每餐后用软毛牙刷刷牙；0.12% 氯己定（洗必泰）含漱，每天 2 次，持续 2 周。注意观察患牙状态，如出现疼痛加重、牙齿颜色改变或牙龈肿痛时随诊检查处理。

4. 复查时间和复诊建议　①2 周后复诊拆除固定，常规临床检查（牙齿颜色，牙髓活力，松动度，叩痛程度，牙龈有无异常），并拍摄 X 线片（观察牙周膜是否愈合，牙根是否有表浅性吸收）；牙根发育完成的恒牙严重脱出常出现牙髓坏死和感染，需尽早进行根管治疗；口腔卫生维护不佳者建议进行牙周治疗；②若部分脱出伴有边缘牙槽骨破坏或折断，建议 6 周后复诊拆除固定；③建议 4 周、8 周、3 个月、6 个月和 12 个月及之后的每年进行复查，复查期限至少为 5 年，常规临床检查并拍摄 X线片（观察牙根和根尖周牙槽骨有无异常），必要时需对症处理；④告知患者出现任何异常情况均需及时复诊。

四、侧方移位

侧方移位又称侧向脱位，指牙齿外伤后，偏离长轴向侧方移位，患牙可向任何方向移位，通常向唇侧或舌腭侧移位，并伴有牙槽窝壁或唇侧皮质骨的折断或压缩性骨折，及咬合关系错乱。

（一）临床表现和诊断要点

1. 主诉症状为外伤导致牙齿移位和疼痛，无法咬合。

2. 外伤牙齿偏离长轴，通常向唇侧或舌腭侧明显移位，部分牙根外露，常有牙龈撕裂和出血，可伴有牙槽窝骨折（注意：双侧牙槽窝壁骨折，应诊断为牙槽突骨折）。

3. 患牙通常不松动，叩诊患牙呈金属高调音。

4. 牙髓活力测试大多数无反应。

5. 影像学检查　建议拍摄1张平行投照根尖片，并加拍𬌗片及2张不同垂直或水平角度偏移投照的根尖片（详见第一章第三节）。X线片可观察到根周膜间隙增宽，有时可见牙槽骨骨折线。必要时也可加拍CBCT明确牙槽窝壁折断情况。

（二）应急处理

1. 应急处理原则　尽早复位固定；若患牙牙周条件差而预后不良时可建议拔除。

2. 应急处理方案　尽早在局部麻醉下行外伤牙复位术，将患牙完全复位并恢复正常的咬合关系，在牙颈部严密缝合撕裂的牙龈，弹性固定4周，如边缘牙槽骨破坏或折断，建议再延长固定4周，具体操作见本章第五节。

3. 术后医嘱　建议进软食2周；患牙可以正常清洁，每餐后用软毛牙刷刷牙；0.12%氯己定（洗必泰）含漱，每天2次，持续2周。如出现疼痛加重、牙齿颜色改变或牙龈肿痛时随诊检查处理。

4. 复查时间和复诊建议　①2周复诊，常规临床检查（牙齿颜色，牙髓活力，松动度，叩痛程度，牙龈有无异常）并评估牙髓状态；牙根未发育完成的恒牙根管治疗应慎重，一旦出现牙髓坏死、感染性牙根外吸收，应尽快开始根管治疗；牙根发育完成的恒牙常出现牙髓坏死和感染，一旦出现，需尽早进行根管治疗；口腔卫生维护不佳者建议进行牙周治疗；②4周后复诊拍摄X线片（观察牙周膜是否愈合，牙根是否有表浅性吸收），酌情拆除固定，若有症状，对症处理；③若侧方移位伴有边缘牙槽骨破坏或折断，建议8周后复诊拆除固定；④建议患者在8周、12周、6个月、12个月及之后的每年进行复查，复查期限至少为5年，复查时常规临床检查并拍摄X线片（观察牙根和根尖周牙槽骨有无异常），必要时需对症处理；⑤告知患者出现任何异常情况均需及时复诊。

五、挫入

挫入又称嵌入型脱位，指牙齿受外伤后，沿牙长轴嵌入牙槽骨，同时造成牙槽骨损伤。

（一）临床表现和诊断要点

1. 主诉症状为外伤后牙齿变短、疼痛。

2. 患牙沿其长轴挫入牙槽窝，临床牙冠变短，甚至全部嵌入骨内，常伴有牙龈出血、淤血及牙槽窝骨折。

3. 患牙被锁结在牙槽骨中，不松动，叩诊呈现金属高调音。

4. 牙髓活力测试大多数无反应。

5. X线片检查　建议拍摄1张平行投照根尖片，并加拍殆片及2张不同垂直或水平角度偏移投照的根尖片（详见第一章第三节）。X线片显示患牙的釉牙骨质界的位置较相邻未受伤的同名牙向根方移位，牙根与牙槽骨的正常牙周间隙及硬骨板的影像部分或全部消失（根尖区更为明显）。

（二）鉴别诊断

在混合牙列中，牙齿挫入应与正在萌出的年轻恒牙鉴别，鉴别要点为：

1. 询问病史并与患者或儿童的监护人核对外伤牙的位置。

2. 叩诊检查　挫入的牙是高调金属音，正在萌出的牙呈低沉音调。

3. X 线片检查　挫入牙的牙根与牙槽骨的正常牙周间隙及硬骨板的影像部分有可能全部消失，与邻近未受伤的同名牙比较，挫入牙的釉牙骨质界的位置向根方偏移。

（三）应急处理

1. 应急处理原则　应根据患者的年龄、牙根的发育期及嵌入深度来选择治疗方案。

2. 应急处理方案　参考表 6-2 选择治疗方案。

表 6-2　恒牙挫入的治疗方案

挫入深度		复位方法		
		自然萌出	正畸牵引	外伤牙复位术
牙根未发育完成		首选	4 周没有自行萌出迹象，开始正畸牵引	
根尖孔闭合	≤3 mm	首选	8 周未自行萌出，可在粘连前开始正畸牵引	8 周未自行萌出，外科复位并固定 4 周
	3~7 mm	可选		首选复位并固定 4 周
	>7 mm			首选复位并固定 4 周

选择外伤牙复位术者，尽早在局部麻醉下将患牙完全复位并恢复正常的咬合关系，在牙颈部严密缝合撕裂的牙龈，弹性固定 4 周，观察 8 周后延期复位的患者，弹性固定 4 周，具体操作见本章第五节。

3. 术后医嘱　建议进软食 2 周；患牙可以正常清洁，每餐后用软毛牙刷刷牙；0.12% 氯己定（洗必泰）含漱，每天 2 次，持续 2 周。

4. 复查时间和复诊建议：① 2 周后复诊，常规临床检查并拍摄 X 线片（观察牙周膜是否愈合，牙根是否吸收），评估牙髓状态，若有症状，对症处理；牙根未发育完成的恒牙根管治疗应慎重；牙根发育完成的牙齿，没有牙髓血管再生的可能性，建议尽早开始根管治疗，推荐先采用氢氧化钙根管内封药，1个月后完成根管充填；②建议4周、8周、12周、6个月、12个月及之后的每年进行复查，复查期限至少为5年，复查时常规临床检查并拍摄X线片（观察牙根和根尖周牙槽骨有无异常）；③告知患者出现任何异常情况均需及时复诊。

六、全脱出

全脱出又称牙齿撕脱性损伤，指牙齿外伤后完全脱出牙槽窝。

（一）临床表现和诊断要点

1. 主诉症状为外伤后牙齿完全脱出，牙根完整。少数患者在就诊前将脱出牙复位于牙槽窝中。

2. 外伤患牙完全脱离牙槽窝，牙槽窝内血凝块充盈，常伴牙龈撕裂或牙龈出血。

3. 脱出牙常以不同形式保存，干燥保存者居多。

4. X线片检查　牙槽窝内空虚，未见残根。

（二）应急处理

1. 应急处理原则　依据就诊时的综合情况，尽可能再植保存患牙。但以下情况不建议再植：①牙齿离体时间过长（超过24小时），牙槽窝血凝块已经机化并有肉芽组织形成；②患牙牙槽窝大面积的牙槽骨或软组织丧失；③全脱出牙齿大面积龋坏或牙周组织破坏严重；④患者年龄过大；⑤患有感染性心内膜炎或接受免疫治疗，全身情况无法耐受治疗者；⑥患者有严重认知障碍不能配合治疗。

2. 应急处理方案

（1）牙齿全脱出患者应优先就诊，争取在第一时间尽可能进行再植和固定。应根据脱位牙离体时间、保存情况、牙根的发育程度、患者牙周组织和全身状况等选择治疗方案，具体见本章第五节全脱出牙再植术及常用外伤牙弹性固定技术。

（2）若牙齿无法进行再植和固定，则需清理牙槽窝碎骨片、炎症肉芽组织，缝合撕裂牙龈，压迫止血。

七、牙槽突骨折

牙槽突骨折指牙槽突折断，多发生于上、下颌骨前牙区，常累及牙槽窝，可能会累及相邻颌骨，与牙外伤合并发生。牙槽突骨折若处理不当或不及时，可以造成骨折错位愈合、秴关系紊乱及牙槽突缺损畸形。

（一）临床表现和诊断要点

1. 外伤史　有明确的颌骨及颌周损伤史，主要由外力打击或撞击所致。

2. 临床检查

（1）牙龈撕裂出血或唇侧前庭沟或舌侧口底黏膜下出现血肿、瘀斑。

（2）骨折片连同受累牙齿一起发生松动或移位，即同一骨折段上几颗牙联动。

（3）存在咬合干扰和疼痛。

（4）牙齿松动、移位、脱落，叩诊疼痛，牙髓活力测试常无反应。

3. 影像学检查　建议拍摄1张平行投照根尖片，并加拍秴片及2张不同垂直或水平角度偏移投照的根尖片（详见第一章第三节）；必要时可加拍曲面断层片和CBCT，有助于确定牙槽突骨折的位置、范围和断裂方向。影像学检查可见骨折线，骨折块移位，牙部分脱出、缺失或根折。

注意：曲面断层片因颈椎重叠影像的遮挡，有时会干扰诊断，最好加拍体腔片，可放大显示牙槽突局部骨折；CBCT也能很好地显示牙槽突骨折的细节。

（二）鉴别诊断

1. 与牙齿侧方移位鉴别　牙齿侧方移位患牙相对于牙槽窝发生了移位，根周膜不均匀增宽或缩窄；而牙槽突骨折，受累患牙相对于骨折片常无移位。注意：牙齿侧方移位伴双侧牙槽窝壁骨折，应诊断为牙槽突骨折。

2. 与根折鉴别　牙槽骨骨折线与牙根重叠时易被误诊为根折，需仔细阅读 X 线片，结合牙根表面和根管的连续性进行判断；也可通过 CBCT 检查进行鉴别。

（三）应急处理

1. 应急处理原则　骨块有移位应早期复位、固定并制动。

2. 应急处理方案　①骨块无移位或损伤范围较小，且牙槽骨断端两侧有较稳定的牙齿固位时，常用牙外伤弹性固定术，操作技术见本章第五节；②当损伤范围较大，骨折块有移位时，可用牙弓夹板固定术，操作技术见本章第五节；③后牙区牙槽突骨折块移位时，因一端缺乏可稳定固位的牙齿，可选用坚固内固定术或牙弓夹板颌间固位术；④后牙区牙槽突骨折若骨块无移位可使用全牙列𬌗垫固位（见本章第五节），可让患者更安心，也可不固定，但需让患者严格控制进食方式，进食流食、半流食。注意：应急处理时切忌开始根管治疗。

3. 应急处理操作　在局麻下，手法复位骨折块和移位的牙齿。遇有骨折块嵌顿时，可在骨折线对应的牙龈和黏膜上做纵向切口，暴露骨折线，撬动骨折块，解除嵌顿复位。如遇碎裂的骨折块，根据其血液供应情况决定去留。复位后与患者确定牙齿位置及咬合关系，通常需固定 4 周，固定方法应根据伤情选择，具体操作见本章第五节"牙弓夹板固定术"。

4. 术后医嘱　建议进软食 2 周；患牙可以正常清洁，每餐后用软毛牙刷刷牙；0.12% 氯己定（洗必泰）含漱，每天 2 次，持续 2 周；根据损伤情况酌情使用抗菌药物。

5. 复查时间和复诊建议　①4 周复诊，常规临床检查并拍摄 X 线片，酌情拆除固定，如出现牙髓炎、牙髓坏死或根尖周炎需进行根管治疗，口腔卫生维护不佳者建议进行牙周治疗；②建议患者在 6~8 周、4 个月、6 个月、12 个月及之后的每年进行复查，复查期限至少为 5 年，复查时常规临床检查并拍摄 X

线片（密切关注骨折线累及的外伤牙，观察其牙根和根尖周牙槽骨有无异常），必要时需对症处理。

（郭华秋　白　洁　徐　涛　侯光敏　刘宝钟　李艳秋）

第四节　乳牙外伤

　　乳牙外伤的分类与恒牙外伤相同，详见本章第一节。因乳牙外伤患者存在特殊性，其检查、处理原则及术后医嘱与恒牙存在明显差异。

　　接诊乳牙外伤时，患儿因年龄过小、感知和表达能力欠缺或情绪紧张，一般难以配合病史询问及临床检查，临床接诊时应注意与外伤当时在场的监护人及来诊时陪同的法定监护人进行沟通。此外，儿童发生牙外伤时，有可能是患儿首次进行口腔检查，应该注意患儿的行为管理和情绪疏导，同时也应注意减轻患儿家长的焦虑情绪。

　　在进行临床检查时，接诊医师应注意患儿是否伴随有头颈部及口内软组织或骨组织外伤，颏部外伤可能提示髁突损伤，需要密切观察随诊，以免影响下颌骨发育。考虑对患儿进行放射检查时，应遵循尽可能低的原则（As Low As Reasonably Achievable，ALARA），以尽量减小放射剂量。

　　乳牙外伤处理相对简单，选择治疗方案时更加偏重于保守，但乳牙根端有继承恒牙胚正在发育，各类乳牙外伤都有可能出现并发症，外伤本身或处理不当均可造成恒牙胚的损害，轻者导致继承恒牙的釉质发育不全，严重时可使恒牙发育畸形、萌出异常，甚至停止发育。牙齿松动、部分脱出和全脱出可能会对恒牙有轻度影响；牙齿挫入、侧向移位、牙槽突骨折通常会对恒牙有较大影响。应尽量选择不对恒牙产生进一步损伤的治疗方案。此外，在选择治疗方案时，也需要考虑患儿的年龄以及对治疗过程的承受能力，侵入性的复杂治疗操作有可能会导致患儿长期的牙科焦虑症，因此，术前应注意与监护人进行讨论沟通，共同决策。除了单纯釉质裂纹及釉质折断外，其他类型的乳牙外伤均需要定期复查，关注继承恒牙胚发育情况，直至恒牙正常萌出建殆。

发生乳牙外伤后，应对患儿的监护人进行宣教，需要注意外伤后进食时不要进一步损伤外伤牙，但建议尽快恢复正常的咬合功能。发生各类型的乳牙外伤，常规建议监护人每天 2 次利用软毛刷或棉球蘸取 0.1%~0.2% 氯己定（洗必泰）（不含酒精）清洁局部受累区域，持续 1 周，这样有利于牙龈愈合和预防菌斑堆积。因患儿年龄较小，往往不能自行发现或表述清楚症状，术后医嘱还应提示监护人在患儿发生外伤后一段时间内都要关注患儿是否出现症状，发现异常时应尽快就诊。

本节就乳牙外伤的检查诊断要点、应急处理方案和方法进行阐述，重点介绍乳恒牙外伤的区别。

一、牙体硬组织损伤

（一）釉质裂纹

1. 应急处理原则 乳牙的釉质裂纹无须治疗。

2. 术后医嘱及复诊建议 单纯的釉质裂纹不需要复查，如果患牙伴有其他牙体或牙周组织的创伤需要定期复查。告知监护人，患儿每餐后需用软毛牙刷刷牙；建议使用蘸有 0.1%~0.2% 氯己定（洗必泰）的棉球擦拭受伤区域，每天 2 次，持续 1 周。提示监护人在患儿发生外伤后一段时间内都要关注患儿是否出现症状，发现异常时应尽快就诊。

（二）釉质折断

1. 应急处理原则 调磨锐利边缘或观察。

2. 应急处理方案 仅需调磨锐利边缘或观察，伴有唇颊部挫裂伤时应检查是否有牙齿碎片进入伤口。

3. 术后医嘱及复诊建议 通常无症状不需要复查。告知监护人，患儿每餐后用软毛牙刷刷牙；建议使用蘸有 0.1%~0.2%

氯己定（洗必泰）的棉球擦拭受伤区域，每天 2 次，持续 1 周。提示监护人在患儿发生外伤后一段时间内都要关注患儿是否出现症状，发现异常时应尽快就诊。

（三）釉质 – 牙本质折断（简单冠折）

1. 应急处理原则　尽早封闭暴露的牙本质断面，保护牙髓。

2. 应急处理方案　玻璃离子或复合树脂覆盖断面，严密封闭暴露的牙本质断面，预防微渗漏发生。建议选用自酸蚀牙本质粘接剂系统，用流动树脂覆盖断面；缺损较大时，选择膏体复合树脂，尽量修复外形。伴有唇颊部挫裂伤时应检查是否有牙齿碎片进入伤口。

3. 术后医嘱及复诊建议

（1）术后医嘱：告知监护人，患儿每餐后用软毛牙刷刷牙；建议使用蘸有 0.1%~0.2% 氯己定（洗必泰）的棉球擦拭受伤区域，每天 2 次，持续 1 周。提示监护人在患儿发生外伤后一段时间内都要关注患儿是否出现症状，发现异常时应尽快就诊。

（2）术后 6~8 周复查。

（四）冠折露髓（复杂冠折）

1. 临床表现和诊断要点　硬组织缺损波及釉质及牙本质，伴牙髓暴露。需拍摄 X 线片观察牙根发育状态。

2. 应急处理原则　治疗方案的选择受患儿年龄、配合度、牙根发育阶段、原有牙体硬组织疾病以及患牙合并牙外伤类型的影响。冠折露髓不伴有其他严重牙周组织损伤和深大龋洞，且患儿能够配合治疗的情况下，首选部分牙髓切断术；其他情况可考虑根管治疗。此类治疗均比较复杂，需要考虑患儿的年龄和对治疗过程的承受能力，以及可能由此产生的牙科焦虑症，建议由比较有经验的儿科团队进行治疗。如果患儿有条件尽快到儿童口腔科就诊，急诊可暂不处理。

3. 应急处理方案　牙髓切断术操作技术同恒牙，见本章第五节。根管治疗患牙在首诊时进行拔髓和根管封药。

4. 术后医嘱及复诊建议

（1）术后医嘱：牙髓切断术医嘱参见本章第五节；根管治疗患牙术后医嘱参见第五章第一节牙髓摘除术。告知监护人，患儿每餐后用软毛牙刷刷牙；建议使用蘸有 0.1%~0.2% 氯己定（洗必泰）的棉球擦拭受伤区域，每天 2 次，持续 1 周。提示监护人在患儿发生外伤后一段时间内都要关注患儿是否出现症状，发现异常时应尽快就诊。

（2）复诊建议：除参照不同诊疗方案的要求进行复诊、完成后续治疗外，建议术后 1 周复查，术后 6~8 周和 1 年复查并拍摄 X 线片（观察牙根、根尖周组织和继承恒牙胚发育有无异常）。

（五）冠根折

1. 临床表现和诊断要点　　牙髓未暴露为简单冠根折，牙髓暴露为复杂冠根折。乳牙冠根折可能存在牙齿断片松动，但是仍有附着；可能伴不同程度的牙齿断片移位；也可表现为冠根纵裂。需要拍摄 X 线片以确定冠根折类型、折断片数量、折断深度以及牙根发育程度等。

2. 应急处理原则　　剩余牙体组织可以支撑修复材料者，拔除断片，保留牙根，根据露髓状况、折断位置和牙根发育程度选择治疗方案，并完成后续治疗，在不影响恒牙胚发育的情况下，尽可能恢复牙齿的美观和功能。患牙缺损过大、剩余牙体组织无法支撑修复材料者，应拔除患牙。此类治疗比较复杂，建议由比较有经验的儿科团队实施。如果患儿有条件尽快于儿童口腔科就诊，急诊可暂不处理。

3. 应急处理方案

（1）简单冠根折：如果牙根折断部分很小，而且冠方剩余部分能够进行冠部树脂修复，可以在局麻下拔除残片，选用自酸蚀牙本质粘接剂系统，用流动树脂或用膏体复合树脂覆盖龈上暴露的牙本质断面。龈下断面较深，牙龈出血严重时，也可拔除残片，嘱患者择期去儿童口腔科就诊继续治疗。

（2）复杂冠根折：如果牙根折断部分很小，而且冠方剩余部分足够支撑修复材料，可以在局麻下拔除残片，剩余牙根进行部分牙髓切断术后用复合树脂充填或覆盖龈上断面，具体操作参见本章第五节；也可在首诊时进行拔髓和根管封药。

（3）剩余牙体组织缺损过大无法支撑修复材料者，或患儿难以配合时可拔除患牙。

4. 术后医嘱及复诊建议

（1）术后医嘱：部分牙髓切断术术后医嘱参见本章第五节；根管治疗患牙术后医嘱参见第五章第一节牙髓摘除术。告知监护人，患儿每餐后用软毛牙刷刷牙；建议使用蘸有0.1%~0.2%氯己定（洗必泰）的棉球擦拭受伤区域，每天2次，持续1周。提示监护人在患儿发生外伤后一段时间内都要关注患儿是否出现症状，发现异常时应尽快就诊。

（2）复诊建议：除参照不同诊疗方案的要求进行复诊、完成后续治疗外，建议：①保留剩余牙根者，术后1周、6~8周和1年复查，牙髓切断术或根管治疗术后1年时进行X线片检查，或出现临床症状时需要随诊进行X线片检查；②拔牙者，建议由儿科专业医师定期复查。

（六）根折

1. 临床表现和诊断要点　牙冠可能伸长、松动、移位，可能存在咬合干扰和龈沟渗血。X线片可见根折线，通常在根中或根尖1/3。

2. 应急处理原则　冠方断片无移位、少量移位但松动度不大、仅存在轻度咬合干扰者都不需要治疗；冠方断片移位明显、咬合干扰严重者可复位固定，也可拔除冠方断片。

3. 应急处理方案

（1）如果冠方断片无移位，无须处理。

（2）如果冠方断片移位，但松动度不大，即使存在少量咬合干扰，也可不处理，待冠方断片自行复位。

（3）如果冠方断片移位，存在明显松动和咬合干扰，可以考虑复位固定；或局麻下拔除冠方断片，根方断片可以保留待其自行吸收。

4. 术后医嘱及复诊建议

（1）术后医嘱：①进软食 1~2 周；②每餐后用软毛牙刷刷牙；③建议使用蘸有 0.1%~0.2% 氯己定（洗必泰）的棉球擦拭受伤区域，每天 2 次，持续 1 周；④告知监护人在患儿发生外伤后一段时间内都要关注患儿是否出现症状，发现异常时应尽快就诊。

（2）复诊建议：①保留患牙观察者，术后 1 周、6~8 周和 1 年复查，之后每年复查，直至继承恒牙萌出；②复位固定者，术后 1 周复查、4 周复诊拆固定，6~8 周及 1 年复查，之后每年复查，直至继承恒牙萌出；③拔牙者，每年定期复查并拍摄 X 线片，直至继承恒牙萌出。建议由儿科专业医师定期复查。

二、牙周组织损伤

（一）牙齿震荡

1. 应急处理原则　单纯牙震荡无须治疗。

2. 术后医嘱及复诊建议

（1）术后医嘱：①进软食 1~2 周；②每餐后用软毛牙刷刷牙；③建议使用蘸有 0.1%~0.2% 氯己定（洗必泰）的棉球擦拭受伤区域，每天 2 次，持续 1 周；④告知监护人在患儿发生外伤后一段时间内都要关注患儿是否出现症状，发现异常时应尽快就诊。

（2）复诊建议：建议术后 1 周复查，术后 6~8 周常规临床检查，必要时拍摄 X 线片。建议由儿科专业医师定期复查。

（二）亚脱位

1. 临床表现和诊断要点　牙齿有叩痛，动度增加，但是没有移位，可能存在龈沟渗血。X 线片通常无异常表现，或牙周膜间隙稍增宽。X 线片可作为未来出现并发症时的基线参照。

2. 应急处理原则　单纯亚脱位无须治疗。

3. 术后医嘱及复诊建议

（1）术后医嘱：①进软食1~2周；②每餐后用软毛牙刷刷牙；③建议使用蘸有0.1%~0.2%氯己定（洗必泰）的棉球擦拭受伤区域，每天2次，持续1周；④告知监护人在患儿发生外伤后一段时间内都要关注患儿是否出现症状，发现异常时应尽快就诊。

（2）复诊建议：建议术后1周复查，术后6~8周常规临床检查，出现临床症状时拍摄X线片。如出现牙髓炎或根尖周炎则对症处理。预后较差者每年复查，直至恒牙萌出。建议由儿科专业医师定期复查。

（三）部分脱出

1. 临床表现和诊断要点　牙齿部分脱出牙槽窝，牙齿伸长、松动明显。X线片可见根尖区根周膜间隙增宽，恒牙胚骨硬板连续完整。

2. 应急处理原则　治疗方案取决于牙齿移位程度、松动度、是否有咬合干扰、牙根发育情况和患儿的配合程度。

3. 应急处理方案

（1）牙根发育未完成的患牙轻度脱位（≤3 mm）且不存在咬合干扰时，不进行处理，等待牙齿自行排齐；存在咬合干扰时可轻柔复位，通常无须固定，但需要缝合撕裂的牙龈。

（2）发生严重脱位（>3 mm）时，患牙明显松动或接近替换期，可以选择拔除患牙。

4. 术后医嘱及复诊建议

（1）术后医嘱：①进软食1~2周；②每餐后用软毛牙刷刷牙；③建议使用蘸有0.1%~0.2%氯己定（洗必泰）的棉球擦拭受伤区域，每天2次，持续1周；④告知监护人在患儿发生外伤后一段时间内都要关注患儿是否出现症状，发现异常时应尽快就诊。

（2）复诊建议：1周、6~8周和1年复诊，出现临床症状时拍摄X线片。如出现牙髓炎或根尖周炎则对症处理。预后较差者每年复查，直至恒牙萌出。建议由儿科专业医师定期复查。

（四）侧方移位

1. 临床表现和诊断要点

（1）主诉症状为外伤导致牙齿移位和疼痛，上前牙腭侧、下前牙唇侧移位时可能无法咬合。

（2）外伤牙齿偏离长轴，向唇侧或舌腭侧明显移位，部分牙根外露，常有牙龈撕裂和出血，可伴有牙槽窝骨折。如乳牙牙冠向舌腭侧移位，其根尖会向唇侧移位，甚至穿通唇侧骨板，前庭沟能够观察到根尖区肿胀膨出或黏膜下可扪及移位的唇侧骨板和根尖形态；反之，如乳牙牙冠向唇侧移位，则不能观察到根尖区膨隆。

（3）患牙通常不松动，叩诊患牙呈金属高调音。

（4）X线片检查：乳牙根尖区或根侧方区域牙槽窝空虚，一侧牙周膜间隙增宽，受挤压侧牙周膜间隙缩窄。需要观察外伤乳牙与其继承恒牙的位置关系；根尖朝向唇侧移位，患牙影像较同颌同名牙变短，牙根通常会远离恒牙胚，恒牙硬骨板完整；当根尖朝向舌腭侧移位时，患牙影像较同颌同名牙变长，牙根通常会移位至恒牙胚方向，恒牙胚受累时硬骨板有破坏（图6-2）。

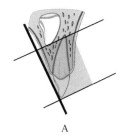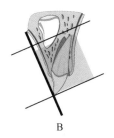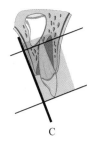

A   B   C

图6-2 乳牙侧方移位X线片投照示意图

A. 正常X线片投照；B. 牙冠向舌腭侧移位，根尖朝向唇侧，投照时患牙变短；C. 牙冠向唇侧移位，根尖朝向腭侧，投照时患牙变长。

2. 应急处理原则　无咬合干扰或仅有轻度干扰时，应观察，待其自行复位；严重咬合干扰时拔除或复位固定。

3. 应急处理方案

（1）不存在或仅有轻度咬合干扰，应观察，待其自行复位，必要时可少量调𬌗。一般自行复位出现在外伤后6个月内。

（2）移位严重、有明显咬合干扰时，①患牙明显松动、存在误吞误吸风险时，拔除患牙；②局麻下轻柔复位患牙，若复位后患牙不能稳定保持在正常位置，则需弹性固定4周，具体方法见本章第五节。

4. 术后医嘱及复诊建议

（1）术后医嘱：①进软食1~2周；②每餐后用软毛牙刷刷牙；③建议使用蘸有0.1%~0.2%氯己定（洗必泰）的棉球擦拭受伤区域，每天2次，持续1周；④告知监护人在患儿发生外伤后一段时间内都要关注患儿是否出现症状，发现异常时应尽快就诊。

（2）复诊建议：①通常1周、6~8周、6个月及1年复查，常规临床检查；②应急处理进行固定者，1周、4周、8周、6个月及1年复查，4周后拆除固定；③出现临床症状时拍摄X线片，如出现牙髓炎或根尖周炎则对症处理；④预后较差者每年复查直至继承恒牙萌出；⑤建议由儿科专业医师定期复查。

（五）挫入

1. 临床表现和诊断要点　牙冠变短，常伴有牙槽窝粉碎性骨折。如根尖向唇侧移位，甚至穿通唇侧骨板，前庭沟能够观察到根尖区肿胀膨出或黏膜下可扪及移位的唇侧骨板和根尖形态。X线片可见根周膜间隙变窄或部分消失，注意观察外伤乳牙与其继承恒牙的位置关系，与侧方移位X线片表现类似，根尖朝向唇侧，患牙较同颌同名牙变短；当根尖朝向舌腭侧恒牙牙胚移位时，牙齿较同颌同名牙变长，恒牙胚受累时硬骨板有破坏（图6-3）。

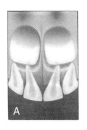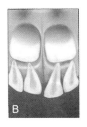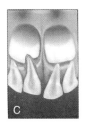

图6-3　乳牙挫入X线片示意图

A. 正常X线片；B. 右上乳中切牙外伤时根尖朝向唇侧，牙根影像短于同颌同名牙，根尖远离恒牙胚，恒牙硬骨板完整；C. 右上乳中切牙外伤时根尖朝向腭侧，牙根影像较同颌同名牙变长，恒牙胚受累，硬骨板有破坏。

2. 应急处理原则　观察，待患牙自行萌出。

3. 应急处理方案

无须考虑移位方向，都应观察，待患牙自行萌出，通常自行萌出发生于挫入后6个月内，某些情况下可能持续1年。建议由儿科专业医师进行复查。

4. 术后医嘱及复诊建议

（1）术后医嘱：①进软食1~2周；②每餐后用软毛牙刷刷牙；③建议使用蘸有0.1%~0.2%氯己定（洗必泰）的棉球擦拭受伤区域，每天2次，持续1周；④告知监护人在患儿发生外伤后一段时间内都要关注患儿是否出现症状，发现异常时应尽快就诊。

（2）复诊建议：①1周、6~8周、6个月、1年复查，严重挫入者每年复查，直至继承恒牙萌出；②出现临床症状时进行影像学检查；③建议由儿科专业医师定期复查。

（六）全脱出

1. 临床表现和诊断要点　临床冠不可见，牙槽窝内空虚或可见血凝块，一般不伴有牙槽骨损伤。如果外伤现场未找到脱出牙，需要核实牙齿是否脱落，应拍摄X线片，牙槽窝空虚可确诊为全脱出，完全挫入时口内检查也无法看到临床牙冠，但X

线片可以看见挫入患牙影像；还需要排除脱出牙齿是否包埋在破损的软组织中，如唇、颊、舌，排除进入鼻腔或发生误吞误吸的可能性，如果没有找到脱出牙齿，患者伴有呼吸系统症状时，需要去儿科急诊进一步检查。

2. 应急处理原则　观察，乳牙不再植。

3. 术后医嘱及复诊建议　建议使用蘸有 0.1%~0.2% 氯己定（洗必泰）的棉球擦拭受伤区域，每天 2 次，持续 1 周。告知监护人在患儿发生外伤后一段时间内都要关注患儿是否出现症状，发现异常时应尽快就诊。6~8 周复查，患儿 6 岁时可进一步复诊检查恒牙萌出情况。

（七）牙槽突骨折

1. 临床表现和诊断要点　骨折片连同受累牙齿一起发生松动或移位，即同一骨折段上几颗牙联动；牙龈撕裂出血或唇侧前庭沟或舌侧口底黏膜下出现瘀斑或血肿。存在咬合干扰和疼痛。X 线片常可在乳牙根尖及其继承恒牙附近观察到水平折断线。

2. 应急处理原则　骨折片存在明显移位和咬合干扰时，需局麻下复位和固定，密切观察骨折线累及的牙齿，尽可能减少对恒牙胚的影响。

3. 应急处理方案　牙槽骨断端两侧有较稳定的牙齿固位时，常用牙外伤弹性固定术，固定 4 周，具体操作见本章第五节。

4. 术后医嘱及复诊建议

（1）术后医嘱：①进软食 1~2 周；②每餐后用软毛牙刷刷牙；③建议使用蘸有 0.1%~0.2% 氯己定（洗必泰）的棉球擦拭受伤区域，每天 2 次，持续 1 周；④告知监护人在患儿发生外伤后一段时间内都要关注患儿是否出现症状，发现异常时应尽快就诊，如骨折线累及的牙齿出现牙龈肿胀、牙冠变色，患牙松动度增加或出现牙龈窦道，继承恒牙胚的发育可能会有一定影响。

（2）复诊建议：①1 周后复查，常规临床检查（固定是否松动，口腔卫生情况，是否出现牙髓坏死、牙龈肿胀等）；②4 周后复诊临床检查，拍摄 X 线片，拆除固定；③建议 8 周、12 个月及之后每年复查，直至恒牙萌出，12个月复查时需拍摄X线片，评估乳牙牙根、根尖周组织和继承恒牙胚发育有无异常。

（汪晓彤　白　洁）

第五节　牙外伤的常用治疗技术

一、断冠粘接术

（一）适应证

断冠粘接是一种过渡性的治疗方法，主要适用于年轻恒前牙外伤冠折，在患牙牙根发育完成、咬合关系稳定后应进行永久修复。断冠粘接需同时满足以下条件：①冠中1/3处的冠折及冠中1/3处斜向牙龈下2 mm以内的冠根折；②折断牙冠仅有一个断面，且断冠较为完整，断冠和断面能够较好对位。

注意：断冠粘接前需完成牙髓的治疗（间接盖髓、直接盖髓、活髓切断、根管治疗）；可进行永久修复的成熟恒牙冠折或冠根折通常不采用断冠粘接术。

（二）操作步骤及注意事项

1. 检查牙冠折断部位和深度。

2. 检查断冠的完整性及对位情况，注意断冠复位后是否存在咬合干扰。

3. 患牙进行相应的牙髓治疗，例如间接盖髓、直接盖髓、活髓切断或根管治疗。术中尽量避免破坏牙齿断面，并尽量避免材料（如垫底或隔离材料、粘接剂等）接触断面，否则容易导致断冠无法完全对位。

4. 断冠预备　若断冠未累及髓腔，可直接进行断冠粘接。若断冠累及髓腔，建议去除断冠内的残留牙髓，断冠的舌侧按正常前牙开髓洞型来预备髓腔固位形和舌侧排溢道。注意：制备过程中需保证断面和断冠的完整性，防止断冠折裂或断面破坏。

5. 外伤牙的牙体预备　在保证髓腔内垫底或隔离材料厚度的前提下，尽可能利用髓腔空间进行树脂充填，通常会按开髓洞型制备髓腔固位型。

6. 排龈　冠根折患牙通过排龈充分暴露龈下断缘。

7. 断冠粘接　建议采用全酸蚀粘接系统粘接，断冠和外伤牙剩余牙冠接触面用磷酸酸蚀 30 秒，冲洗吹干，涂布粘接剂，吹薄后静置 10~15 秒，断冠完全对位，光固化。重新酸蚀髓腔及舌侧排溢沟，冲洗吹干，涂布粘接剂并光照，之后用光固化流动树脂分层充填髓腔和舌侧排溢道，并光固化。

8. 预备唇侧洞斜面　为了增加粘接面积，提高粘接强度，同时可以用树脂遮盖折断线，提高美学效果，在折断线唇侧上下均需预备洞斜面（洞斜面斜向折断线，在折断线位置最深，至少达牙本质层，逐渐向正常牙面移行变薄，斜面至少 2~3 mm 宽，最好呈波浪形，有时需要在整个唇面制备树脂贴面空间）；如果条件允许，近远中及舌侧也可制备洞斜面。

9. 唇侧美学树脂充填　比色，斜面处酸蚀，冲洗吹干，涂布粘接剂，采用遮色效果较好的前牙美学树脂充填唇侧斜面。最后进行调𬌗及精细抛光。

注意：断冠干燥时间过长会出现脱水，影响强度和色泽，需要浸泡于生理盐水中 20 分钟，充分吸收水分后再进行粘接；如果不能当天进行治疗，需要将断冠保存在生理盐水中。对混合牙列期的儿童，应尽快完成断冠粘接，避免因间隙丧失造成断冠无法就位。操作中最好使用橡皮障隔离患牙，避免断面污染及断冠误吞误吸。

（三）术后医嘱及复诊建议

1. 术后医嘱　建议最好不要用患牙咀嚼硬物，可进软食和正常刷牙。其他医嘱参照患牙相应的牙髓治疗。

2. 复诊建议　如出现牙冠变色、边缘着色、折断、发生牙髓或根尖周炎症等问题随诊处理。

二、直接盖髓术

（一）适应证

直接盖髓术是传统治疗技术，其适用条件为：①年轻恒牙外伤露髓且牙髓健康，露髓孔小于 1 mm，且露髓在 5 小时内，露髓孔表面无严重污染物；②患牙无自发痛，无异常动度及叩痛，无牙龈肿胀，温度测试正常或一过性敏感（采用激光多普勒血流仪辅助测试牙髓状态更好），X 线片无明显根尖周异常。

因为直接盖髓术适应证较为严格，临床上很难准确掌握患牙牙髓的真实状态和污染程度，现已较少选用这种治疗方法，多采用部分牙髓切断术。

（二）操作步骤及注意事项

1. 局部麻醉　临床操作应在无痛状态下进行，麻醉方法无特殊要求，但切忌髓腔注射麻醉，以免将感染带入深部牙髓。

2. 患牙隔离、严防污染　最好使用橡皮障，刚萌出的年轻恒牙临床冠短，没有倒凹，如橡皮障安装困难，也可用棉卷或环形开口器隔湿。术中用强力吸唾器吸唾，禁止患者漱口，以免唾液污染。

3. 清洁牙面和露髓孔　用生理盐水或 0.12% 氯己定（洗必泰）擦拭牙冠表面污物和牙本质碎屑（在使用橡皮障的情况下，可用 2.5% 或 5.25% 次氯酸钠）。用蘸有 2.5% 或 5.25% 次氯酸钠的棉球或小毛刷置于露髓孔处 3~5 分钟，若 5 分钟之内能够止血，可行直接盖髓治疗；若无法止血，则改为其他活髓保存方案。

4. 放置盖髓剂　止血之后用生理盐水冲洗露髓孔处，用无菌棉球干燥牙面，避免用高压气枪强力吹干，减少对牙髓的刺激。在露髓孔处及其周围 2 mm×2 mm 范围的牙本质上覆盖生物活性材料类盖髓剂（如白色的 MTA 或 iRoot BP plus），盖髓剂厚度至少 1.5 mm，放置时注意不要过多覆盖牙本质，以免缩减粘接面积。为保证盖髓剂不被污染，盖髓剂要现用现取，盖髓剂调

拌成稀糊状，轻柔覆盖牙髓暴露面，切忌向髓腔方向加压（图
6-4）。

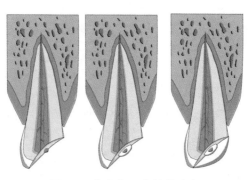

图 6-4　年轻恒牙直接盖髓术

5. 断面覆盖或修复　①如折断牙冠完整，可行断冠粘接术
（具体操作见本节"一、"）；②如折断牙冠碎裂或丢失，可以用
光固化复合树脂严密覆盖暴露的牙本质断面，避免牙髓继发感
染。可暂时不修复牙冠外形（见图 6-1），也可以用复合树脂修
复外形。

（三）术后医嘱及复诊建议

1. 术后医嘱　治疗后 2~4 周避免冷热刺激，不要用患牙咀
嚼硬物，可进软食和正常刷牙。成功病例术后应无自发性疼痛，
术前有冷热刺激敏感者，症状应逐渐减轻至消失，且牙髓应保持
正常活力。对症状没有改善的患牙，应该在炎症尚未波及全部牙
髓之前改行活髓切断治疗。一旦出现牙髓炎症或牙髓坏死，必须
及时复诊进行牙髓治疗。

2. 复诊建议　未完成外形修复的病例，可以在术后 2~4 周
复诊，如患牙无临床症状或仅有一过性刺激性疼痛，无自发痛，
无异常动度和叩痛，温度测试正常或一过性敏感，可用光固化复
合树脂粘接修复牙冠外形。如不影响外伤牙的间隙保持，患者对
美观要求不高，可以暂时不修复牙冠外形，以减少操作刺激，也
可避免充填体受力面积过大而频繁脱落，影响治疗效果。

术后需对患牙进行定期观察（术后 2 周、1 个月、3 个月、6 个月、1 年、2 年、3 年、4 年），至少应观察 1 年以上，注意复查牙髓活力和拍摄 X 线片观察露髓孔处牙髓的修复状况及牙根发育情况。通常术后 3 个月左右在 X 线片上可观察到修复性牙本质层的出现，术后 6 个月左右可观察到连续的、有一定厚度的修复性牙本质层，牙根继续发育。在观察期内一旦出现牙髓炎症、牙髓坏死或牙根吸收，必须及时进行牙髓治疗。牙根发育完成后，如存在根髓变性和弥漫性根管钙化的趋势，或有牙冠外形修复的需求，应进行根管治疗。

三、牙髓切断术

牙髓感染仅限于冠髓或部分根髓，可以用牙髓切断的方法，去除感染牙髓，保留未感染牙髓，使年轻恒牙的牙根能够继续发育，这种方法称为牙髓切断术，该技术也可用于乳牙。

（一）适应证和禁忌证

1. 适应证　年轻恒牙外伤露髓：①露髓孔大于 1 mm，且露髓时间少于 24 小时；②露髓孔小于 1 mm，且露髓时间已超过 5 小时，但少于 24 小时。推荐采用部分牙髓切断术，即只去除露髓孔附近的冠髓（深度 2~3 mm），垫底充填即可。该疗法的优点是对牙髓损伤小，复查时便于测试牙髓活力，将来改行根管治疗而打通钙化桥时，操作相对容易和安全。

姑息适应证：年轻恒牙外伤露髓孔无论大小，如露髓时间已超过 24 小时，但短于 1 周，患牙无临床症状，无异常动度及叩痛，无牙龈肿胀，温度测试正常或一过性敏感，X 线片无明显根尖周异常，可试行牙髓切断术，在术中进一步判断根髓感染状况，确定可行性和去髓深度。

2. 禁忌证　患牙全部牙髓都有炎症表现。

（二）操作步骤及注意事项（图 6-5）

1~3 的操作步骤同直接盖髓术。

4. 揭顶　使用金刚砂球钻，采用"提拉法"揭去髓顶，操

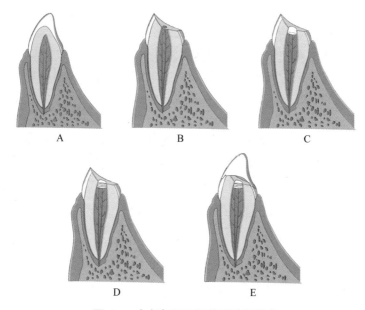

图 6-5　年轻恒牙冠折的牙髓切断术

A.完整牙冠；B.冠折露髓；C.揭顶、去冠髓；D.盖髓和垫底；E.充填修复

作中注意冷却降温，减少对牙髓的刺激。

5. 去除感染牙髓　为防止带出根髓，应使用无菌锐利的慢速手机大球钻或锐利的挖匙截除感染牙髓。先去除约 2~3 mm 冠髓（图 6-5C），直视下观察剩余牙髓断面出血状况，如出血量较少、色鲜红，说明剩余牙髓无明显感染；如剩余牙髓仍有感染迹象，可以进一步往深部切断牙髓，再进行观察和评估。

6. 冲洗和止血　用大量常温生理盐水（开瓶后 24 小时内使用）冲洗，去除牙本质碎屑和牙髓残片；之后用不饱和湿润棉球轻轻擦拭，直至创面充分止血，必要时可以使用止血剂或 2.5%~3% 次氯酸钠棉球药浴，牙髓出血应在 5 分钟之内停止，否则需继续向深部切除牙髓。

7. 盖髓和垫底　目前盖髓剂可选用氢氧化钙类制剂（如碘仿氢氧化钙制剂等）或生物活性材料（如白色的 MTA 和 iRoot

BP plus），盖髓剂厚度至少 1.5 mm。为保证盖髓剂不被污染，盖髓剂要现用现调，盖髓剂调拌成稀糊状，轻柔覆盖整个牙髓断面，切忌向根髓方向加压。盖髓剂上方覆盖氧化锌等暂封材料隔离，再用玻璃离子水门汀（最好是光固化型）垫底（图 6-5D）。

8. 断面充填修复　①如折断牙冠完整，可行断冠粘接术（具体操作见本节"一、"）；②如折断牙冠碎裂或丢失，可以光固化复合树脂严密充填开髓孔并完全覆盖暴露的牙本质断面，可以暂时不修复牙冠外形（图 6-1），也可以用复合树脂修复外形（图 6-5E）。

（三）术后医嘱及复诊建议

1. 术后医嘱

（1）治疗后 2~4 周避免冷热刺激，患牙在永久修复之前最好不要用患牙咀嚼硬物。

（2）注意保持口腔卫生，可以正常刷牙。

（3）成功病例术后应无自发性疼痛，术前有冷热刺激敏感者，症状应逐渐减轻至消失，且牙髓应保持正常活力（冠髓全部去除的患牙活力测试较困难）。一旦出现牙髓炎症、牙髓坏死和牙根吸收，必须及时复诊进行牙髓治疗。

2. 复诊建议　未完成外形修复的病例，可以在术后 2~4 周复诊修复牙冠外形；如不影响外伤牙的间隙保持，患者对美观要求不高，可以不修复，避免充填体受力面积过大而频繁脱落，影响治疗效果。

术后需对患牙进行定期观察（术后 6~8 周、3 个月、6 个月、1 年），注意复查牙髓活力和拍摄 X 线片观察牙根发育情况，直至牙根完全形成。治疗成功后的牙齿应无自发性疼痛，保持活髓状态，X 线片显示牙根能够继续发育、无根管内外吸收、无根尖周病变、盖髓剂下方有牙本质桥形成。通常情况下，术后 3 个月左右在 X 线片上可观察到修复性牙本质层的形成，牙本质桥厚度在 1 年内随时间延长而不断增加，1 年以后其厚度将维持恒定而不再明显变化，但牙根继续发育直至完成。牙根发育完成后，如存在根髓变性和弥漫性根管钙化的趋势，或有牙冠外形修复的需求，应进行根管治疗。

年轻恒牙采用牙髓切断术成功率较高，但由于临床条件下不能准确辨别牙髓的真实状态，术后可能发生牙髓坏死甚至根尖周组织炎症，因此术后的定期随访观察是十分必要的。

四、外伤牙复位术

牙外伤患牙的牙周组织在外力作用下，常受到不同程度的损伤。尽管天然牙牙周组织有一定再生能力，但是脱位或移位性损伤后的牙周膜修复与再生能力相对有限。要想获得理想的治疗效果，需要及时准确地将患牙复位。

（一）适应证

复位术主要适用于：①牙外伤导致的牙齿脱位或移位，包括部分脱出、侧方移位和挫入；②牙外伤导致的根折伴冠方部分移位且尝试保留的患牙。

注意：外伤至复位间隔时间越久、牙槽窝结构破坏越大，复位效果越差，预后也越不理想。

（二）操作步骤及注意事项

1. 检查骨板损伤情况　以上颌前牙外伤致侧方移位（腭侧移位）为例。通过视诊和扣诊检查患牙根尖区是否有异常隆起，结合影像学检查，判断骨板是否受累以及患牙根尖与牙槽窝的相对位置关系，为复位做准备。

2. 清创　复位前用生理盐水冲洗或擦拭暴露的牙根表面，并清除牙根表面牙石，以避免复位后牙周组织感染。

3. 手法复位　局部麻醉下，用纱布包裹患牙，右手拇指按压住患牙唇侧骨板，右手食指放置在患牙舌侧窝并向唇侧发力，同时保持右手拇指按压力度，将患牙完全复位于原有牙槽窝内。若患牙嵌顿，手法复位困难时，可用纱布包裹患牙，用拔牙钳轻轻夹住患牙牙冠沿牙长轴方向轻轻旋转松动后再行手法复位。

注意：在使用牙钳复位时不要采用暴力，避免牙齿折断或牙槽突进一步的创伤，避免复位时造成患牙医源性的全脱出。

4. 检查唇侧骨板复位情况　通过视诊和扣诊检查患牙根尖区是否恢复正常。

5. 检查患牙复位情况　通过观察患牙与邻牙之间的接触关系（特别是邻面接触区是否协调），确认牙弓形态复位状况；在正中𬌗、前伸𬌗和最大牙尖交错位，检查患牙与对颌牙咬合关系是否恢复，确认咬合复位情况。理想的复位结果是患牙完全恢复到原有牙槽窝中，并且不再需要大量咬合调整。

6. 临时固定　为保证复位位置不发生变化，方便后面的临床操作，可以在患牙与邻牙的邻接面直接涂布少量流体树脂（勿用粘接剂）并光固化临时固定，后期用洁治器直接刮除即可。

7. 患者确认　所有复位操作完成后，均应让患者对照镜子再次确认患牙复位情况。为避免术后争议，最好在术前和复位后拍摄照片存档。

8. 影像学确认　复位术后拍摄 X 线根尖片检查根周膜宽度是否恢复正常，建议同一位置加拍一张偏移投照 X 线片，以辅助判断唇舌侧位置是否正常，有条件也可进行 CBCT 检查。

（三）术后医嘱及复诊建议

除全脱出牙即刻再植外，其他复位都属于延期复位，牙槽窝内由于血凝块占位等原因，导致患牙无法完全复位。通常情况下，脱出或移位后 1 小时内复位效果较好。因此，在术前沟通和交代术后医嘱时，一定要强调患牙不能百分之百复位。复位术后需即刻进行外伤牙弹性固定术（详见本节"六、常用外伤牙弹性固定术"），复诊建议根据不同外伤类型制定。

五、全脱出牙再植术

（一）适应证和禁忌证

1. 适应证　适用于各种外伤造成的恒牙全脱出的患者。

2. 禁忌证　①牙齿离体时间过长（超过 24 小时），牙槽窝血凝块已经机化并有肉芽组织形成；②患牙牙槽窝大面积的牙槽骨或软组织丧失；③乳牙全脱出；④全脱出牙齿大面积龋坏或牙周组织破坏严重；⑤患者年龄过大；⑥患有感染性心内膜炎或接受免疫治疗，全身情况无法耐受治疗者；⑦患者有严重认知障碍不能配合治疗。

（二）操作步骤及注意事项

依据全脱出牙的离体时间和保存方式，按以下三种情况处理。

1. 就诊前已经将牙齿复位

（1）清理受伤区：用三用枪水雾清理受伤区（术者用手轻扶已复位的脱出牙，以免牙齿再次脱出），并用生理盐水或者0.12% 氯己定（洗必泰）冲洗。

（2）检查牙龈情况：如果有牙龈撕裂伤致使牙槽突暴露，应在局麻（最好不含血管收缩剂）下用间断缝合法将其拉拢缝合，关闭创面。如果牙龈乳头外翻或者移位使牙槽突暴露（唇侧多见），应将其复位，并与对侧（舌侧）龈乳头用间断缝合法拉拢缝合。

（3）检查牙齿复位情况：通过临床及影像学方式检查全脱出牙是否正确复位，若位置错误，需外伤发生后 48 小时内正确复位。让患者做正中咬合（双侧后牙同时咬合），通过比对邻牙的位置或者让患者及家属协助确认脱出牙是否就位。如果没有就位，可以用手指辅助轻力复位。如果有条件可以拍 X 线片来确认复位情况（观察 X 线片上的根周膜宽度来确认是否就位）。

（4）固定：使用弹性固定 2 周（见本节"六、常用外伤牙弹性固定术"）；当存在挤创伤或拆除固定后患牙无法保留在正常位置时，适当延长固定 1 周（有时需要在拆除固定后评估）；若外伤时伴有牙槽突骨折，需用较为坚硬的固定装置，并固定 4 周（见本节"牙槽突骨折"）；牙根短的年轻恒牙固定时间可适当延长。

（5）牙髓治疗：牙根发育完成的恒牙应在术后 2 周内开始根管治疗（摘除牙髓，根管预备完成后，根管内封入氢氧化钙糊剂

1 个月，1 个月后取出暂封糊剂，永久根管充填）。年轻恒牙如果在复查中有确凿的证据证明牙髓已经坏死，需行牙髓治疗（根尖诱导成形术、牙髓血运重建或根管治疗）。

2. 全脱出牙体外干燥时间小于 1 小时或保存在生理性的介质中（牛奶、生理盐水、唾液等）

（1）清理脱出牙：如果存在肉眼可见的污染物或碎屑，用生理盐水冲洗牙根表面及根尖孔，并在生理盐水中浸泡荡洗，以去除牙根表面的污染物，注意尽量保护健康牙周膜，禁止用机械或化学方法去除根面污染物及坏死物质。先将脱出牙保存在生理性的储存介质中，再采集病史和进行临床检查。

（2）麻醉：在受伤区局部浸润麻醉（最好不含血管收缩剂）。

（3）脱出牙的牙槽窝处理：用镊子检查牙槽窝壁是否有骨折，如果有移位的骨折片，选择适当的工具将其复位，若有碎裂的骨渣需清除；牙槽窝内如有可能影响再植的血凝块需要摘除，但不能用挖匙搔刮牙槽窝内的牙周膜。之后再用大量生理盐水冲洗牙槽窝。

（4）再植：手持脱出牙的牙冠将其缓慢轻力复位于牙槽窝中，再植遇到阻力时，应取出脱出牙，再次检查并修整牙槽窝，切勿使用暴力。

（5）检查牙龈情况：参照第一种情况（就诊前已经将牙齿复位）的牙龈处理。

（6）检查牙齿复位情况：参照第一种情况（就诊前已经将牙齿复位）的处理。

（7）固定：使用弹性固定 2 周（见本节"六、常用外伤牙弹性固定术"）；当存在骀创伤或拆除固定后患牙无法保留在正常位置时，适当延长固定 1 周（有时需要在拆除固定后评估）；若外伤时伴有牙槽突骨折，需用较为坚硬的固定装置，并固定 4 周（见本节"牙槽突骨折"）。

（8）牙髓治疗：牙根发育完成的恒牙应在术后 2 周内开始根管治疗（摘除牙髓，根管预备完成后，根管内封入氢氧化钙糊剂

1个月，1个月后取出暂封糊剂，永久根管充填）。年轻恒牙如果在复查中有确凿的证据证明牙髓已经坏死，应及时进行牙髓治疗（根尖诱导成形术、牙髓血运重建或根管治疗）。注意：年轻恒牙如果离体时间超过1小时，即便保存在生理性的介质中，牙髓存活概率也会很小。

　　3. 全脱出牙体外干燥时间大于1小时或保存在非生理性的介质中　这种情况称为延迟再植，脱出牙的根面牙周膜细胞已全部坏死，通常都会发生牙根替代性吸收，预后较差。

　　（1）脱出牙的根面处理：如果存在肉眼可见的污染物或碎屑，用生理盐水冲洗牙根表面及根尖孔，并在生理盐水中浸泡荡洗，以去除牙根表面的污染物，不再强调用机械或化学方法去除根面污染物及坏死物质。先将脱出牙保存在生理性的储存介质中，再采集病史和进行临床检查。

　　（2）麻醉：在受伤区局部浸润麻醉（最好不含血管收缩剂）。

　　（3）脱出牙的牙槽窝处理：参照第二种情况（全脱出牙体外干燥时间小于1小时）的处理。

　　（4）再植：手持脱出牙的牙冠将其缓慢轻力复位于牙槽窝中，再植遇到阻力时，应取出脱出牙，再次检查并修整牙槽窝，切勿使用暴力。

　　（5）检查牙龈情况：参照第一种情况（就诊前已经将牙齿复位）的牙龈处理。

　　（6）检查牙齿复位情况：参照第一种情况（就诊前已经将牙齿复位）的处理。

　　（7）固定：使用弹性固定2周（见本节"六、常用外伤牙弹性固定术"）；当存在殆创伤或拆除固定后患牙无法保留在正常位置时，适当延长固定1周（有时需要在拆除固定后评估）；若外伤时伴有牙槽突骨折，需用较为坚硬的固定装置，并固定4周（见本节"牙槽突骨折"）。

　　（8）牙髓治疗：牙根发育完成的恒牙应在术后2周内开始牙髓治疗（摘除牙髓，根管预备完成后，根管内封入氢氧化钙糊剂

1 个月，1 个月后取出暂封糊剂，永久根管充填)。

年轻恒牙如果在复查中有确凿的证据证明牙髓已经坏死，应及时进行牙髓治疗 (根尖诱导成形术、牙髓血运重建或根管治疗)。注意：年轻恒牙如果离体时间超过 1 小时，牙髓存活概率很小。

(三) 术后医嘱及复诊建议

1. 术后医嘱

(1) 保护受伤牙齿，不要参加接触类运动，避免再次外伤。

(2) 进软食 2 周，此后正常饮食，以增加功能性刺激。

(3) 每餐后用软毛牙刷刷牙。

(4) 使用漱口水含漱 (例如 0.12% 氯己定 (洗必泰) 或其他市售含氯漱口水)，每天 2 次，持续 2 周，以减少菌斑堆积。

(5) 在受伤后的第一周内使用抗菌药物治疗。由于国内已不再使用四环素治疗，所以首选阿莫西林或其他青霉素类药物，青霉素过敏者可以选用其他广谱抗菌药物。剂量根据年龄、体重以及药物说明来具体设定。

(6) 建议根据患者既往破伤风免疫情况，选择免疫措施 (尤其是脱出牙齿表面污染较严重的情况)，(详见第八章第二节 "清创缝合术")。

2. 复诊建议

(1) 2 周后拆除固定，不能保存牙髓的患牙应在固定后 2 周内进行根管治疗。

(2) 4 周、3 个月，6 个月，1 年，和至少 5 年内每年进行常规临床检查 (牙齿颜色、松动度、叩痛程度、牙龈有无异常)，和影像学检查 (观察牙周膜是否愈合，牙根及牙槽骨是否有吸收)，对症处理。年轻恒牙在伤后 2 个月需要增加一次复查。

六、常用外伤牙弹性固定术

目前国内常用的外伤牙弹性固定术是钢丝树脂固定术和弹性纤维固定术，两种固定方法的技术相似。

（一）适应证

1. 外伤所致的牙齿松动（亚脱位），侧方移位和部分脱出复位后，或全脱出牙再植后。

2. 根折致冠方部分明显松动或移位。

3. 牙根发育完成的恒牙挫入深度 >3 mm，外科手术复位后。

4. 不伴有颌骨骨折的单纯牙槽突骨折。

注意：因弹性纤维质地柔软、缺乏钢性，如牙齿排列不整齐、外伤牙相邻牙齿缺失或牙冠严重缺损、混合牙列前牙处于替换期或牙间隙过大，空置部分无法支撑弹性纤维，造成固定力减弱，以上情况慎用弹性纤维固定。

（二）操作步骤及注意事项

1. 外伤牙复位　参照本节外伤牙复位术。

2. 缝合牙龈　如果存在牙龈撕裂，应用小圆针、粗丝线分别间断缝合外伤牙的近远中龈乳头及唇腭侧撕裂的牙龈，使牙龈严密包绕外伤牙颈部，还可以避免固定时牙龈渗血，减少术后牙周组织的感染。

3. 弯制固定钢丝或选取适合长度的弹性纤维　需固定的牙齿数目应根据伤情、牙槽骨损伤情况、冠根比、患牙和健康牙的牙周膜比例及咬合情况进行选择，通常选用需固定的外伤牙两侧各 1~2 颗正常牙进行固定。

弯制固定钢丝：选用的正畸用不锈钢结扎丝 2~3 股，拧成麻花丝，直径应小于 0.4 mm，按固定区牙的牙面弯成一个适合牙弓唇面的弧形钢丝（图 6-6）。

注意：外伤牙固定尽量为弹性固定，有一定的功能性刺激可以减少粘连和替代性吸收，利于牙周组织的愈合，所以不要选用过硬、过粗的钢丝，存在牙槽突骨折时应选用较为坚固的固定装置。

选取合适长度的弹性纤维：测量固定区段与纤维带长度的差别，用专用工具或电刀整齐切断高强弹性纤维带，核对纤维带长度。

4. 牙面清洁与隔湿　如牙面覆盖大量牙石，需要进行龈上洁治。之后用清水冲洗固定区牙面的唇侧，并吹干，龈颊沟放置棉卷或环形开口器隔湿。

5. 酸蚀　固定区所有牙齿唇面的中 1/3 处用磷酸酸蚀，选用钢丝树脂固定者采用片状酸蚀（每个牙面中央酸蚀面积约为 4 mm×4 mm），选用弹性纤维固定者采用带状酸蚀（弹性纤维覆盖的牙面均需要酸蚀），用清水高压冲净酸蚀剂，用气枪吹干，牙面酸蚀部位呈白垩色。

6. 涂布釉质粘合剂（例如 single-bond，one-coat bond 等），吹薄，光照 20 秒。

7. 固定

（1）钢丝树脂固定（图 6-6）：分别用小块光固化复合树脂或少量流动树脂把备用的钢丝黏附于固定区各牙的唇面中 1/3 处，光照固化，最好先固定基牙，再固定患牙。

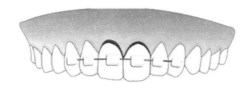

图 6-6　钢丝树脂固定

（2）弹性纤维固定（图 6-7）：在粘接剂的表面涂布一薄层流动树脂，将准备好的弹性纤维带放置到流动树脂上，使纤维带紧贴牙面，各牙分别光照，使流动树脂固化；纤维带外层再次涂布流动树脂，让流动树脂浸润于纤维带的纤维之间，并光照固化流动树脂。

注意：①再植或复位的患牙在固定过程中要避免移位，应随时检查咬合状态；②树脂不要覆盖牙齿邻面，也不要过于靠近龈方，以利于清洁食物残渣，减少对牙龈的刺激，同时便于拆除；也不要过于靠近切端，以免在需钢丝树脂和全牙列殆垫联合固定时造成不便；③下前牙唇侧固定注意不要干扰咬合；④树脂要完

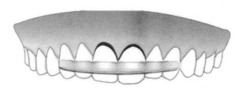

图 6-7　弹性纤维固定

全包裹钢丝的末端，以免扎伤唇颊黏膜；采用弹性纤维固定者流动树脂要充分浸润于纤维带的纤维之间，并完全包裹纤维带；⑤有的纤维带要求在牙面点状涂布流动树脂，应根据不同纤维带类型和使用说明操作。

8. 调𬌗　检查外伤牙是否存在正中𬌗和前伸𬌗干扰，如果存在干扰，用金刚砂棒槌钻针调磨上前牙切缘舌侧和（或）下前牙切缘唇侧，减少对外伤牙的咬合创伤。

注意：确实存在咬合干扰的情况下再进行调𬌗；应尽量调磨患牙，健康牙调𬌗必须征得患者的同意；深覆𬌗患者无法通过调𬌗解除咬合创伤的情况下，可以考虑制作全牙列𬌗垫，并与钢丝树脂固定联合应用。

（三）术后医嘱及复诊建议

1. 术后医嘱

（1）固定期间注意保持口腔清洁：患牙可以正常清洁，餐后及睡前必须刷牙，建议使用软毛牙刷，轻力刷牙；并使用漱口水含漱（例如 0.12% 氯己定（洗必泰）或其他市售含氯漱口水），幼儿患者可以用漱口水涂擦患处，每天 2 次，持续 2 周，以减少菌斑堆积。

（2）为减少患牙创伤，同时给予患牙功能性刺激，建议固定期间患牙进软食 2 周。

2. 复诊建议

（1）拆除固定：依据各种类型的牙外伤固定时间（参见本章第三节"牙周组织损伤"）复诊拍片，去除固定。拆除固定后要抛光牙面，确认牙面无粗糙感和残留树脂。

（2）定期复查：通常术后需定期进行复查，复查项目主要包括常规临床检查和X线片检查，各类牙外伤详细复查内容和复诊时间需参见本章第三节"牙周组织损伤"。

七、全牙列𬌗垫固定术

全牙列𬌗垫利用单颌𬌗垫对外伤牙进行固定，具有美观、易清洁、舒适、摘戴方便等优点，依靠对牙齿的卡抱力和吸附力固位，还可以有效地分散𬌗力。它的优势是可利用后牙对外伤牙进行固定；减少外伤牙的咬合创伤；固定期间外伤牙有一定的生理动度和功能性刺激，可减少牙根粘连的发生。缺点是制作时间较长，不能及时固定；操作技术敏感度较高，例如取印模可能造成患牙的移位，印模制取、翻制石膏模型及𬌗垫制作过程均可能出现变形，给患牙造成创伤；而且患者可以自行摘戴，治疗效果与患者的依从性相关。

（一）适应证

1. 外伤所致的牙齿松动（亚脱位）、部分脱出、侧方移位、挫入复位后或全脱出再植后，钢丝树脂固定术、弹性纤维固定术和全牙列𬌗垫固定术均可选用。

2. 外伤前牙深覆𬌗，无法通过调𬌗完全消除咬合创伤。

3. 外伤牙相邻牙齿缺失、牙冠严重缺损、邻牙处于替换期明显松动或萌出高度不足，无法借助外伤牙相邻牙齿进行固定，可以采用全牙列𬌗垫，利用后牙和牙槽突辅助固定。

4. 钢丝树脂固定或托槽钢丝固定后为了减少咬合创伤，可以联合全牙列𬌗垫固定。

注意：根折伴移位和牙槽突骨折伴移位不建议单独采用全牙列𬌗垫固定，只可作为辅助固定装置减少咬合创伤。

（二）操作步骤及注意事项

1. 外伤牙复位　参照本节"四、外伤牙复位术"。

2. 缝合牙龈　如果存在牙龈撕裂，应用小圆针、粗丝线分别间断缝合外伤牙的近远中龈乳头及唇腭侧撕裂的牙龈。

3. 临时固定外伤牙　如果外伤牙松动明显，为了防止制取印模时造成患牙移位或脱位，可以先悬吊缝合固定松动牙（具体操作见本节"八、悬吊缝合术"）；也可以采用钢丝树脂固定法简单固定 2~3 颗牙（具体操作见本节"六、钢丝树脂固定术"）。

4. 取印模、制作模型

（1）传统藻酸盐印模和硬质石膏模型：选择合适托盘，采用藻酸钠印模材（不必用硅橡胶印模材），取外伤牙同颌的牙列印模（无须取对颌印模）。用硬质石膏灌制模型，待石膏模型完全硬固后，即可开始制作𬌗垫。

注意：外伤患牙及其邻牙唇侧只需取全牙冠切端 1/3~1/2，应避免印模材进入倒凹和牙冠的外形高点下方，以防印模脱位时的力量使患牙移位或全脱出，其他牙齿正常制取。

（2）数字化印模技术和 3D 打印模型：在外伤复位后利用口内扫描仪进行扫描，通过椅旁数据处理后获取外伤牙同颌的数字化印模，然后经过 3D 打印技术获取模型。这种取印模方式可以省略外伤牙临时固定这个步骤，并且避免印模脱位时对外伤牙造成二次创伤。

5. 制作全牙列𬌗垫　选取双面夹层膜片（组织面为软质，外侧面为硬质），参照热压成型机使用流程及参数制作全牙列𬌗垫，要求𬌗垫唇颊侧只覆盖外伤牙及其邻牙的牙冠切端 1/3~1/2，其他牙需覆盖整个牙面，但不必延伸至龈颊沟（图 6-8A）。为增加固位，上颌𬌗垫的腭侧需延伸超过腭侧龈缘 1.5~2 cm（图6-8B），下颌𬌗垫舌侧覆盖整个牙面即可。

6. 即刻佩戴　调改𬌗垫，使其边缘光滑圆钝、可以无明显阻力自由摘戴，不影响唇颊软组织正常运动。

（三）术后医嘱及复诊建议

1. 术后医嘱

（1）需 24 小时佩戴𬌗垫，包括进食，建议进软食 2 周。

（2）固定期间注意保持口腔清洁：餐后、睡前必须摘下𬌗垫刷牙，建议使用软毛牙刷，轻力刷牙；并使用漱口水含漱（例如 0.12% 氯己定（洗必泰）或其他市售含氯漱口水），每天 2 次，

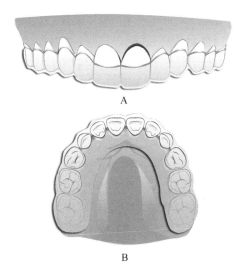

A

B

图 6-8　全牙列𬌗垫固定

A.唇面观；B.腭侧观

持续 2 周，以减少菌斑堆积。

（3）𬌗垫维护：用牙刷、牙膏清洁，流动水清洗，可以干燥保存或放置到清水中保存，不要用其他溶剂擦拭或浸泡，不要用开水烫。进食或饮用非纯净水饮料后需要刷牙和清洁𬌗垫。𬌗垫发生损坏或变形导致无法佩戴时需及时就诊，重新制作。

2. 复诊建议

（1）拆除固定：固定期满后复诊拍片，去除固定。各种类型的牙外伤固定时间不同，参见本章第三节"牙周组织损伤"。

（2）定期复查：通常术后定期进行复查，复查项目主要包括常规临床检查和 X 线检查，各类外伤详细复查内容和复诊时间需参见本章第三节"牙周组织损伤"。

八、悬吊缝合术

（一）适应证

悬吊缝合不是常规牙外伤固定术，只是临时固定方法，仅适用于下列情况。

1. 全牙列殆垫制取印模前，为防止外伤牙移位而采取的临时固定方式。

2. 外伤松动牙萌出高度不足，相邻牙齿缺失、牙冠严重缺损或邻牙处于替换期明显松动，暂时无条件采用全牙列殆垫固定时，可采用缝线悬吊临时固定。

禁忌证：婴幼儿外伤牙复位后如果无法固定，患牙松动明显或下垂，不建议采用悬吊缝合法固定，有脱落及误吸风险，建议拔除患牙。

（二）操作步骤及注意事项

1. 外伤牙复位　参照本节外伤牙复位术。

2. 缝合撕裂的牙龈。

3. 固定松动牙　用圆针、粗丝线从松动牙的唇侧牙龈进针，跨越切缘至腭侧，褥式缝合1~2针后，再跨越松动牙切缘，从患牙唇侧牙龈进针，缝合并打结，将松动牙临时悬吊固定在牙槽窝内（图6-9）。

注意：如牙冠光滑，缝线容易脱落，可以在患牙切缘预备两个纵行小凹槽或利用天然牙的发育沟让缝线就位；或在外伤牙唇面用复合树脂粘接固定缝线，防止脱落。

（三）术后医嘱及复诊建议

1. 术后医嘱　参照本节"六、常用外伤牙弹性固定术"。

2. 复诊建议

（1）拆除固定：全牙列殆垫制作完成可以佩戴时，即可拆除缝线固定。

（2）尽早复诊，选用其他固定方式。

九、牙弓夹板固定术

（一）适应证

适用于损伤范围较大、骨折块有移位的牙槽突骨折。

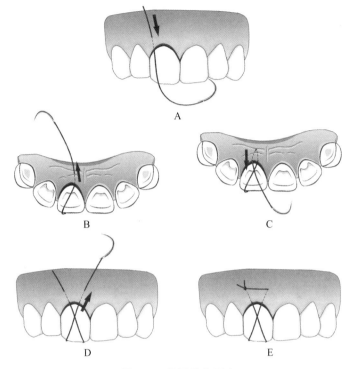

图 6-9　悬吊缝合固定

（二）操作步骤及注意事项

1. 牙槽突复位　在局麻下，手法复位骨折块和移位的牙齿，具体操作见本章第三节"七、牙槽突骨折"。

2. 缝合撕裂的牙龈。

3. 牙弓夹板固定　牙弓夹板需要跨越骨折线，通常选用纵向骨折线两侧远中各 2 颗正常牙进行固定。若骨折块范围大，牙弓夹板需延伸至骨折线两侧远中各 3 颗正常牙。将牙弓夹板弯成与局部牙弓一致的弧形，与每个牙面紧贴。然后用直径 0.25 mm 的不锈钢丝结扎，将每个牙与夹板结扎固定在一起（图 6-10）。也可用尼龙丝代替不锈钢丝，需要在尼龙丝周围用复合树脂粘接，形成夹板固定。因不锈钢丝结扎患者舒适度低且对牙周组织

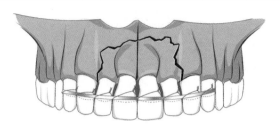

图 6-10 牙弓夹板固定

损伤较大，且不易维护口腔卫生，在能稳定固位的前提下，可不使用结扎丝，直接使用树脂将牙弓夹板粘接固位，操作步骤可参考本节"六、常用外伤牙弹性固定术"。

如果单纯牙弓夹板无法达到固位稳定，还需采用颌间结扎固定。

注意：操作时先结扎固定非外伤部位牙齿，再结扎固定外伤部位牙齿。操作轻柔，注意保护牙龈及患牙。操作完成后应将翘起的结扎丝头向牙面方向或牙齿邻间隙按压，调磨或剪除过长的结扎丝或牙弓夹板末端，以免戳伤口内黏膜。

（三）术后医嘱及复诊建议

参照本章第三节"牙槽突骨折"。

（白　洁　徐　涛　郭华秋　汪晓彤）

第七章　口腔黏膜病急症

第一节　感染性疾病

一、急性假膜型念珠菌病

（一）临床表现与诊断要点

1. 新生儿多见，又称新生儿雪口或鹅口疮。成年人多发生在免疫缺陷患者以及 HIV 感染者，或者长期局部使用糖皮质激素患者。

2. 感染好发于唇、舌、腭等黏膜，甚至延伸至咽喉部。

3. 开始时受损黏膜充血、水肿，随后黏膜表面出现散在的凝乳状斑点，逐渐扩大、相互融合，形成白色微凸的片状假膜。假膜与黏膜相连，可部分擦去。

4. 患儿全身反应不明显，部分婴儿体温可稍升高。常表现为烦躁不安、拒食、啼哭，也可无任何全身症状。

5. 通过涂片镜检、真菌培养等实验室检查可确诊。多数涂片镜检可以明确诊断。

（二）鉴别诊断

1. 疱疹性口炎　假膜为黄色及棕色，疼痛症状明显，假膜涂片无菌丝及孢子，7~14 天可自愈。

2. 二期梅毒　无特征性白色假膜，稍凸起，涂片暗视野检查可见密螺旋体，血清学诊断证实。

3. 多形红斑　黄棕色渗出假膜，范围广，局部疼痛明显，皮肤可有靶形红斑，涂片及培养阴性。

4. 扁平苔藓　病损多有对称性，不能被擦掉，可伴随特异性皮肤病损。

（三）治疗原则及应急处理

1. 抗真菌治疗

（1）制霉菌素，成人含化每次 50 万 U（一片），每天 3 次。婴幼儿用混悬液涂擦，应配成 10 万 U/ml。口服后有胃肠反应，个别有过敏现象。

（2）氟康唑，首剂 200 mg 口服，每天 1 次，以后每次 100 mg，7~14 天为一疗程。主要副作用为胃肠反应、暂时性肝功能异常、皮疹等。

（3）抗真菌药一般应在无临床表现后继续用药 1~2 周，停药 1 周后复查涂片及培养，转阴后再最终停药。

2. 辅助抗真菌治疗

（1）2%~4% 碳酸氢钠溶液漱口或擦洗口腔，念珠菌在碳酸氢钠的碱性环境下不易生长，可每天数次使用。但应注意不宜与氯己定同时含漱，二者应用至少应间隔 1 小时。

（2）0.05% 或 0.12% 氯己定溶液漱口，氯己定具有抗细菌、抗真菌作用。氯己定可使义齿着色（佩戴义齿者）。

3. 对婴儿的鹅口疮应注意哺乳卫生，消毒奶瓶、毛巾、衣物、玩具等。

4. 成年人发生鹅口疮，必要时筛查 HIV 抗体。

二、疱疹性龈口炎

由 I 型疱疹病毒引起的急性感染性疾病。多发于儿童，成人也可发生。成人多为复发性疱疹性口炎，又称为唇疱疹。

（一）临床表现与诊断要点

1. 6 岁前儿童多发，尤其是 6 个月至 2 岁更为常见。

2. 病原体为单纯疱疹病毒，发病者常有与疱疹患者的接触史。

3. 潜伏期约为 1 周。

4. 儿童发病急，出现唾液增多、流涎，烦躁拒食，发热、有时为高热，颌下淋巴结肿大、压痛，咽喉疼痛等症状。全身症状会随着口腔病损的出现而逐渐消退。

5. 疱疹可发生于口腔黏膜的任何部位，但是以角化黏膜为多，多累及牙龈。

6. 疱疹初期部分黏膜充血、水肿，出现平伏不隆起、界限清楚的红斑，随后在红斑的基础上出现针头大小或直径为 2 mm 左右数量不等的圆形小水疱。水疱一般丛集成簇，少数为单个散在。由于口腔黏膜上皮薄，疱壁易破裂，临床上疱疹较少见，溃疡多见。

7. 唇和口周皮肤也可出现类似病损。

8. 临床症状随机体产生抗体而逐渐缓解，一般在 7~14 天后消失。

9. 成年患者需要考虑免疫功能低下（如艾滋病患者、器官移植术后需长期服激素或其他免疫抑制剂者、白血病及淋巴瘤等），病程长而呈慢性、病损范围广泛。

10. 不伴随全身神经系统症状以及没有严重免疫缺陷的患者，预后良好。

（二）鉴别诊断

1. 疱疹样阿弗他溃疡

（1）有反复的口腔溃疡病史。

（2）散在分布无成簇性，非角化黏膜多见。

（3）无口周皮肤损害、无牙龈的广泛充血或疱疹。

（4）成人多见。

2. 带状疱疹

（1）成人多见，无反复发作史，愈合后不复发。

（2）全身反应较重，疼痛剧烈。

（3）疱疹较大，为成簇性、沿着三叉神经的分支排列成带状。

（4）口内及口外皮肤均有病损，但单侧分布不超过中线。

3. 手足口病

（1）口腔疱疹及溃疡多在舌、颊及硬腭，很少侵犯牙龈。

（2）手掌、足底、臀、臂等处可见水疱、丘疹。

4. 疱疹性咽峡炎

（1）全身反应轻，儿童多见，有流行病史。

（2）病损分布于口腔后部如软腭、悬雍垂等处。

（3）牙龈不受累。

（三）治疗原则及应急处理

1. 支持治疗

（1）保证患儿充分休息，给予维生素 B、C 以及有营养易消化的饮食。

（2）体温升高给予退热剂，必要时补液。

（3）高热以及严重的继发感染时，给予全身抗菌药物治疗。

2. 对症治疗　保持口腔卫生，可以选用抗菌漱口液如 0.1% 依沙吖啶、0.05% 氯己定液以消除或预防继发感染。疼痛严重者，可局部用止痛剂漱口或擦洗。

3. 全身治疗　该病小儿多见，抗病毒化学药国内应用较少，可选用中药清热解毒制剂治疗。

三、手足口病

（一）临床表现与诊断要点

1. 由科萨奇病毒 A16、肠道病毒 EV71 等多种病毒引起的一种急性传染病。

2. 夏秋季多发，以手、足和口腔黏膜疱疹或破溃后形成溃疡为主要特征。

3. 潜伏期为 3~4 天，常有 1~2 天的持续低热、困倦、淋巴结肿大，或有上呼吸道感染的症状，随后手掌、足底及口腔黏膜发生散在水疱、丘疹或斑疹，呈离心性分布（即多发生于四肢，尤其是肢端）。

4. 斑疹四周红晕，无明显压痛，中央有小水疱。

5. 唇、颊、舌、腭等口腔黏膜出现小水疱后迅速变为溃疡，口腔损害较皮肤严重，约 5~10 日后愈合。

（二）鉴别诊断

1. 水痘

（1）由水痘 – 带状疱疹病毒引起。

（2）病程长，多为 2~3 周。

（3）皮疹最密集的部位是前后胸、腹背等部位。

（4）可以接种疫苗预防。

2. 急性疱疹性龈口炎

（1）I型单纯疱疹病毒引起。

（2）常有与疱疹患者接触史。

（3）口腔病损遍及口腔黏膜各处，包括牙龈。

（4）唇和口周皮肤也有类似病损。

（5）病程 7~10 天。

3. 疱疹性咽峡炎

（1）由科萨奇 A4 型病毒引起。

（2）口腔病损主要发生在软腭、咽旁。

（3）无手、足病变。

（三）治疗原则及应急处理

1. 普通型患者由于病情较轻，具有自限性，可门诊治疗，往往不需特殊治疗，可给予抗病毒中药（如板蓝根）治疗。

2. 全身支持治疗

（1）保证患儿充分休息，给予维生素 B、C 以及有营养、易消化的饮食。

（2）体温升高给予退热剂，必要时补液。

3. 局部对症治疗　保持口腔卫生，可以选用抗菌漱口液如 0.1% 依沙吖啶、0.05% 氯己定液以消除或预防继发感染。疼痛严重者，可局部用止痛剂漱口或擦洗。

4. 告知患者及家属密切观察病情变化，一旦病情加重及时随诊。对于严重型病例应及时住院全面检查、监测并采取中西医结合治疗。如控制颅内高压、酌情应用糖皮质激素治疗，保持呼吸道通畅、吸氧以及治疗呼吸和循环衰竭等。

5. 患儿隔离，注意饮食卫生和口腔卫生，临床诊断病例和确诊病例应按照《传染病防治法》中丙类传染病要求进行报告。

四、疱疹性咽峡炎

（一）临床表现与诊断要点

1. 小儿多见，有流行性，夏季多见。

2. 咽峡、口腔后部的广泛红斑及疱疹，疱疹很快破裂。病损有时可波及舌，一般不累及牙龈、颊、口底和唇黏膜及皮肤。

3. 1周左右自愈。

（二）鉴别诊断

1. 疱疹样阿弗他口炎

（1）有反复的口腔溃疡病史。

（2）散在分布无成簇性，非角化黏膜多见。

（3）无口周皮肤损害、无牙龈的广泛充血或疱疹。

（4）成人多见。

2. 带状疱疹

（1）成人多见，无反复发作史，愈合后不复发。

（2）全身反应较重，疼痛剧烈。

（3）疱疹较大，为成簇性、沿着三叉神经的分支排列成带状。

（4）口内及口外皮肤均有病损，但单侧分布不超过中线。

3. 手足口病

（1）口腔疱疹及溃疡多在舌、颊及硬腭，很少侵犯牙龈。

（2）手掌、足底、臀、臂等处可见水疱、丘疹。

（三）治疗原则及应急处理

1. 支持治疗

（1）保证患儿充分休息，给予维生素B、C以及有营养、易消化的饮食。

（2）体温升高给予退热剂，必要时补液。

（3）高热以及严重的继发感染时，给予全身抗菌药物治疗。

2. 对症治疗　保持口腔卫生，可以选用抗菌漱口液如 0.1% 依沙吖啶、0.05% 氯己定液以消除或预防继发感染。疼痛严重者，可局部用止痛剂漱口或擦洗。

3. 避免接触患儿，预后良好，可自愈。

五、带状疱疹

带状疱疹由水痘－带状疱疹病毒所引起，以沿单侧周围神经分布的簇集性小水疱为特征，常伴有明显的神经痛。

（一）临床表现与诊断要点

1. 前驱症状　如发热、倦怠、全身不适及食欲减退、患部皮肤和黏膜有灼热、瘙痒。

2. 病损部位剧烈疼痛，面部可伴有牙痛。

3. 特征性的单侧性皮肤－黏膜疱疹，沿三叉神经分支分布，不超过中线。

4. 夏秋季发病率高，病程一般 2~3 周。

5. 预后良好，一般可终身免疫，偶有复发。老年患者易发生疹后神经痛。

（二）鉴别诊断

1. 单纯疱疹　皮肤黏膜交界处的簇集性水疱群，自觉症状轻，皮损局部有灼热感。病程短、反复发作，在发热或胃肠功能紊乱时发生。

2. 疱疹性咽峡炎　前驱期症状和全身反应较轻，以局限于口腔后部的成簇小水疱为特征，有自限性，病程约 7 天。

（三）治疗原则及应急处理

治疗原则：抗病毒、消炎、止痛、支持治疗。

1. 抗病毒治疗　阿昔洛韦、泛昔洛韦或伐昔洛韦等抗病毒药物。伐昔洛韦一般用法是每次口服 300 mg，每天 2 次，连续服 7~10 天；泛昔洛韦每次口服 250 mg，每天 3 次，连续服 7~

10 天。

2. 神经营养药物　甲钴胺、腺苷钴胺、维生素 B_1、维生素 B_{12} 等，用药时间视病情而定。

3. 口内黏膜病损　若有糜烂溃疡，可用消毒防腐类药物含漱、涂布，如 2%~2.5% 四环素液、0.1%~0.2% 氯己定或 0.1% 高锰酸钾液含漱；5% 金霉素甘油糊剂、中药西瓜霜或锡类散局部涂布，具有抗病毒作用。

4. 口周及颌面部皮肤病损　疱疹溃破有渗出者，用纱布浸消毒防腐药水湿敷，可减少渗出，促进炎症消退；待无渗出并结痂后局部可涂少量 5% 阿昔洛韦软膏。

5. 有患者累及角膜以及结膜，需要尽快到眼科就诊。侵犯面神经者，治疗不及时可能导致面瘫。

六、球菌性口炎

（一）临床表现与诊断要点

由口腔正常菌群或者条件致病菌造成。一般可由上呼吸道感染、肠道紊乱、服用某些药物、局部刺激、过度劳累及全身抵抗力下降等原因诱发。根据不同致病菌，临床表现不同。病损处取材，细菌涂片或培养可见大量的脓球或细菌。外周血细胞分析，白细胞总数升高，中性粒细胞比例升高。

1. 卡他性口炎　多由卡他奈瑟球菌引起的口炎，表现为黏膜绒毛状充血，表面针尖大小出血点，有时上覆小斑片状薄的白色假膜。唇内侧黏膜、双颊、软腭及咽部为好发部位。症状表现为发热、灼痛或苦涩感。

2. 葡萄球菌性口炎　表现为化脓性感染，多发于牙龈，可波及舌缘、颊及咽黏膜，龈缘和龈乳头不受累。表现为发红基础上的暗白色薄假膜，易擦去。

3. 肺炎双球菌口炎　冬春之际发生，老年及儿童多发。可有上呼吸道感染症状或肺炎。硬腭好发，口底、舌下、颊、咽侧黏膜亦可波及，假膜较为致密，常呈银灰色，多圆形。

4. 链球菌性口炎　发病率较高，急性散在分布，波及口腔多个部位，充血、发红、水肿明显，擦去后有渗血，假膜很快覆盖。

（二）鉴别诊断

1. 急性疱疹性龈口炎

（1）散在或成簇状小水疱，疱破溃后形成溃疡。

（2）口周皮肤可出现成簇疱疹，有结痂。

（3）牙龈充血红肿，可出现疱疹及溃疡。

（4）病原微生物检查为单纯疱疹病毒。

2. 多形红斑

（1）为变态反应性疾病，多数能发现过敏原。

（2）口腔黏膜病损可见有多发红斑、水疱、溃疡或糜烂，渗出多，唇红伴厚血痂。

（3）皮损呈多形性特点，可出现虹膜样红斑。

3. 口腔念珠菌病

（1）假膜多疏松、乳白色、易刮去。

（2）病损区涂片可见念珠菌菌丝。

（3）病损区培养念珠菌阳性。

（三）治疗原则及应急处理

1. 全身用药　抗菌药物消炎控制感染，应严格掌握适应证，对严重感染病例，应根据药物敏感试验结果及时选用最有效的抗菌药物。

2. 口腔局部处理

（1）保持口腔清洁，可选用 0.1% 依沙吖啶溶液、0.05% 氯己定溶液或 1% 过氧化氢溶液等含漱。

（2）膏剂、膜剂或者散剂：溃疡膏、溃疡膜贴敷，消炎止痛促进愈合。养阴生肌散、西瓜霜等局部喷撒。

（3）止痛：选用 1% 利多卡因凝胶或 0.5% 达克罗宁溶液饭前含漱。

3. 全身支持疗法　给予高蛋白易消化的食物，多种维生素，注意水电解质及酸碱平衡调整。

（刘　洋）

第二节　创伤性疾病

一、创伤性溃疡

病因明确，由物理性、机械性或化学性等长期慢性刺激引起的黏膜溃疡。

（一）临床表现与诊断要点

1. 较明确的理化刺激因素（残根残冠、吸吮手指、玩具或者误食，例如局部外敷维生素C、阿司匹林、大蒜汁等）或自伤性不良习惯（多动症、自闭症或者抽动症儿童咬舌、咬颊、咬唇等）等病史，溃疡部位往往与机械性刺激因子相吻合，去除刺激因素后，溃疡明显好转和较快愈合。

2. 溃疡发生的部位和局部刺激物形状一致，溃疡周围没有明显的充血发红，周缘均为发白的水肿或者角化，和长期摩擦刺激有关。

3. 特殊类型的创伤性溃疡

（1）Bednar溃疡：专指由于吮吸过硬的人工奶头或吸吮手指等创伤所致的婴儿硬腭、翼突钩部位的溃疡，病损多为双侧对称性分布。婴儿常哭闹不安。

（2）Riga-Fede溃疡：专指因过短的舌系带或过锐的新萌出的下中切牙长期摩擦刺激引起的、发生于婴幼儿舌系带部位的溃疡。长时间不治疗则转变为增殖性，触之较韧，影响舌部运动和进食等。患儿常哭闹不止。

（3）化学灼伤性溃疡：急性病程，与化学物质（阿司匹林、维生素C、大蒜汁等）接触的口腔黏膜表面覆盖黄白色假膜，溃疡多表浅，但疼痛明显。

（二）鉴别诊断

1. 癌性溃疡　老年人多见，溃疡多不规则，可呈菜花状，边缘外翻，基底出现浸润性硬结，无明显疼痛，病程长，经久不愈或逐渐扩大，病理检查可见癌变组织及细胞。

2. 结核性溃疡　形态不规则，基底暗红色桑葚样肉芽组织增生，溃疡经久不愈，病理检查见特征性结核结节或结核性肉芽肿。

3. 腺周口疮　溃疡有反复发作史，但无创伤因素和自伤性不良习惯。同时可伴有口腔其他部位的溃疡。疼痛明显，可见溃疡愈合遗留的瘢痕。

（三）治疗原则及应急处理

1. 去除局部刺激因素　如去除残根残冠，调改或拆除不良修复体，调磨锐利的牙尖。Bednar 溃疡应改变婴幼儿的喂养方式（奶瓶喂养改为汤匙喂食）。Riga-Fede 溃疡的治疗可调磨下前牙过锐的牙尖。自伤性溃疡的患者需给予必要的心理干预与治疗。

2. 局部对症治疗　涂敷口腔溃疡散；0.12% 氯己定或 0.1% 依沙吖啶含漱预防感染，曲安奈德口腔软膏、复方苯唑卡因凝胶、复方甘菊利多卡因凝胶涂抹止痛。

3. 上述治疗后，溃疡 2~4 周不愈者应考虑及时活检以明确诊断。

二、创伤性血疱

由物理性、机械性或化学性刺激引起的病因明确的、快速产生的黏膜血疱。黏膜血疱一旦破溃和继发感染，则发生糜烂或者溃疡。

（一）临床表现与诊断要点

1. 根据较明确的创伤史，如进食过硬、过烫食物，吞咽大块食物等。

2. 好发病损部位为咀嚼侧的软腭、舌腭弓、颊、舌等。

3. 疼痛不明显，但异物感明显，疱壁较薄，容易破溃，破溃后遗留鲜红色疱底创面，形状规则，周围有水肿，疼痛明显。

（二）鉴别诊断

反复出现的口腔黏膜血疱应与血小板减少性紫癜和其他凝血障碍性疾病相鉴别。血小板计数、凝血功能测定有助于鉴别。

（三）治疗原则及应急处理

1. 培养良好的进食习惯，细嚼慢咽，不吃过烫、过硬食物。

2. 口腔黏膜创伤性血疱多可自行破溃。未破溃的血疱可用无菌注射器抽取疱液，或刺破血疱。局部可用止痛、防腐、促进愈合的外用药，如口腔溃疡散、氯己定含漱液等。

（刘　洋）

第三节　变态反应性疾病

一、血管性水肿

以往称为血管神经性水肿，表现为急性、局部、反应性黏膜皮肤水肿，特点是突然发作，消退迅速，水肿局限。

（一）临床表现与诊断要点

1. 病史特点

（1）发病突然而迅速。

（2）病变消失迅速，且不留瘢痕。

（3）可反复发作。

2. 临床特点

（1）局限性水肿，界限不清，按压质韧而有弹性，半透明状。

（2）皮下结缔组织疏松处为好发部位，如唇、口底。

（二）鉴别诊断

1. 根尖周脓肿　可在罹患区发现急性根尖周炎症状，而且牙痛主诉也比较明确。

2. 颌面部蜂窝织炎　病因明确，多为牙源性细菌感染，可找出病灶牙。伴有全身症状，发热可达 38℃以上。肿胀发生缓慢，病区有红肿、发热、触痛，肿胀可有凹性水肿，不经治疗不会自行消退；用抗菌药物治疗有效。

（三）治疗原则及应急处理

1. 隔离过敏原　明确并隔离过敏原，可解除症状、防止复发。轻症可自行消退，不予药物治疗；找不到变应原，需要脱敏治疗。

2. 抗过敏药物　如氯苯那敏（扑尔敏）、盐酸苯海拉明、氯雷他定、西替利嗪、左旋西替利嗪等。

3. 较重者用糖皮质激素类药物，口服，每天 15~30 mg。

4. 当出现喉头水肿，呼吸困难时应该采取以下紧急措施救治：①1∶1000 肾上腺素 0.5~1 ml，皮下注射；②氢化可的松 200~500 mg，加入 5%~10% 葡萄糖液 500~1000 ml 中，静脉滴注；③口含冰块或喉部放置冰袋；④必要时要进行气管切开。

二、药物变态反应性口炎

药物变态反应性口炎是某种药物通过口服、注射、吸入、贴敷或局部涂擦、含漱等不同途径进入机体内，使过敏体质者发生变态反应而引起的黏膜及皮肤的变态反应性疾病。

（一）临床表现与诊断要点

1. 有明确的用药史或曾有药物过敏史，多以解热镇痛药、磺胺类药、抗菌药物类药多见；血清、生物制品、维生素类和中药类也有可能。用药和发病有时间关联和因果关系。

2. 有一定的潜伏期，初次发作潜伏期 4~20 天，再次发作潜伏期数分钟到 24 小时。

3. 口腔黏膜突然出现红肿、红斑、起疱，疱破溃形成较大糜烂面，边缘多比较整齐。严重病例可出现皮肤、眼、外阴损害。

4. 固定药疹　同一部位、同一形式反复发生，口唇和口周皮肤好发。

5. 停用可疑致敏药物后，病损愈合。

（二）鉴别诊断

1. 多形红斑

（1）无明确用药史。

（2）皮肤典型的靶形红斑，唇部较厚的紫黑色血痂为最具特点的表现。

（3）有自限性，可复发。

2. 天疱疮

（1）慢性病程。

（2）发病因素不明，多无明确用药史。

（3）外观正常的皮肤出现薄壁水疱，多破溃成鲜红糜烂面和结痂。

3. 疱疹性口炎

（1）多见于婴幼儿，潜伏期约 1 周。

（2）可发热 38~39℃，全身反应较重。

（3）口腔黏膜任何部位（多在角化黏膜）和口周皮肤出现成簇小水疱。

（三）治疗原则及应急处理

1. 立即停用一切可疑致敏药物以及与其结构相似的药物。

2. 应用维生素 C、10% 葡萄糖酸钙，可增加血管的致密性，减少渗出，减轻炎症反应。

3. 应用抗过敏药物，如氯苯那敏、赛庚啶、苯海拉明。严重者给予肾上腺皮质激素口服。

4. 局部用 0.1% 依沙吖啶、0.05% 氯己定含漱剂含漱或湿敷。外用口腔溃疡散、软膏等。

三、接触性过敏性口炎

超敏体质者的口腔黏膜与一些通常无毒害物质接触后，发生变态反应而引发的一种口腔黏膜炎症性疾病。

（一）临床表现与诊断要点

1. 有较为明确的局部接触史（例如义齿基托、充填材料等）或者特殊食物（例如口香糖，甜味剂等）、药物（例如局部麻醉、漱口水、蜂胶制剂等）接触史。

2. 去除引起变态反应的因素后，病损较快消退。

3. 口腔黏膜的病损范围和致敏物接触的范围相近或略向周围延伸。

4. 斑贴实验有助于诊断。

（二）鉴别诊断

义齿性口炎：慢性病程，萎缩发红表现为主，义齿组织面涂片或唾液培养可以检测到真菌。接触性过敏性口炎为急性病程，红肿、糜烂为主。

（三）治疗原则及应急处理

寻找并及时去除可疑致敏因素，避免再次接触。局部用药为主，可以使用 0.1% 依沙吖啶、0.05% 氯己定含漱剂（注意：氯己定也有过敏可能）含漱。

四、多形红斑

（一）临床表现与诊断要点

1. 20~40 岁青壮年多发，常在春、秋季节发病，有自限性。

2. 轻型多形红斑：偶有轻度头疼、低热、乏力、关节疼痛等全身不适，也可无全身症状。

3. 口腔黏膜病损主要累及唇、颊、舌，表现为不规则的水疱、糜烂和溃疡。溃疡表面有大量渗出，形成厚假膜。唇红部常可见厚血痂和出血。少数可有眼和外阴黏膜病损。早期出现圆形红斑、丘疹，以后出现水疱、糜烂。

4. 皮肤病损可以和口腔黏膜病损同时或先后发生，早期出现圆形红斑、丘疹，以后出现水疱、糜烂。靶形红斑或虹膜样红斑是典型的皮肤表现。中间为坏死或者水疱，周围是充血红晕，形成同心圆形。

5. 重型多形红斑范围广泛，在皮肤病损基础上伴有口腔黏膜或其他黏膜病损。患者于发病前1周可出现全身不适、高热（39~40℃）、肌肉酸痛等前驱症状。当患者同时出现口腔黏膜、皮肤、眼和生殖器黏膜等多个腔隙受累时，称为 Steven-Johnson 综合征（斯约综合征）。

（二）鉴别诊断

1. 原发性单纯疱疹　临床表现为口腔黏膜上成簇的小水疱，水疱可以融合。多发生在角化黏膜，例如牙龈和硬腭部位。除口周皮肤外，一般无皮损。多形红斑极少见于牙龈。

2. 寻常型天疱疮　慢性病程。临床表现为黏膜、皮肤的疱疹逐渐发生，表现为糜烂，很少看到完整疱损。而多形红斑为急性发作，有自限性，病程相对短暂。天疱疮病理变化为上皮内疱，有棘层松解。而多形红斑为上皮下疱，无棘层松解。天疱疮的皮肤病损，多为鲜红糜烂，可有结痂。多形红斑有特异性的皮肤病损，为靶形红斑。

（三）治疗原则及应急处理

1. 停止使用致敏物质　通过询问用药史、饮食以及接触史，停用可疑致敏物质。

2. 支持治疗　进食软食或流食，给予高营养、高蛋白食物、大量维生素等支持治疗，以利于度过有自限性的病程。

3. 药物治疗

（1）局部用药：口腔内可以选用局部糖皮质激素类药物，例如曲安奈德口腔软膏，地塞米松注射液＋生理盐水含漱。唇部糜烂结痂可以使用0.1%依沙吖啶溶液湿敷后涂抹糖皮质激素类药膏，例如复方盐酸金霉素软膏或者曲安奈德口腔软膏。

（2）全身用药：症状较轻者，例如只累及口腔黏膜局部，没有全身其他黏膜以及皮肤病损者，可以给予抗过敏药物治疗结合局部糖皮质激素治疗。症状较重者，醋酸泼尼松每天口服30 mg，待口腔糜烂和渗出症状控制后逐渐减量，每3天减5 mg，2~4周内减完。

（3）全身多腔隙受累时，建议尽快到皮肤科就诊。

（刘　洋）

第八章　口腔颌面部软组织损伤

第一节　软组织损伤分类及处理原则

一、擦伤

擦伤为皮肤或黏膜与地面或粗糙物体间滑动摩擦，引起的表皮和真皮的浅层损伤。

（一）诊断要点

1. 多发生于颧部、鼻尖、颏部、额部等面部突出部位。
2. 表现为表皮片状缺损或深浅不一的平行线状划痕。
3. 创面有少量渗血和组织液渗出，常附着有沙粒或异物。
4. 损伤早期疼痛明显，常伴有烧灼样疼痛。

（二）治疗原则及处理方法

清洁创面，去除污染物，保持干燥（具体操作见本章第二节口腔颌面部软组织损伤清创缝合术）。一般无须涂布药物，暴露创面，待其自行结痂。一般 1~2 周痂皮自行脱落后即自愈。如有感染，应先去痂皮后用 0.1%~0.2% 乳酸依沙吖啶湿敷至无脓性渗出。

二、挫伤

挫伤是机体受钝器撞击或摔跌，皮下和深部组织遭受瞬间冲击、挤压，导致皮下结缔组织、肌肉、骨膜及关节周围软组织的闭合性损伤，有时伴发颌骨骨折。

（一）诊断要点

1. 皮下软组织挫伤　伤区皮肤无明显裂口，肿胀、疼痛、皮下血肿、皮肤瘀斑。肌肉损伤时可出现不同程度的功能障碍，如张口受限。

2. 颞下颌关节挫伤　关节区疼痛、肿胀、张口受限、轻度错𬌗。临床上应与髁状突囊内骨折相鉴别。CBCT 检查能清楚地显示有无骨折。

（二）治疗原则及处理方法

1. 轻度挫伤无须特别处理，早期可采取局部冷敷，以减轻局部肿胀和血肿形成。

2. 如血肿过大或已液化，可行局部穿刺或切开清除血肿并引流，同时预防性应用抗菌药物防止感染。抗菌药物一般选择头孢菌素类或大环内酯类广谱抗菌药物，如头孢呋辛或红霉素等。

3. 有些骨膜下挫伤造成的血肿可能引起骨膜下增生，导致局部膨隆。这种情况常见于青少年或儿童的眶下区或鼻旁区，对此应在早期清创去除血肿。

4. 关节挫伤应减少下颌运动，进软食减轻关节负担。严重者可在磨牙区放置 2~3 mm 厚的橡皮垫，使髁状突下降，以达到降低关节内压力和减轻疼痛的目的，7~10 天后开始进行开口训练。

三、刺伤

刺伤为尖锐物体刺入组织所致的损伤。如异物刺入软组织时伴刺入物侧向移位，则常伴软组织撕裂伤。

（一）诊断要点

1. 创口小，伤道深。

2. 软组织可为双口贯通伤；经软组织达骨组织多为非贯通伤。

3. 伤道内多有污染，可能存留异物。

（二）治疗原则及处理方法

1. 清创、止血，去除异物。如创口较大，则需缝合关闭创口。

2. 必要时注射破伤风免疫制剂。

3. 及时复查，出现化脓性感染时需要换药（具体操作见本章第二节口腔颌面部软组织损伤清创缝合术）；必要时用抗菌药物。

四、裂伤

裂伤包括由较大力量的钝器撞击或摔跌造成软组织裂开的挫裂伤和由于急剧的牵拉或扭转外力致皮肤筋膜裂开的撕裂伤。

（一）诊断要点

1. 挫裂伤　创缘一般不齐，软组织水肿；表面组织可有缺损、淤血、坏死；深部软组织水肿、出血；可伴有开放性骨折。

2. 撕裂伤　损伤面积常较大，创缘不齐，可形成组织缺损。面侧部的撕裂伤常伴有腮腺、腮腺导管、面神经的损伤。

（二）治疗原则及处理方法

1. 简单的裂伤伤口根据伤口形状做相应的分层对位缝合即可。

2. 创缘不规则者，在对外形影响不大时，尽量修齐创缘后再缝合。

3. 皮瓣样裂伤的软组织在皮下层或骨膜上层有明显分离，没有组织缺失，皮瓣下常可发现异物碎屑，应仔细清除。缝合后应加压包扎并注意引流，以消除无效腔（死腔），防止血肿或积液。

4. 如有神经、腺体导管的断裂，应行吻合术。

5. 小范围组织缺损者，可通过局部潜行剥离、拉拢缝合关闭创面或行局部旋转或滑行皮瓣修复。不易修复的缺损可先简单关闭创面，遗留缺损待Ⅱ期修复。

五、切割伤

切割伤是由于利器如刀、玻璃、铁片等割裂组织引起的损伤。

（一）诊断要点

1. 伤口皮肤边缘整齐，无组织缺损，创口污染一般不严重。

2. 伤情较重时易伤及大血管引起严重出血而危及生命。也可能切断面神经分支或腮腺及导管，导致面瘫、涎瘘。

（二）治疗原则及处理方法

1. 简单的切割伤伤口根据伤口形状做相应的分层对位缝合即可。

2. 片切状伤口如边缘过薄，不易对位，可剪去部分组织。

3. 缝合前应完善止血。明显的血管断端，即使已不出血，也应结扎处理。

4. 如有神经、腺体导管的断裂，应行吻合术。

5. 切割伤导致形成带蒂皮瓣样伤口，如蒂部过薄、过窄小，不足以满足皮瓣的血供，应对皮瓣作削薄成全厚或中厚皮片再缝合。

六、撕脱伤

撕脱伤是较大机械力量将组织撕裂并脱离机体的一种较严重的软组织损伤，头面部常见的撕脱伤为头皮撕脱伤，是因长发被卷入转动的机器中造成的大块头皮甚至连同面部皮肤的撕脱。头面部其他部位的撕脱伤一般比头皮撕脱伤病情轻，处理原则和方法参照头皮撕脱伤处理。

（一）诊断要点

1. 有头发等被机器卷入等外伤史。

2. 头皮从帽状腱膜下或骨膜下撕脱，范围常较大，出血多，疼痛剧烈。少数情况可从皮下层小片撕脱。

3. 常造成大片皮肤等组织缺损，缺损的创面多不规则；皮下及肌肉组织均有挫伤；头皮整层缺损，颅骨外露，日久可并发颅骨感染或坏死。

4. 病情严重，易发生休克。

（二）治疗原则及处理方法

1. 急救时用无菌敷料包扎止血，同时保留撕脱的头皮备用。

2. 维持生命体征平稳，抗休克治疗。

3. 小的组织缺损可通过皮下潜行分离，局部转瓣，拉拢缝合关闭伤口。

4. 撕脱头皮如有血管可行吻合者，应行血管吻合组织再植术；如无血管可供吻合，在伤后6小时内将撕脱的皮肤清创后，切削成全厚或中厚皮片做再植术；如撕脱的组织瓣损伤过重，伤后已超过6小时，组织已不能利用，则在清创后切取皮片游离移植，消灭创面。

5. 大面积头皮缺损、伴颅骨与硬脑膜缺损者，清创时需修补硬脑膜与头皮；也可用带血管蒂的大网膜覆盖创面，同时I期植皮或待肉芽生长后再植皮。

6. 头皮缺损大，未及时处理或因伤口污染或植皮失败致颅骨裸露，可在骨面多处钻孔，孔与孔之间间隔1 cm，需深达板障；或将颅骨外板凿除，待肉芽组织形成后再植皮。

7. 抗菌药物预防感染；全身支持治疗。

七、动物咬伤

（一）诊断要点

1. 有动物咬伤史，伤处可见齿痕、不规则撕裂伤、抓痕。

2. 大动物咬伤可造成面颊或唇部组织撕裂、撕脱或缺损，甚至骨面裸露。

3. 通常污染严重，极易感染。

（二）治疗原则及处理方法

1. 伤口应彻底清创，减少狂犬病发生的可能性。即刻用3%~5%肥皂液或0.1%苯扎溴铵（新洁尔灭）溶液彻底冲洗伤口。

2. 一般的动物咬伤处理的原则是尽量避免缝合，保持伤口开放。但伤口位于面部时如任由伤口自行延期愈合，一般瘢痕会较严重甚至错位愈合，对美观或功能影响大，故颌面部动物咬伤应予缝合，但需注意引流通畅。另如伤口较大自行愈合困难时亦应予缝合。

3. 多数撕裂性损伤可以在彻底清创后初期缝合，伤口深大者应放置引流条，利于污染物和分泌物的排出。

4. 刺入性伤口如不易清洁，应延期缝合。

5. 由于伤口极易出现感染，组织缺损者一般不做复杂的I期修复术。如组织缺损可用邻近皮瓣修复者可I期修复；如缺损大，应以预防感染、关闭创面为原则，遗留缺损II期整复；如骨面裸露，无软组织可供覆盖者，可用碘仿纱布覆盖骨面，控制感染，待肉芽组织覆盖创面后，再做游离植皮。

6. 预防感染推荐使用头孢氨苄；出现感染可选用青霉素类药物。如过敏可改为大环内酯类抗菌药物。

7. 尽早注射破伤风免疫制剂；并尽早注射狂犬病疫苗（最好在 24 小时内开始注射）。

八、爆炸伤

爆炸伤是由爆炸引起的面部软组织复合伤，常伴有严重的全身并发症和邻近重要结构的损伤。

（一）诊断要点

1. 有明确的爆炸损伤史。

2. 创口不规则、组织缺损，肿胀严重，创面严重污染，部分组织坏死，极易感染。

3. 常伴有粉碎性骨折和骨缺损。

4. 可有休克、昏迷、颅脑损伤。

（二）治疗原则及处理方法

1. 保持呼吸道通畅、积极止血、抗休克，判断有无颅脑及其他重要脏器损伤，如有则及时转至相关科室处置。

2. 仔细了解爆炸物性质、爆炸方式及现场情况。全面影像学检查，排除颅脑损伤，明确骨折和异物存留情况。

3. 彻底清创　创缘修整比一般清创术更彻底，应切除失去活力的组织。先处理口腔内侧深面的创口，后处理口腔外侧表浅的创口。

4. 清除存留的异物　深而窄的非贯通伤应适当扩创，并探查异物，尽可能在清创同期取出异物。但有大批伤员时，应注意不要为摘取个别异物而耗费过多时间，影响多数伤员的处置，对当时难以取出的异物可安排延期手术。

5. 充分引流　初期不做严密缝合，数日内伤口无化脓，可行延期缝合。

6. 组织缺损大者，应做定向缝合，局部用高渗盐水或呋喃西林液湿敷引流，待坏死组织分解脱落后，再做二次拉拢和延期缝合。遗留缺损待Ⅱ期修复。

7. 骨折复位，简单固定。所有骨创面都不应暴露在外，应以软组织覆盖，部分缝合，并注意引流。

（徐训敏）

第二节　口腔颌面部软组织损伤清创缝合术

一、适应证

1. 生命体征稳定。

2. 口腔颌面部软组织开放性损伤，如：切割伤、撕裂伤、挫裂伤、异物刺伤、撕脱伤以及动物咬伤等。

二、手术过程

（一）术前准备

1. 术前应进行全面检查，疑有骨折或组织内异物者，应行影像学检查明确骨折情况、定位异物。

2. 向患者及家属详细交代病情、治疗方案、费用及预后，尤其是术后可能出现的美观问题与功能障碍，使患者及家属充分理解并接受，必要时签手术同意书。

3. 用消毒纱布保护好创面。周围皮肤备皮、清洗、消毒，油污可用汽油或乙醚去除。

4. 根据损伤程度和手术需要，对手术区行局部浸润麻醉或神经阻滞麻醉，必要时会同麻醉师行全身麻醉。

（二）手术步骤及注意事项

1. 冲洗　用3%过氧化氢和生理盐水交替冲洗伤口，清除血凝块及创口内的异物，初步清创、止血。

2. 消毒铺巾　伤口周围皮肤与黏膜以0.1%苯扎溴铵（新洁尔灭）或70%~75%乙醇或聚维酮碘棉球消毒后，更换无菌手套，铺无菌孔巾，仅暴露术区。

注意：有细胞毒性的消毒液（如乙醇，碘剂）勿直接接触开放的伤口创面。

3. 清创　由外到内、由浅入深，仔细去除创口内的异物，对嵌入组织的异物可用刮匙、尖刀等仔细剔除；剪除经确认已坏死或严重污染的软组织。对深部组织损伤较重，而皮肤创口较小的，应适当扩大创口，以充分显露深部损伤。眼睑、耳、鼻、唇、舌等美观和功能较重要部位的撕裂或撕脱伤，应尽量保留可能存活的组织；即使大部分组织游离，在伤后6小时内应考虑将游离组织复位缝合。修齐创缘，完善止血。

4. 缝合　准确对位、分层缝合、消除无效腔（死腔）、关闭创面。

（1）先对齐缝合标志点明确、美观要求高的部分，如唇红缘、睑缘、鼻翼边缘及耳、眉的伤口。

（2）创缘的皮肤与皮下组织交界处可做少许潜行分离，以减少张力，尽量做到皮肤创缘无张力对合；缝合张力较大时，可采用褥式减张缝合。

（3）小针细线缝合，创缘接触的部分保持轻度外翻。一般进针点距创缘2~3 mm，针距3~5 mm。

（4）小范围组织缺损，创面新鲜，无严重污染或感染者，可行局部旋转或滑行皮瓣修复；大面积洞穿缺损可做创缘对位缝合，遗留缺损待Ⅱ期修复，有严重污染或感染的大面积创面应首先控制感染，然后植皮消灭创面，Ⅱ期修复。

（5）6~24小时内的伤口，经清创处理后可做初期缝合，时间较长的伤口，视情况增加缝合间距，必要时放置引流；污染严重或感染的伤口关闭伤口时，不要缝合过紧，需放置引流。

（6）舌体有组织缺损的伤口在拉拢缝合时应尽量保证舌体纵向长度。

（7）唇部全层贯通伤一般分皮肤层、肌层、黏膜层三层缝合，伤口缝合时尽量减少组织内的缝线。

（8）颏部、额部、颧部伤口缝合皮下层时，线结不宜过浅，而且应深入浅出，反向缝合（尤其是幼儿患者），否则数周后线结可能由皮肤穿出。

（9）大涎腺导管断裂时可做吻合、改变开口位置或结扎，知名神经断裂应尽量吻合或移植修复。

（三）包扎

颌面部Ⅰ期缝合后的伤口一般不用敷料覆盖，让伤口裸露更有利于伤口愈合；放置了引流条的伤口需用敷料简单覆盖伤口；部分深在伤口为减少术后出血或减轻术后肿胀可适当加压包扎；术中结扎腮腺导管的外伤患者，缝合术后应对患侧腮腺区以十字绷带加压包扎，利于腺体萎缩。

（四）术后抗感染

较复杂的外伤缝合术后需应用广谱抗菌药物预防和控制感染。如伤口较大、污染严重、治疗操作时间长，应在术前1小时、术中、术毕分别用一定量的抗菌药物预防感染。可能存在污染的伤口术后应根据患者的免疫接种情况考虑是否给予破伤风免疫治疗。动物咬伤者还应注射狂犬病疫苗。

破伤风免疫制剂有破伤风抗毒素（TAT）、马破伤风免疫球蛋白［F（ab'）$_2$］、人破伤风免疫球蛋白（HTIG）和含破伤风类毒素疫苗（TTCV）。其中F（ab'）$_2$是高度纯化后的TAT，安全性较TAT有较大提高。目前医院常备的是TAT和（或）HTIG。

这两种制剂是破伤风被动免疫制剂，能中和破伤风杆菌生长繁殖过程中释放的外毒素，注射后能使机体立即获得免疫力，但免疫作用维持时间较短，一般只有 10 天［TAT/F（ab′）$_2$］或 28 天（HTIG），主要用于破伤风的治疗和短期的应急预防。它们对破伤风杆菌的生长繁殖及释放毒素均无任何影响，而且破伤风感染后的发病潜伏期是 1 天至数月不等，大多数发病在伤后 3~21 天，所以单次 TAT/F（ab′）$_2$ 或 HTIG 的应用并不能给人体带来对破伤风杆菌的持久免疫力。只有接种含有破伤风类毒素（TT）的疫苗主动免疫以保持体内较高的破伤风外毒素抗体滴度水平才是预防破伤风杆菌感染最有效的措施。但主动免疫起效慢，一般注射后约 2 周抗体才达到保护性水平，从未接受过破伤风疫苗免疫的患者需要连续注射 3 剂才能达到足够的抗体滴度；如果未完成全程免疫，其作用持续时间小于 5 年，但全程免疫后的保护作用持续时间可达到 5~10 年，在全程免疫后进行加强免疫，其作用持续时间可达 10 年以上。全程免疫措施为：在第 0 天、1 个月后、7 个月后分别接种 1 剂 TTCV，接种部位为上臂外侧三角肌，接种方式为肌内注射。

　　对外伤后破伤风感染的预防免疫措施，最新的观点是：①免疫接种史不详或不足连续 3 次接种时，清洁伤口仅需全程接种 TTCV，不洁伤口和污染伤口在接种 TTCV 的同时需肌注 HTIG 来进行被动免疫。HTIG 难以获得时，应优先选择 F（ab′）$_2$，其次选择 TAT；②在全程免疫最后一次注射后的 5 年内受伤时，一般认为清洁伤口、不洁伤口及污染伤口均不推荐使用 TTCV、F（ab′）$_2$/TAT 和 HTIG；③在全程免疫最后一次注射后超过 5 年但不足 10 年受伤者，清洁伤口不推荐使用免疫措施，不洁伤口及污染伤口应加强接种 1 剂次 TTCV，不推荐使用 HTIG 和 F（ab′）$_2$/TAT；④在全程免疫最后一次注射 10 年后受伤时，部分患者体内抗体水平降至保护水平以下，所有伤口均需接种 1 剂次 TTCV，不推荐使用 TAT/F（ab′）$_2$ 和 HTIG；⑤免疫功能严重受损的外伤患者接受破伤风主动免疫后的效果不可靠。有条件的机构可考虑检测破伤风抗体水平，无检测条件时应给予 HTIG 或 F（ab'）$_2$/TAT 进行保护；⑥如需接种 HTIG，成人用量为 250~500 U，接种部位为大肌肉处（如臀部），接种方式为肌内注射；⑦如需接种 F（ab'）$_2$/TAT，成人用量为 1500~3000 U/ 次，接种部位为大肌肉处（如臀部），接种方式为肌内注射。注射前需将 1500 U F（ab'）$_2$/TAT 用 10 ml 灭菌注射用水稀释后进行皮内试验，皮内试验阴性后方可肌内注射。如果无条件接种 HTIG 而 F（ab'）$_2$/TAT 皮试阳性必须进行二级预防时，可采用 F（ab'）$_2$/TAT 脱敏注射：将 F（ab'）$_2$/TAT 稀释 10 倍，分小量数次做皮下注射，每次注射后观察 30 min。第一次注射 10 倍稀释的 F（ab'）$_2$/TAT 0.2 ml，观察无发绀、气喘或显著呼吸短促、脉搏加速时，可第二次注射 0.4 ml，如仍无反应可第三次注射 0.8 ml，第三次注射后仍无反应可将剩余未稀释的 F（ab'）$_2$/TAT 一次性注射；有过敏史或过敏试验强阳性者，应将第 1 次注射量和以后的递增量适当减少，分多次注射，以免发生剧烈反应。病例最后一次注射 F（ab'）$_2$/TAT 后，应观察至少 30 min；对伤口污染严重的患者应考虑 F（ab'）$_2$/TAT 注射 1 周后再次注射。

目前我国除了针对儿童计划免疫的 TTCV 外，尚未普及用于普通临床的破伤风主动免疫制剂。故现一般门急诊临床的破伤风预防仍以肌注 TAT、F（ab'）$_2$ 或 HTIG 的被动免疫为主。

（五）支持治疗

缝合术后应根据患者伤情及全身情况输血或输液治疗。术后不能通过口腔进食者应插胃管行肠内营养。

三、术后医嘱

清创缝合术后应向患者及家属详细交代术后用药、饮食、护理方面的注意事项及复诊、拆线时间。颌面部外伤清创术后一般不限制饮食，鼓励高营养高蛋白饮食，以流质或半流质软食为好。患者的全身基础疾病用药一般不停用，但需注意是否与所用抗感染药物有配伍禁忌；长期应用抗凝血药物者，如必须停药应与内科医师协商。口腔内损伤者术后应加强口腔卫生护理，必要时可用漱口液含漱。

四、术后复诊

1. 比较简单的浅小伤口一般清创缝合术后 5~7 天复诊拆线。

2. 较复杂的外伤处理后应建议在 24~48 小时内复诊，并根据复诊情况决定是否需再次复诊。复查内容包括伤口卫生及肿胀情况、有无裂开、有无积液化脓。伤口在清创缝合术后均会出现反应性肿胀，属于正常情况，此时可见伤口周围组织肿胀，但质地较软，无明显压痛；如出现肿胀区皮肤光亮、触质硬、压痛明显，预示伤口内有积液或感染形成，应探查伤口。复诊时应去除过多痂皮，防止痂下积液、感染形成。放置的引流条也应在 24~48 小时内去除或更换。如伤口有积液化脓应拆除部分缝线并尽量去除组织内的缝线，然后用生理盐水冲洗，以便排出积液，可留置引流条。黏膜伤口容易出现缝线脱落，伤口裂开，尤其是幼儿患者，应根据缝线脱落多少，伤口裂开程度决定是否重新清创缝合。

3. 复诊时可根据伤口的愈合情况提前间断拆除部分缝线。一般认为提前间断部分拆线有利于伤口愈合，减轻瘢痕的产生。间断部分拆线可在清创缝合术后 3 天左右开始。一般首先选择缝线反应严重的（线脚周围有脓点或明显发红）缝线予以拆除，其次选择缝合过紧的缝线予以拆除，然后再选择拆除因组织肿胀消退而出现明显松弛的缝线。张力较大或结痂严重不易去除的伤口应根据情况分次延期拆线。

（徐训敏）

第九章　拔牙术后急症

第一节　拔牙术后出血

一、拔牙术后出血的原因与处理原则

拔牙后出血可分为原发性出血和继发性出血。原发性出血为拔牙后当日取出压迫棉卷后，牙槽窝或其周围软组织仍有活动性出血。继发性出血指拔牙出血当时已停止，后因其他原因引起的出血。

拔牙后出血治疗时应该首先注意患者的全身情况，询问出血情况，估计出血量，注意脉搏、血压的变化，出血量大或反复出血者应做血液相关检查。对有全身背景的出血，在局部止血的同时，必须结合全身疾病的处理，必要时全身用止血药物或输血。

二、拔牙术后出血的处理方法

（一）操作步骤及注意事项

1. 将高出牙槽窝的血块清除，查明出血原因及出血点。如为缓慢渗血，可先压迫止血观察。出血较重者需进一步处理。

2. 局部麻醉　行局部浸润麻醉或阻滞麻醉，保证治疗过程中无痛。

3. 对症处理

（1）对于牙槽窝内残留炎性肉芽组织引起的出血，应用刮匙彻底刮净肉芽。

注意：搔刮牙槽窝时不宜用力过大，注意保护下牙槽神经、上颌窦底等重要解剖结构。

（2）若为软组织撕裂引起的出血，应缝合相应组织。

（3）若为牙槽骨骨折引起出血，应复位移位骨块，适当缝合固定，然后棉卷压迫止血。

（4）广泛的渗血可在牙槽窝内置入吸收性明胶海绵、胶原蛋白等止血用品，水平褥式缝合两侧牙龈，结合棉卷压迫止血；上述方法仍无效时，用碘仿纱条自牙槽窝底严密填塞并缝合固定，通常可止血。处理后应观察 30 分钟以上，确认无出血后方允许患者离开。

4. 有高血压或凝血功能障碍的患者应到相关科室进一步治疗。

（二）术后医嘱及复诊建议

1. 术后医嘱　1~2 日内口水中带有少量血丝为正常现象，避免吸吮拔牙窝，24 小时内不要刷牙和漱口，食用温凉软质食物，防止牙槽窝内血凝块脱落再次引起出血。

2. 复诊建议

（1）如再次出血应及时到医院处理。

（2）如填塞碘仿纱条部分脱出，应复诊剪去脱出部分；如全部脱出，应复诊视恢复情况决定是否再次填塞碘仿纱条。1 周后复诊轻柔取出碘仿纱条，按新鲜拔牙创处理。

（3）如进行缝合，1 周后复诊拆线。

（刘宝钟）

第二节　拔牙术后感染

常规拔牙术后的拔牙创口是一开放的伤口，引流较通畅，所以拔牙后急性感染较少见。若出现感染一般为拔牙创遗留碎骨片、碎牙片、牙石等异物或残余肉芽组织引起的慢性感染。拔牙后急性感染主要发生在下颌阻生第三磨牙拔除术后，会引起颌面部间隙感染，尤其应注意的是拔牙术后咽峡前间隙感染。

干槽症是一种比较常见的拔牙后并发症，其病因目前尚未完全明确，多数学者认为与感染有关，故本书将其列入拔牙后感染一节中加以阐述。

一、拔牙创慢性感染

（一）诊断要点

1. 患者常感觉创口区不适，有触痛，或时有少量出血，部分患者无明显自觉症状。

2. 检查见拔牙创周围黏膜发红、轻微肿胀，中央有鲜红的炎性肉芽形成。

3. 轻微扪痛，可有脓性分泌物。

4. 部分患者 X 线片可见牙槽窝内有点状或片状高密度影。

（二）治疗原则与处理方法

局麻下彻底刮净清理拔牙窝，去除异物及炎性肉芽组织，使牙槽窝重新充满新鲜血液，形成血凝块待其自行愈合。

二、拔牙术后咽峡前间隙感染

咽峡前间隙位于下颌第三磨牙的舌侧下后方，是疏松的黏膜下间隙。该间隙感染原因为拔除下颌第三磨牙时发生舌侧骨板劈裂，致舌侧黏膜下形成血肿或拔牙后创口缝合过紧、引流不畅。表现为严重的开口受限和吞咽困难，且进行性加重。因开口受限严重致临床检查困难，常被当做拔牙术后正常反应处理而延误病情。

（一）诊断要点

1. 拔牙术后 3~5 天，出现开口受限、吞咽疼痛，并进行性加重。

2. 长时间使用抗菌药物无效。

3. 下颌角前内侧肿胀、压痛。

4. 强行张口后口内检查可见下颌第三磨牙舌侧下后方黏膜甚至连带同侧舌腭弓及软腭红肿膨隆，有明显压痛，穿刺有脓液。

（二）治疗原则及处理方法

局部浸润麻醉下在咽峡前黏膜膨隆最明显处做平行于翼下颌韧带的斜向前下的切口，切开黏膜和黏膜下层，用血管钳钝性分离进入脓腔，引流脓液，之后用大量生理盐水冲洗脓腔。同时全身应用抗菌药物。

注意事项：①因开口受限严重，手术刀进入口内切开时注意勿伤及唇、舌、口角；②不可切开过深，应钝性分离进入脓腔，以免伤及深部的血管神经等重要器官；③可不放置引流条，如放置则必须缝合固定，以免发生引流条误吸入气道或进入过大过深的脓腔而无法取出；④如患者开口受限严重，麻醉操作困难，亦可不麻醉进行治疗。

三、干槽症

干槽症多发生于复杂牙拔除术后，是由多种因素导致拔牙窝内血凝块形成不良，临床上以剧烈疼痛为特征性表现的疾病。

（一）诊断要点

1. 多见于下颌阻生第三磨牙或其他复杂牙拔除术后。

2. 拔牙 2~3 天后疼痛加剧，并可向耳颞部、下颌区、头顶部放散，一般镇痛药物不能止痛。

3. 拔牙窝内可空虚，或有腐败变性的血凝块，有强烈腐臭味。

（二）鉴别诊断

1. 拔牙术后反应性疼痛　反应性疼痛术后当日即出现，呈逐渐减轻趋势，3~5 天内渐缓解，检查拔牙创血凝块基本正常，无明显异味。而干槽症则是于拔牙后 2~5 天开始的剧烈疼痛或原疼痛加剧，放散痛，持续时间长，常有腐败坏死的臭味。

2. 拔牙术后感染性疼痛　多为咽峡前间隙感染所致，下颌阻生第三磨牙拔除后 2~3 天出现。主要症状为开口严重受限伴有吞咽困难、疼痛，下颌角前切迹内侧明显压痛，下颌第三磨牙舌侧下方、舌腭弓甚至软腭红肿、膨隆、压痛，穿刺有脓液。而干槽症临床表现主要是剧烈的自发性疼痛，开口受限不明显，软组织常没有明显肿胀，也没有脓液。

（三）治疗原则与处理方法

干槽症的治疗措施为局部麻醉下彻底清创，去除腐败坏死物质，并填塞碘仿纱条以隔绝外界刺激，促进肉芽组织生长。具体治疗步骤如下。

1. 局麻　下颌磨牙区的干槽症治疗需神经阻滞麻醉，其他区域可用局部浸润麻醉，以能保证治疗过程中的无痛操作。麻醉药物可选 4% 复方阿替卡因注射液或 2% 利多卡因注射液。

2. 清创与隔绝刺激

（1）用小棉球蘸取 3% 过氧化氢或 1 : 5000 高锰酸钾溶液反复擦拭拔牙窝，直到腐败物彻底清除，无臭味为止。如为腐败坏死型者需先清除牙槽窝内的坏死物，可用外科刮匙刮出。

（2）用生理盐水冲洗拔牙窝。

（3）牙槽窝内填塞碘仿纱条覆盖裸露骨面，可缝合牙龈固定纱条。

通常经上述治疗后当天疼痛即能得到明显控制，如不能有效控制疼痛，则为清创不彻底，需局麻下重新清创。如彻底清创后患者疼痛反应不见减轻反而加重，则应考虑诊断是否正确。

注意：①在清除牙槽窝内坏死物时不要反复搔刮牙槽窝骨壁，刮匙只用于取出大块腐败坏死物；②注意牙槽窝与下颌神经管有无贯通或上颌窦底骨壁是否完整，如有贯通或骨壁缺损，在清创时需小心避免损伤下牙槽神经血管束或上颌窦底黏膜；③填塞碘仿纱条时应完全覆盖裸露骨面、松紧适宜，如填塞过紧，可能引起术后局部胀痛；如过松，则不能充分隔绝外界刺激而且易脱落，消炎止痛效果不佳。

（四）术后医嘱及复诊建议

术后不限制饮食，不需抗菌药物，注意保持口腔卫生。如出现碘仿纱条部分脱出，无症状者仅需剪除脱出的部分碘仿纱条；疼痛未缓解者，需次日复诊重新清创。

　　经上述治疗后疼痛基本缓解者，7~10日后复诊去除碘仿纱条。此时牙槽窝虽空虚，但骨壁表面已有一层肉芽组织覆盖，一般不需再放置碘仿纱条；如牙槽窝过大，可放置小段碘仿纱条，3~7天后再复诊取出，以避免过多食物残渣进入牙槽窝。1~2月后牙槽窝才能长满结缔组织。

（徐训敏）

第十章　口腔颌面部感染

第一节　急性智齿冠周炎

智齿冠周炎是指第三磨牙在萌出不全或阻生时引起的牙冠周围软组织的炎症。临床上以下颌第三磨牙的冠周炎较为常见，上颌智齿冠周炎发生率较低，且临床症状一般较轻，并发症少。

一、诊断与鉴别诊断

（一）诊断要点

1. 发病年龄　一般发生在青壮年，尤以 18~25 岁多见。

2. 局部表现

（1）面部相应区域可出现软组织反应性水肿，表现为软组织膨隆、松软、皮肤可捏起皱褶、轻微压痛、扪诊无浸润块。

（2）颌下淋巴结可有肿大、压痛。

（3）不同程度开口受限及吞咽困难。

（4）肿胀区所在象限牙列末端可见部分萌出或完全未萌仅可探及的阻生牙，冠周组织红肿、糜烂、压痛，挤压冠周组织可见龈袋内有脓性分泌物，也可形成冠周脓肿。

（5）若对应面部及颌下出现炎性浸润块，并有明显压痛，一般预示间隙感染的形成。

注意：上颌智齿冠周炎发生率较低，但发作时开口受限较重，冠周组织红肿常波及下颌第三磨牙区，很容易误诊为下颌智齿冠周炎。临床检查时需要对病灶区触诊加以鉴别。

3. 全身表现

（1）不同程度的发热、畏寒。

（2）疼痛可向耳颞部和枕后部放散。

4. 血细胞分析 可见白细胞计数增高，中性粒细胞比例上升。

5. X线片检查 可见阻生的第三磨牙。反复发炎者可见冠周骨吸收，形成病理性骨袋。

（二）鉴别诊断

1. 冠周炎合并间隙感染 急性智齿冠周炎感染可沿筋膜间隙扩散从而引起咬肌、颊、下颌下、翼颌、咽旁等间隙感染，以及颌骨边缘性骨髓炎。临床检查时根据其肿痛范围，有无可凹性水肿，以及全身反应程度对其加以鉴别，必要时可行 CT 检查明确感染范围。

2. 下颌第二磨牙急性根尖周炎 无明显的开口受限，第二磨牙远中颈部可及深龋洞，叩痛明显，牙髓活力测显示牙髓坏死，而第三磨牙冠周黏膜红肿压痛不明显。X 线片可见下颌第三磨牙近中阻生，牙冠部分进入第二磨牙远中颈部的深龋洞，第二磨牙根尖区可有骨密度减低。

3. 下颌第二磨牙牙周脓肿 水平或近中阻生的下颌第三磨牙若长期反复发炎可导致下颌第二磨牙广泛的牙周破坏，从而导致第二磨牙的牙周脓肿反复发作。牙周脓肿发作时，开口受限不明显，第二磨牙松动，牙龈红肿明显，有叩痛，可探及深牙周袋，牙周袋有溢脓，X 线片可见下颌第三磨牙水平或近中阻生，第二磨牙根周大范围透射影。

4. 下颌角区颌骨囊肿继发感染 下颌智齿冠周炎局部治疗时若出现大量脓液，或可探及深腔，局部治疗效果不佳时，应警惕下颌骨囊肿存在的可能。此时拍全口曲面体层片一般可确诊。

5. 第三磨牙区牙龈的恶性肿瘤 一般疼痛症状不明显，无发热，主诉症状常为进行性开口受限。局部检查可见牙龈实性增生，表面可呈菜花状，质硬，压痛不明显，病变区牙齿松动。切取部分增生组织进行病理检查可确诊。

二、治疗原则与处理方法

（一）局部治疗

1. 冲洗上药　炎症初期冠周牙龈盲袋用 1∶5000 高锰酸钾溶液或生理盐水反复冲洗，然后在盲袋内置入碘锌甘油（浓台氏液）或碘酊，起清洁、消炎、止痛的作用。

注意：在冲洗治疗前应事先告知患者疾病的大致疗程以及局部治疗可引起疼痛，以获得患者的认可；慎用过氧化氢冲洗，因为过氧化氢会产生大量气泡，加剧局部肿胀及疼痛；如对颌第三磨牙对肿胀的冠周软组织有咬合创伤，最好能同期拔除对颌第三磨牙。

2. 切开引流　对牙龈盲袋口较紧且龈袋深处有明确局限压痛点或冠周脓肿形成者，及时行冠周切开引流可明显缩短病程。切开引流时如能切除部分过多的覆盖牙冠的龈瓣，更有利于通畅的引流。如继发颌周间隙感染或边缘性颌骨骨髓炎，应尽早切开引流。

3. 拔除患牙　通常应待急性炎症期过后再拔除病灶牙；但当冠周炎症局限，患者全身状况较好，拔牙难度不大时也可直接拔除病源牙。

4. 龈瓣切除术　对有足够萌出空间，并能形成正常咬合的正位第三磨牙可行龈瓣切除术。

（二）全身治疗

急性智齿冠周炎在局部治疗的同时一般需全身应用抗菌药物治疗。炎症局限于冠周龈缘附近者，可不必使用抗菌药物；如炎症稍重，超出局部牙龈的患者可口服青霉素类、头孢菌素类或磺胺类抗菌药物，上述药物过敏者可用大环内酯类抗菌药物（如红霉素），一般不需联合应用硝基咪唑类抗厌氧菌药物（如甲硝唑）。中、重度炎症，全身反应明显者可肌内注射或静脉滴注抗菌药物并辅以全身支持治疗。继发颌周间隙感染或边缘性颌骨骨髓炎者应联合应用广谱抗菌药物与硝基咪唑类抗菌药物静脉滴注。

（徐训敏）

第二节 面部疖、痈

疖是指单一毛囊及其附件发生的急性化脓性炎症。痈是指多个毛囊及其附件发生的急性化脓性炎症。

一、诊断与鉴别诊断

（一）诊断要点

1. 临床检查

（1）疖：皮肤初期表现为红肿热痛的小硬结，呈锥形隆起，有触痛；2~3 天内硬结顶部出现黄白色脓头，周围为红色硬盘，患者自觉局部瘙痒、烧灼感及跳痛；之后脓头破溃，排出少许脓液后疼痛减轻，或其顶端形成一个脓栓，与周围组织分离而脱落；炎症逐渐消退，创口自行愈合。病程中除引流区淋巴结可伴有轻度肿痛外，一般无明显全身症状。

（2）痈：面部痈好发于唇部，上唇多于下唇，男性多于女性。感染的范围和组织坏死的深度均较疖严重并伴有剧烈的疼痛。初期表现为迅速增大的紫红色炎性浸润块，后皮肤上出现多个黄白色脓头，破溃后有脓血样分泌物；其后脓头周围组织坏死，形成数个蜂窝状腔洞。感染可引起皮下组织坏死，使整个病变区域呈酱紫色浸润块，周围组织呈弥散性水肿。唇痈患者因唇部极度肿胀、疼痛、张口受限而导致进食、言语困难。局部区域淋巴结肿大、压痛。全身中毒症状明显，如畏寒、高热、头痛、食欲减退。唇痈较疖更易引起颅内海绵窦血栓性静脉炎、脑膜炎、菌血症、脓毒血症以及中毒性休克和水电解质紊乱，未及时正确治疗可导致死亡。

2. 辅助检查 血细胞化验白细胞及中性粒细胞升高。从脓头中取脓液进行细菌培养，其病原菌主要为金黄色葡萄球菌。

（二）鉴别诊断

1. 皮脂腺囊肿　囊肿呈圆形、椭圆形，位于皮内，并向皮肤表面突出，囊壁与皮肤紧密粘连，中央可有一小色素点。质韧，无压痛，可活动。一般无自觉症状，继发感染时出现肿痛，周围皮肤红肿、变软、皮温升高、疼痛、化脓，与疖表现相似。其囊内为白色凝乳状皮脂腺分泌物。

2. 颌面部间隙感染　可由未良好控制的疖、痈发展而来，也可由其他口腔颌面部感染所致。感染表现为蜂窝织炎或脓肿，部位较深，根据累及间隙的不同，临床表现有一定差异。与疖、痈发生于皮肤浅层组织不同。

二、治疗原则与处理方法

（一）局部治疗

疖早期可用2%碘酊涂擦局部，每天1次，并保持周围清洁。痈早期用高渗盐水或含抗生素的盐水纱布局部持续湿敷，并限制唇部活动，如言语和咀嚼等。严禁挤压、损伤、挑刺、热敷、烧灼等，防止感染扩散。在急性炎症得到控制，肿胀局限，形成明显皮下脓肿而久不破溃时，可考虑在脓肿表面中心皮肤变薄的区域保守切开引出脓液，切忌挤压脓腔。已破溃或切开引流后仍以高渗盐水持续湿敷，持续至脓液消失、创面平复为止。

（二）全身治疗

全身抗菌药物治疗。最好行脓液细菌培养与药物敏感试验确定敏感药物，如未能确定，可选用对金黄色葡萄球菌敏感药物，如青霉素类、头孢菌素类及红霉素等。抗菌药物应用剂量宜大，疗程应足够，以防病情反复。重症患者应加强全身支持治疗，补充电解质溶液纠正酸中毒，出现全身并发症时对症处理。

（刘宝钟）

第三节　口腔颌面部间隙感染

口腔、颌面及颈部深层的知名解剖结构周围均有致密的筋膜包绕，这些筋膜之间的潜在间隙内由数量不等而又彼此连续的疏松结缔组织或脂肪组织填充。口腔颌面部感染常沿这些阻力薄弱的潜在筋膜间隙积聚和扩散，称为间隙感染；感染初期呈弥散性，称蜂窝织炎；随着病情发展，脂肪结缔组织变性坏死，感染局限则形成脓肿。

口腔颌面部间隙感染均为继发性，以牙源性或腺源性的继发感染最为常见，损伤性和血源性较少见，医源性感染不容忽视。感染多为需氧菌和厌氧菌引起的混合性感染，也可为葡萄球菌、链球菌等引起的化脓性感染，或厌氧菌的引起的腐败坏死性感染。

（一）诊断要点

1. 颌面部间隙感染的共同特点

（1）全身反应：表现的轻重与机体的反应性和致病菌数量、毒力有关。患者可呈现不同程度的发热、畏寒、头痛、全身不适等症状。如伴有严重并发症如中毒性休克、败血症、脓毒血症时则出现相应的症状。

（2）局部表现：感染局部皮肤或黏膜表现为发红、肿胀、皮温升高、疼痛（胀痛、跳痛、放散痛），皮肤紧张、发亮，病程长者可有脱屑，皮纹变浅或消失，不能捏起，触之质硬，触痛，中央有凹陷性水肿或波动感，并伴有功能障碍，如开口、吞咽、呼吸困难等。如为腐败坏死性感染触诊可有捻发音。

（3）穿刺检查：穿刺是感染检查的重要手段。一般在感染肿胀中心，凹陷性水肿或波动感最明显处进针，在不同组织深度处尝试抽吸看能否抽出液性分泌物，如不能抽出可变换进针方向或进针点重复抽吸，并根据抽出的液体的部位判断感染位置，以及根据穿刺液性状判断感染所处的阶段并大致判断感染的细菌种类。必要时可将穿刺液送检做细菌培养及药物敏感试验，以指导临床用药。感染早期脓肿未形成时穿刺一般不能抽出液体或仅能抽出少量鲜红血性液体；随病情发展，可见暗红血性液体，感染进一步发展则可抽出脓性液体。穿刺时如能见到穿刺用注射器内有脓性液体时即应停止抽吸，以免脓液抽出过多加大后续切开引流时探寻脓腔的难度。

（4）实验室检查：血液白细胞总数出现不同程度升高，中性粒细胞比例增加，可有核左移或细胞中毒颗粒。如怀疑有败血症时，可抽血做细菌培养并行药物敏感试验。

（5）影像学检查：曲面体层片检查有助于发现病源牙及颌骨病变情况；B型超声或CT检查有助于判断感染肿胀范围、脓肿是否形成及位置与大小。

2. 各间隙感染的特点

口腔颌面部各潜在间隙由于所处的解剖部位不同，内容及毗邻的器官各异，其感染来源与临床表现也各具特征。各间隙之间并无明确的界限分隔，故一个间隙的感染常会波及相邻间隙而导致出现相应的临床表现。

（1）眶下间隙感染：①感染一般来源于上颌前牙或前磨牙，由其牙槽脓肿或牙周脓肿向上方扩散而来；少部分由上颌骨骨髓炎、上唇或鼻侧的化脓性炎症扩散导致；②表现为以尖牙窝为中心的眶下区弥漫肿胀、发红、发亮、鼻唇沟变浅或消失、触疼；严重者可出现上唇、下眼睑甚至整个眶周红肿、睑裂变窄；③口内可见患牙对应前庭沟变浅、红肿膨隆、压痛，可有波动感或凹陷性水肿；④部分患者由于肿胀及炎症激惹眶下神经可出现不同程度疼痛或上唇麻木；⑤感染可向眶内扩散形成眶内蜂窝织炎；可向外下扩散致颊间隙感染；亦可沿面静脉、内眦静脉、眼静脉向颅内扩散，并发海绵窦血栓性静脉炎。

（2）颊间隙感染：①感染多来源于下颌智齿冠周炎，上、下颌磨牙根尖周炎；少部分可因颊部皮肤或黏膜的损伤继发感染发展而来；亦可为颊部淋巴结腺源性感染所致；②临床特点取决于脓肿形成的部位：在颊部皮下时表现为颊部皮肤红肿、光亮；在黏膜下时表现为颊部膨隆，皮肤可无明显浸润，对应颊黏膜苍白水肿、有齿痕、质偏硬；如在咬颊间隙，波及颊脂体时，则炎症进展迅速，肿胀波及整个颊部，出现明显的开口困难；③病源牙对应前庭沟肿胀或可及索条状结构；④感染向上可扩散至眶下间隙、颞下间隙以及颞间隙；向下可扩散至下颌下间隙及颈部；向后可扩散至咬肌间隙与翼下颌间隙。

（3）下颌下间隙感染：①感染多由下颌智齿冠周炎或下颌磨牙根尖周炎扩散而来；部分由下颌下淋巴结炎所致；也可由阻塞性化脓性下颌下腺炎继发而来；②多数下颌下间隙感染早期表现为下颌下淋巴结炎，可见下颌下区饱满，可及边界清楚，有明显压痛的肿大淋巴结，此时皮肤无明显浸润；感染继而向淋巴结外扩散形成下颌下蜂窝织炎，此时下颌下三角区肿胀，下颌骨下缘轮廓消失，皮肤紧张、压痛；感染进一步发展至脓肿形成，可见下颌下区皮肤红肿、光亮、质地变硬，出现凹陷性水肿，继而感染区中央皮肤变暗红、隆起、变薄，出现波动感，如不及时治疗可出现自行破溃溢脓；③轻度开口受限、吞咽不适；患侧舌下区黏膜轻度水肿、压痛；④感染向上可扩散至舌下间隙；向后上可扩散至咽旁间隙、翼下颌间隙；向前可扩散至颏下间隙；也可向对侧扩散至对侧下颌下间隙。

（4）咬肌间隙感染：①常由下颌智齿冠周炎或磨牙根尖周炎感染扩散所致；也可由下颌角区颌骨囊肿感染所致；偶有因化脓性腮腺炎感染扩散引起；②表现为以下颌角为中心的咬肌区肿胀，皮肤发红、变硬、压痛；由于咬肌肥厚坚实，脓肿形成后一般不能扪及波动感，可有凹陷性水肿，穿刺可帮助诊断；③重度开口受限；④如感染长期存在，脓液蓄积得不到引流，可继发下颌骨升支部位的边缘性骨髓炎；⑤感染向前可扩散至颊间隙；向后可突破咬肌筋膜进入腮腺；向上可扩散至颞下间隙、翼下颌间隙；向下可扩散至下颌下间隙。

（5）翼下颌间隙感染：①常由下颌智齿冠周炎或磨牙根尖周

炎感染扩散所致；也可由下颌第三磨牙拔除继发感染而来；偶有因下牙槽神经传导阻滞麻醉时带入感染所致；②面部基本对称，但开口受限严重、咀嚼及吞咽疼痛；下颌升支后内侧有轻度肿胀、深部压痛；③口内可见翼下颌皱襞处黏膜水肿、压痛；④部分患者可出现下唇麻木；⑤感染向上可扩散至颞下间隙、颞间隙；向下可扩散至下颌下间隙、舌下间隙、口底间隙；向后可扩散至腮腺和颌后间隙；向前可扩散至颊间隙；向内可扩散至咽旁间隙。

（6）咽旁间隙感染：①多为下颌智齿冠周炎所致；也可由扁桃体炎或其他间隙感染扩散而来；偶继发于腮腺炎、耳源性炎症和颈深上淋巴结炎；②面部基本对称，下颌角内侧、颌后区可有肿胀、压痛；患者自觉吞咽疼痛、进食困难、张口受限；③口内检查可见咽侧壁红肿、腭扁桃体突出；可波及同侧软腭、舌腭弓及咽腭弓，腭垂被推向健侧；④部分患者可出现喉头水肿，而出现声嘶及不同程度呼吸困难与呛咳；⑤如处理不及时可发展成严重的纵隔脓肿、败血症及颈内静脉血栓性静脉炎；⑥感染可向上扩散至颅内、颞下间隙；向下可沿颈部间隙扩散至纵隔；向前下可扩散至舌下间隙、下颌下间隙；向后可扩散至咽后间隙；向外可扩散至翼下颌间隙。

（7）舌下间隙感染：①多来自于下颌前牙、前磨牙及下颌第一磨牙近中根的根尖周炎或牙周炎；部分由下颌下腺导管结石感染或舌下腺炎所致；也可由口底黏膜的创伤、异物、溃疡所致；②可见舌下区、颌舌沟黏膜红肿或水肿，舌下肉阜、舌下皱襞肿胀、刀状突起；一侧舌下间隙感染可见该侧舌体被抬高，推向对侧；双侧感染则形成"二重舌"；③舌运动受限而出现进食、吞咽、言语不同程度的困难和疼痛；严重者出现闭口困难，唾液外溢；感染向口底后份扩散时可出现张口困难和呼吸不畅；④如感染为唾液腺来源，可出现下颌下腺导管口溢脓；⑤感染可向后上扩散至翼下颌间隙、咽旁间隙；向后可绕过下颌舌骨肌后缘进入下颌下间隙；向对侧可扩散至对侧舌下间隙。

（8）颏下间隙感染：①感染多由颏下三角区的淋巴结炎症

发展而来；部分由下前牙根尖周炎症及牙周炎扩散而来；也可由
邻近间隙感染扩散而来；②早期一般仅可及颏下三角区淋巴结肿
大、压痛；炎症扩散至淋巴结外后出现蜂窝织炎，可见整个颏下
区肿胀，下颌骨下缘外形消失，皮肤充血、发红、压痛；脓肿形
成后皮肤呈暗红色、出现凹陷性水肿或波动感；③患者低头不适
或疼痛；④感染易向后扩散至下颌下间隙。

　　（9）颞下间隙感染：①可由上颌磨牙根尖周感染或拔牙后感
染发展而来；也可由上颌结节、卵圆孔、圆孔阻滞麻醉时感染带
入所致；或由相邻间隙，如翼下颌间隙感染扩散而来；②因位置
深在，感染早期外观表现常不明显。表现为颧弓上下、乙状切迹
处及下颌支后方微肿，有深压痛；严重者出现颞、颊、腮腺区肿
胀；③如出现患侧眼球突出、眼前运动受限、眼睑水肿、头痛、
恶心等症状时，应警惕海绵窦血栓性静脉炎的可能；④进行性开
口受限，下颌运动偏向患侧；⑤可见上颌磨牙区、上颌结节颊侧
前庭沟黏膜红肿、压痛明显；⑥可向上扩散至颞间隙；向下扩散
至翼下颌间隙、咽旁间隙；向外可扩散至颊间隙，向内下可扩散
至翼腭间隙；可经眶下裂扩散至眶内；可经卵圆孔、棘孔扩散至
颅内。

　　（10）颞间隙感染：①主要由邻近间隙感染扩散而来，如：
咬肌间隙、翼下颌间隙、颞下间隙、颊间隙；也可由耳源性感染
（如化脓性中耳炎、颞乳突炎）、颞部疖痈以及颞部外伤感染发展
而来；②表现为颞部、耳上部肿胀、压痛，可伴上下眼睑肿胀；
脓肿形成后出现凹陷性水肿，如脓肿在颞浅间隙可扪及波动感，
如在颞深间隙则需借助穿刺才能确诊；③不同程度开口受限，咀
嚼痛；④颞肌坚厚，颞筋膜致密，颞深间隙的脓肿难以自行穿
破，脓液如长期积存于颞骨表面，可致边缘性骨髓炎；⑤颞骨鳞
部骨壁薄，内外骨板间板障少，感染向内可从骨缝或通过进入脑
膜的血管蔓延，导致脑膜炎、脑脓肿；感染向下可扩散至颞下间
隙、咬肌间隙、翼下颌间隙、颊间隙；向前可扩散至额部；向上
可扩散至顶部；向后可扩散至枕部。

（11）口底多间隙感染：是口腔颌面部最严重的感染。感染同时波及双侧下颌下、颏下、舌下间隙及上颈部。可以是以金黄色葡萄球菌为主的化脓性感染，也可以是以厌氧菌或腐败坏死性细菌为主的腐败坏死性感染。①感染可来源于下颌牙的根尖周炎、牙周脓肿、冠周炎；也可由颌骨骨髓炎、下颌下腺炎、淋巴结炎、急性扁桃体炎感染扩散而来；另外，感染也可来源于口底软组织和颌骨的损伤；②化脓性感染早期肿胀一般在一侧下颌下间隙或舌下间隙，继而扩散至整个口底间隙，出现双侧下颌下、舌下口底、颏部弥漫性肿胀；③腐败坏死性感染则表现为广泛性软组织水肿，范围可上及面颊部，下至颈部锁骨水平，甚至可至胸上部；颌周出现自发剧痛、灼热感；皮肤略粗糙，呈橘皮样、坚硬、紫红色、压痛、有凹陷性水肿；随病变发展深层肌肉等组织发生坏死、溶解，皮下组织软化塌陷出现波动感，可触及捻发音；切开可见咖啡色、稀薄、恶臭、混有气泡的脓液，并可见肌肉呈棕黑色、结缔组织呈灰白色，但无明显出血；④口内可见口底黏膜水肿、舌体抬高，闭口不能；舌下肉阜区黏膜可有出血，可见青紫色瘀斑；⑤由于舌体僵硬、运动受限，出现进食、吞咽、言语功能障碍；⑥如肿胀向舌根发展，则出现气道变窄而呼吸困难，患者不能平卧；严重者烦躁不安、呼吸短促；口唇青紫、发绀，甚至出现"三凹征"；⑦严重者感染向纵隔扩散，出现纵隔炎或纵隔脓肿；⑧患者高热、寒战；但腐败坏死性蜂窝织炎患者由于全身中毒症状严重，体温反而可不升高，白细胞计数正常；⑨患者可发生败血症、感染中毒性休克或窒息等严重并发症。

（二）治疗原则与处理方法

口腔颌面部间隙感染的治疗以全身应用抗菌药物加局部治疗为原则，局部治疗中以脓肿形成后切开引流为主。要明确认识到抗菌药物的使用不能完全代替局部治疗。盲目长时间单纯使用抗菌药物不但对感染的治疗收效甚微，而且还将导致病情迁延不愈甚至加重，导致危及生命的严重后果。

1. 全身治疗

（1）抗感染治疗：口腔颌面部间隙感染病情往往较重，发展较快。在感染初期，脓肿形成之前，以全身应用抗菌药物为主。因感染多为需氧菌和厌氧菌引起的混合性感染，故一般先联合使用广谱类抗菌药物和抗厌氧菌的药物，如头孢菌素类和硝基咪唑类药物。给药方式根据病情轻重酌情选择：如感染比较局限，患者全身反应不明显，应尽量选择口服给药；如感染范围广泛或感染扩散的趋势明显，患者全身反应明显，可选择静脉输液。在脓肿形成并切开引流后，如患者机体状况良好，感染比较局限，无明显全身症状，引流通畅时可不再应用抗菌药物；如脓肿深在，感染范围大，脓肿尚未完全局限，应继续使用抗菌药物；如感染严重，预计病程较长的应行细菌培养及药物敏感试验，待其结果出来后再根据感染致病菌调整抗菌药物。在抗感染治疗过程中，应每2~3天复查血细胞分析，根据其变化适时调整或停用抗菌药物。

（2）全身支持治疗：应给予充足营养。以肠内营养为主，鼓励患者进食，增加维生素 C 和 B 族维生素的摄入有利于感染的治疗。如有高热，应物理降温结合药物降温，严重时可考虑使用肾上腺皮质激素类药物，如：氢化可的松、地塞米松。对有严重并发症者可少量输注新鲜血液，并适当补充静脉营养。一旦发生感染中毒性休克、败血症、脓毒血症，应立即积极抢救。

（3）全身基础疾病的治疗：患者原有的基础疾病应同时积极治疗。尤其是糖尿病或心、肝、肾功能不全等对感染治疗有较大影响的疾病，应会同相应专科积极控制病情。

2. 局部治疗

颌面部间隙感染局部治疗以脓肿形成后切开引流为主。在蜂窝织炎早期或脓肿切开引流术后仍有大范围炎性浸润块难以消散者，可以配合外敷如意金黄散或六合丹，以促使病灶消散、吸收或局限。

不同间隙感染切开引流的部位和操作要点各有不同。在充分引流脓液，经数次换药炎症缓解后，应及时处理导致感染的原发病灶，不然可能会导致感染迁延不愈。

（1）眶下间隙感染：①在口内上颌尖牙和前磨牙对应的上颌前庭沟黏膜转折处做切口，刀尖指向尽量与上颌骨骨面垂直，横行切透黏骨膜至骨面；②用外科刮匙在骨膜切口处向上指向尖牙窝自骨面剥离骨膜至眶下区肿胀中心，充分分离脓腔，使脓液充分引流；③如脓肿已突破骨膜，脓液聚积至眶下区皮下及肌间隙内，则应继续向脓腔中心分离，必要时应在骨膜瘘口处切开少许骨膜，扩大引流口，减小脓液排出阻力；④如感染波及眶周或眶内，分离脓腔时应自骨面剥离至眶下缘，故在术前应交代眶下神经损伤的可能性；手术时应避免在眶下缘附近甚至眶内反复剥离，尽可能避免损伤眶下神经血管束及眶内器官；⑤如为牙源性感染，切口应覆盖病灶牙对应的唇颊侧前庭沟，剥离骨膜时应暴露病灶牙根尖区，并搔刮根尖区肉芽，这样感染物才能通畅引出，缩短病程；⑥生理盐水充分冲洗脓腔，至冲洗液清亮；⑦留置橡皮片引流条。

（2）颊间隙感染：①如脓肿位于颊黏膜和颊肌之间，切口设在口内脓肿低位的颊黏膜上，以圆刀切开黏膜层及黏膜下层，以弯头血管钳钝性分离进入脓腔；②脓肿位于颊部皮肤和颊肌之间时，如炎症范围广泛，已越过下颌骨下缘进入颌下区，切口应设在下颌骨下缘以下约2 cm，做平行于下颌骨下缘的切口，以圆刀切开皮肤层、皮下层，并在皮下层内以弯头血管钳向上潜行钝性分离进入脓腔，注意避免伤及面神经下颌缘支及面动、静脉；如脓肿范围局限于颊部皮下，尚未波及下颌骨下缘区，则直接在颊部皮下脓肿中心做平行皮纹的长5~10 mm的切口，以圆刀切开皮肤层、皮下层，钝性分离进入脓腔，并以外科刮匙探刮脓腔各壁，尽量刮除脓腔内的松软肉芽；③如为咬颊间隙感染，即使颊部皮下脓肿明显，也可尝试由口内下颌升支前，颊黏膜咬合线上做水平切口，分离脓腔引流脓肿；④如为牙源性感染，经上述切口换药数次后，肿胀不见明显消散，仍有较多脓液，则应在病源牙对应的颊侧前庭沟横行切开至骨面，剥离暴露病源牙病变区引流感染物；初次切开时切口尽量靠近病源牙，并分离脓腔至病灶处，更有利于引流，减少二次切开的可能；⑤生理盐水充分冲洗脓腔，至冲洗液清亮；⑥如脓肿壁较薄，引流路径短，可留置橡皮片引流条；如脓肿壁较厚，引流路径长，引流通道易闭合不利于引流，则应留置管状或半管状引流。

（3）下颌下间隙感染：①在下颌骨下缘下2 cm平行于下颌骨下缘做2~3 cm长的切口；②以圆刀切开皮肤层、皮下层，以弯头血管钳向斜上钝性分离颈阔肌，进入下颌下三角区的脓腔，并充分扩大脓腔出口引出脓液；如觉颈阔肌处引流口较小，影响引流通畅，可切断少许颈阔肌；③生理盐水充分冲洗脓腔，至冲洗液清亮；留置橡皮片引流或管状、半管状引流。

（4）咬肌间隙感染：①标准咬肌间隙感染切开引流为在下颌角下方2 cm做长3~5 cm平行于下颌骨下缘的切口，切开皮肤、皮下、颈阔肌层，并切断咬肌在下颌角区的部分附着，自骨面剥离骨膜掀起咬肌进入脓腔。此操作剥离范围大，出血多，在门急诊难以完成。改良切口是：在下颌角后下方2 cm做绕下颌角的圆弧形切口，长约2~3 cm，切开皮肤、皮下，以弯头血管钳钝性分离经下颌升支后缘沿骨面进入下颌升支外侧面，充分分离脓腔，引出脓液。②感染病程超2周者，需用血管钳弯头或外科刮匙探查骨面是否粗糙或有死骨形成等边缘性骨髓炎表现；③如有边缘性骨髓炎，则应在炎症缓解后入院行死骨摘除术。

（5）翼下颌间隙感染：①如患者开口受限不严重，应选择口内切口，即：在下颌升支前缘稍内侧，翼下颌皱襞稍外侧，以圆刀纵行切开黏膜、黏膜下层2~3 cm，以血管钳钝性分开颊肌后，沿下颌升支内侧进入翼下颌间隙引出脓液；②如开口受限严重，在口内难以完成手术时，可选择口外切口。口外切口切开方法同咬肌间隙感染，不同点是钝性分离至下颌升支后缘或下缘后由下颌升支内侧面分开翼内肌骨膜进入脓腔；③生理盐水充分冲洗脓腔后，口外切口应留置管状或半管状引流；口内切口留置橡皮片引流并切记缝合固定引流条，以免引流条误吸入气道或落入脓腔深处不能取出。

（6）咽旁间隙感染：①常用口内切口：在下颌升支前缘，翼下颌皱襞稍内侧，以圆刀纵行切开黏膜 2~3 cm，黏膜下层以血管钳沿翼内肌内侧钝性分离，进入脓腔引出脓液；切记切口不可过深，以防误伤大血管和神经；②仅在牙关紧闭时使用口外切口：下颌骨下缘下 2 cm 并向后绕过下颌角做长约 3 cm 弧形切口，切开皮肤、皮下、颈阔肌层后，沿翼内肌内侧向上内侧钝性分离进入脓腔；③充分冲洗脓腔后留置引流条。口内切口留置橡皮片引流并切记缝合固定。如引流口开敞或引流条不易固定则不再放置引流条，避免引流条误吸进入气道或落入脓腔深处不能取出。口外切口留置橡皮片引流或管状、半管状引流。

（7）舌下间隙感染：①单纯舌下间隙感染在舌下最膨隆处做平行于下颌骨体内侧的黏膜切口，钝性分离进入脓腔引出脓液；②如已破溃，则沿破溃口适当切开，分离扩大引流即可；③充分冲洗后置入橡皮片引流；④如感染已经扩散进入颌下区形成下颌下脓肿，则仅从口底引流效果不佳，应及时由下颌下区切开引流。

（8）颏下间隙感染：①颏下区肿胀最突出处，做平行下颌骨体的横行切口，分开颈阔肌，进入颏下间隙引出脓液；②如感染已扩散至邻近间隙，则分离脓腔时应该联通相应间隙；③充分冲洗后置入橡皮片引流。

（9）颞下间隙感染：①口内切口：在上颌结节外侧前庭沟黏膜转折处切开黏膜，以弯头血管钳沿下颌骨喙突内侧向后上方分离进入脓腔；②口外切口：疑合并有颞间隙感染时选择发际内切口，即在颧弓上方，颧骨额突与颧突交角处做纵向切口，向下内侧钝性分离进入脓腔；在合并有翼下颌间隙、咽旁间隙感染时选择下颌角后下方弧形切口，切开颈阔肌后，在下颌升支缘后翼内肌之间分离进入脓腔；伴有相邻间隙感染时，应继续分离至相应间隙一并引流；③充分冲洗后口内切口可置橡皮片引流；口外切口应置管状、半管状引流。

（10）颞间隙感染：①颞浅间隙感染：在脓肿中央最膨隆处做单个切口，切开皮肤、皮下，钝性分离进入脓腔，引出脓液，充分冲洗后置入橡皮片引流；②颞深间隙感染：在颞部肿胀区，沿颞肌纤维走行方向做直线切口，切开颞部皮肤、皮下、颞筋膜，钝性分离颞肌，达颞肌深面的脓腔；如引流不畅，可沿颞肌纤维走行放射状分布做 2 个以上同样的切口；充分冲洗后应置入管状引流；③疑有颞骨边缘性骨髓炎时，可沿颞肌附着做弧形切口，切开颞肌附着，自骨面翻起颞肌，使颞骨鳞部完全敞开引流；注意勿在颞肌上做与颞肌纤维相交的横行切口，因切断颞肌的同时可损伤颞肌的神经、血管，破坏颞肌功能；④如合并有多间隙感染，还应在下颌下区另做切口，行上下贯穿式引流；⑤脓肿切开引流后，炎症消散达不到预期时，应怀疑是否有边缘性骨髓炎发生，可行 CT 检查。如确定已发生骨髓炎时，应积极行死骨及病灶清除术，以免进一步发生颅内感染。

（11）口底多间隙感染：①不论是化脓性病原菌还是腐败坏死性病原菌引起的感染，患者局部及全身症状均较严重。其主要危险是呼吸道梗阻和全身中毒反应。只要肿胀范围广泛且严重，即使脓肿未完全形成时，也应该考虑早期切开，以减轻肿胀及中毒反应。②脓肿形成时按脓肿形成的间隙进行切开，并分离贯通邻近存在感染的间隙，一并引流。③如脓肿尚未形成，但肿胀范围广泛或已有呼吸困难，则可在双侧颌下、颏下做与下颌骨平行的"衣领"形或倒"T"形切口，充分分离口底肌肉，使口底各个间隙的渗出液能得到充分引流。④腐败坏死性口底蜂窝织炎肿胀如波及颈部甚至胸前区，皮下又可触及捻发音时，应多处沿皮纹切开，达到敞开创口、改变厌氧环境和充分引流的目的。⑤充分开敞的创口可用 3% 过氧化氢液冲洗，不够开敞的创口应用 1：5000 高锰酸钾溶液冲洗。根据病情每天应多次反复冲洗。

　　所有感染在脓肿形成后或脓肿已破溃但引流不畅时均应积极考虑行脓肿切开引流术或扩大引流术。通过抽脓来解决感染的方式是不可取的，只会造成病程迁延，增加患者痛苦，同时可能导致更多并发症。

糖尿病患者间隙感染时常被发现血糖控制不佳，不能以血糖过高而拒绝行切开引流术。对此类患者，一方面应在切开引流操作时适当缩小切口，避免盲目分离脓腔，减小剥离范围，尽量减小创伤；另一方面应让患者术后于内分泌专科就诊，加强血糖控制。对有心脑血管疾病的患者，术前应努力控制患者血压至合理范围，适当使用血管扩张药物，术中麻醉应尽量充分，操作要轻柔，尽量减轻疼痛对患者的刺激；如脓肿深在，切开引流手术难度大，患者全身状况较差，难以耐受手术的，可考虑暂时先行脓肿穿刺抽取脓液，减轻患者的急性症状，然后心血管专科就诊，积极调整患者全身状况，待全身状况改善后再择期酌情行正式脓肿切开引流术。对凝血功能障碍的患者行脓肿切开引流术时，切口尽量设计在血供较少的部位，尽量避免在肌肉内大范围切开与剥离，如：前庭沟切口改为附着龈切口，为美观而选择的隐蔽部位切口改为脓肿表面切口；术后如仍有明显的活动出血，可用生理盐水纱条或碘仿纱条填塞。

部分患者由于长时间应用抗菌药物，加之患者自身免疫力较强，会出现病变区组织变硬、形成浸润块，有轻度压痛，长期不见好转的现象，部分可能会出现消长史，影像学检查可见弥漫性肿胀，并无明确的脓肿形成。这是因为炎症转入慢性期，纤维组织增生，包裹感染灶。此时如继续用抗菌药物保守治疗，很难有效，也应行切开引流，不然病情迁延不愈。

间隙感染切开引流一般应在术后24~48 h后换药，感染严重时换药间隔应缩短。换药内容包括切口区消毒、更换引流物，冲洗脓腔，更换敷料。每次术后换药都应再次分离脓腔，以免脓腔局部愈合形成分隔，部分脓液不能及时排出，影响疾病恢复。冲洗脓腔一般使用生理盐水，除非脓腔完全开敞，不然切忌使用过氧化氢溶液冲洗。每次都应冲洗至冲洗渗出液为清亮血性为止。引流物应放置至脓液及渗出液完全消失为止。引流物为异物，在达到引流目的后，应尽早撤除。

3. 气管切开　口底多间隙感染可因组织广泛肿胀压迫气道致患者呼吸道梗阻而窒息身亡。故此类患者在患者出现呼吸困难前，即应收入院严密观察，并在病床旁准备环甲膜穿刺针及气管切开手术包；在患者已出现呼吸困难或窒息症状时，应立即做气管切开术。在根据病情预计患者病情迅速加重引起窒息可能性较大时，也可行预防性气管切开术。

（徐训敏）

第十一章 急性唾液腺炎症性疾病

第一节 急性化脓性腮腺炎

急性化脓性腮腺炎以前常见于腹部大手术以后，称为手术后腮腺炎。现手术后腮腺炎已很少见，所见的急性化脓性腮腺炎大多是慢性腮腺炎（包括慢性阻塞性腮腺炎）急性发作或邻近组织急性炎症的扩散所致。

一、诊断与鉴别诊断

（一）诊断要点

1. 常为单侧受累，双侧同时发生者少见。

2. 以耳垂为中心的腮腺区肿大、疼痛、触压痛。

3. 患者常表现为不敢转头、低头，头歪向患侧。

4. 腮腺导管口红肿、疼痛，按摩腺体可见脓液或絮状液体自导管口溢出，有时可见脓栓堵塞于导管口。

5. 炎症可扩散到腮腺周围组织，伴发蜂窝织炎。

6. 由于肿胀压迫，可发生暂时性面瘫，炎症消退后可恢复。

7. 可有全身中毒症状，高热、白细胞总数及中性粒细胞比例增高，核左移或出现中毒颗粒。

（二）鉴别诊断

1. 流行性腮腺炎　由流行性腮腺炎病毒感染引起。大多发生在儿童，有传染接触史，常双侧腮腺同时或先后发生。腮腺肿大疼痛，但导管口无红肿，唾液分泌清亮。血液中白细胞计数正常，分类中淋巴细胞比例增高。

2. 咬肌间隙感染　主要由牙源性感染所致，如下颌阻生智齿冠周炎，有牙痛史。肿胀和疼痛以下颌角为中心，张口受限明显。腮腺导管口无红肿，唾液分泌清亮。

二、治疗原则与处理方法

1. 针对发病病因　纠正机体水电解质紊乱，维持体液平衡。

2. 选用有效抗菌药物　急性化脓性腮腺炎的致病菌主要为金黄色葡萄球菌，少数为链球菌，因而首选青霉素类或头孢菌素类等抗革兰阳性球菌的抗菌药物。并从腮腺导管口取脓液做细菌培养及药敏试验，选用最敏感的抗菌药物。

3. 其他保守疗法　炎症早期可用热敷、理疗、外敷如意金黄散以促进炎症的消散。饮用酸性饮料或口服促进唾液分泌的药物（如毛果芸香碱）。以温热的硼酸、苏打溶液漱口也有助于炎症的控制。

4. 切开引流　当出现下列征象时，应及时切开引流：①局部有明显的可凹性水肿；②局部有跳痛并有局限性压痛点，穿刺抽出脓液；③导管口有脓液排出，全身感染中毒症状明显。

（徐训敏）

第二节　慢性复发性腮腺炎

慢性复发性腮腺炎以前称为慢性化脓性腮腺炎，其中包括慢性阻塞性腮腺炎。儿童及成人均可发生，儿童多见。

一、诊断与鉴别诊断

（一）诊断要点

1. 儿童复发性腮腺炎发病年龄以5岁左右最常见，10岁以前发病者占95%，男性多于女性。

2. 成人复发性腮腺炎为儿童复发性腮腺炎延期愈合导致，有自幼发病史。

3. 半数以上患者首次发病有流行性腮腺炎接触史。

4. 双侧或单侧腮腺反复肿胀，挤压腺体可见导管口有脓液或胶冻状液体溢出。

5. 间隔数周或数月发作一次。年龄越小，间隔时间越短，越易复发。随着年龄增长，发作间隔时间延长、发作减少且症状减轻，青春期后一般逐渐自愈，少数延至成人期后痊愈。

6. 腮腺造影示主导管与腺内导管无异常，末梢导管呈点状、球状扩张，排空迟缓。临床表现为单侧腮腺肿胀者，约半数可见双侧腮腺末梢导管点状扩张。

（二）鉴别诊断

1. 流行性腮腺炎　常双侧同时发生，伴发热。肿胀较复发性腮腺炎更明显，腮腺导管口分泌正常，唾液清亮，一次患病后多终身免疫，无反复肿胀史。

2. 舍格伦综合征　成人复发性腮腺炎需和舍格伦综合征继发感染相鉴别。舍格伦综合征多见于中年女性，无自幼发病史，常有口干、眼干及自身免疫病。腮腺造影显示主导管扩张不整，边缘毛糙呈葱皮样或花边样改变，末梢导管点状、球状扩张。

二、治疗原则与处理方法

1. 本病具有自愈性，故以增强抵抗力、防止继发感染、减少复发为原则。

2. 嘱患者多饮水，按摩腺体帮助唾液排出，淡盐水漱口，保持口腔卫生。

3. 有急性炎症者，可用抗菌药物。首选青霉素类药物。

4. 腮腺造影对本病有一定治疗效果。

5. 复发频繁者可肌注胸腺素，调节免疫功能。

（徐训敏）

第三节　流行性腮腺炎

流行性腮腺炎是由流行性腮腺炎病毒感染引起的急性传染病。

一、诊断与鉴别诊断

（一）诊断要点

1. 大多发生于 5~15 岁儿童，有传染接触史。

2. 潜伏期 2~3 周，临床症状一般维持 1~2 周。感染一次后多可终身免疫，但也有第二次甚至第三次发病者。

3. 常双侧腮腺同时或先后发生，单侧少见。颌下腺可同时受累，也可仅有颌下腺受累，而腮腺无异常表现。

4. 表现为腮腺弥漫性肿大，轻度压痛。张口咀嚼及进食酸性食物时肿胀明显，局部皮肤紧张发亮但不红。腮腺导管口不红，唾液分泌清亮。

5. 常伴有全身症状，如发热、疲倦、厌食、头痛、全身不适等。

6. 血常规检查白细胞总数正常或稍高，分类中淋巴细胞比例增高。90% 患者早期血清淀粉酶轻度或中度升高，之后出现尿淀粉酶增高，补体结合反应有助于诊断，抗体滴度至少增高 4 倍方能确诊。

7. 少数病例可并发睾丸炎、脑膜炎、听神经受损、胰腺炎、肾炎、心肌炎及乳腺炎。

注意：流行性腮腺炎禁行腮腺造影检查，以免感染扩散。

（二）鉴别诊断

1. 儿童复发性腮腺炎　在 5 岁左右最常见，单侧或双侧受累。腮腺反复肿胀、不适，仅有轻度水肿，皮肤可呈潮红色，挤压单侧或双侧腺体可见导管口有脓液或胶冻状液体溢出。间隔数周或数月发作一次不等，年龄越小，间隔时间越短，越易复发。随着年龄增长，发作次数减少，间隔时间延长，并有自愈倾向。

腮腺造影表现为腺体部呈斑点状，末梢导管呈点球状扩张。核素检查摄取功能正常，排泄功能迟缓。

2. 过敏性腮腺炎　常有其他过敏史，腮腺反复肿胀。肿大突然，消肿迅速，局部肿胀呈血管神经性水肿样病变。

二、治疗原则与处理方法

1. 患者发热期间宜卧床休息。

2. 注意口腔卫生，稀软饮食，避免酸性食物，多饮水。

3. 对症治疗，给予适量镇静剂及退热剂。

4. 抗病毒药物治疗，如板蓝根冲剂或针剂。

5. 适当使用抗菌药物（一般首选青霉素类），预防继发化脓性感染。

6. 已发生并发症者，请相关科室会诊，共同诊治。

7. 注意隔离。出现症状后至少隔离3周，以免引起传染流行。

8. 青春期患者，用γ球蛋白可预防睾丸炎发生。皮质激素也可预防或减轻睾丸炎及中枢神经系统的感染。

9. 儿童期进行计划免疫，可预防流行性腮腺炎发生。

（徐训敏）

第四节　涎石病与阻塞性下颌下腺炎

涎石病是在涎腺腺体或导管内发生钙化性团块而引起的一系列病变。发生于下颌下腺者最常见，约占85%，腮腺次之。涎石常使唾液排出受阻，并继发感染，造成涎腺腺体急性炎症或慢性复发性炎症。

一、诊断与鉴别诊断

（一）诊断要点

1. 任何年龄均可发生，以20~40岁中青年多见。

2. 小的涎石不造成涎腺导管阻塞，无任何症状。

3. 导管阻塞时，出现排唾障碍，表现为进食时同侧腺体区肿大、胀痛，有时疼痛剧烈，呈针刺样，称为"涎绞痛"；可伴同侧舌或舌尖痛，并放散至耳颞部或颈部，挤压腺体疼痛明显。停止进食后，肿胀和疼痛缓慢缓解。

4. 继发感染时可见下颌下腺导管口黏膜红肿，口底黏膜水肿或红肿，舌下肉阜及舌下皱襞水肿，呈刃状突起，可有瘘管溢脓；挤压腺体无明显排唾或可见少许脓性分泌物自导管口溢出；严重者可出现急性下颌下间隙感染。

5. 涎石所在部位导管触诊时可及硬结，有压痛。

6. 长期反复感染者下颌下腺导管可呈索条状，腺体纤维化呈硬结性肿块。

7. 有的病例导管阻塞症状不明显，一开始即表现为下颌下或舌下区的急性炎症。

8. 下颌横断𬤇片及下颌下腺侧位片检查可见下颌下腺导管或腺体内有阳性结石；钙化程度较低的阴性结石，可在急性炎症消退后行造影检查。

（二）鉴别诊断

1. 舌下腺肿瘤　绝大多数舌下腺肿瘤无导管堵塞症状，但极少数患者可因肿瘤压迫下颌下腺导管而出现不全阻塞症状。X线片检查无结石。

2. 下颌下腺肿瘤　长期反复感染的阻塞性下颌下腺炎继发为慢性硬化性下颌下腺炎者，其下颌下腺呈硬结性肿块，易与下颌下腺肿瘤混淆。肿瘤性肿块通常为进行性肿大，患者无进食肿胀及反复消长史；而硬化性下颌下腺炎可有进食肿胀或排出涎石的病史，其肿块虽硬但一般不大，无进行性增大的表现，且有反复感染消长史。

3. 颌下淋巴结炎　反复肿大，但与进食无关，下颌下腺分泌正常。颌下淋巴结位置较表浅，可扪及椭圆形肿块，界清，有触疼。X线片检查无结石。

4. 颌下间隙感染　患者常有牙痛史，可查及病源牙，颌下区肿胀，呈炎性浸润，皮肤受累、潮红或暗红，有时可出现可凹性水肿。下颌下腺导管分泌可能减少但唾液正常，无进食肿胀等症状。

二、治疗原则与处理方法

下颌下腺涎石病的治疗目的是去除结石，消除阻塞因素，尽可能保留下颌下腺的功能。当腺体功能丧失或不可逆转，或阻塞因素不能去除时，应将对应下颌下腺摘除。

1. 很小的涎石，有可能自行排出，可用保守治疗。口含酸性药物（如柠檬酸或维生素 C 片），进食酸性水果饮料，促进唾液腺分泌，有望自行排出。

2. 不能自行排出的涎石，若腺体尚未纤维化，可行内镜下取石或导管切开取石。术后用催唾剂如毛果芸香碱，促进唾液的分泌，并保持导管系统的通畅，减少导管再次阻塞的机会。

3. 腺体内或颌下腺导管后段无法取出的结石，或继发慢性硬化性下颌下腺炎、腺体萎缩、失去分泌唾液功能者，可行下颌下腺摘除术。

（徐训敏）

第十二章 颞下颌关节病急症

第一节 颞下颌关节急性炎症性疾病

颞下颌关节炎症性疾病包括感染性关节炎、类风湿性关节炎及创伤性关节炎。感染性关节炎在临床相对少见；类风湿性关节炎一般累及多个关节，对称性发生，类风湿因子试验阳性。创伤性关节炎可分为急性创伤性关节炎和慢性创伤性关节炎。本节主要介绍急性创伤性关节炎。

急性创伤性关节炎由急性创伤引起，包括关节区直接遭受暴力打击所造成的直接损伤；颏部、下颌角等下颌骨部位遭受暴力打击后，通过力的传导造成关节的间接创伤。急性创伤性关节炎的症状与创伤的严重程度有关。颞下颌关节损伤时常伴有颌面部其他部位的损伤，临床中较易被漏诊。因此，有颌面部外伤的患者均应进行颞下颌关节的系统检查。

一、临床表现与诊断要点

1. 颌面部急性创伤病史。
2. 关节局部疼痛、肿胀。
3. 不同程度的张口受限。
4. 下颌前伸、侧方运动受限，殆关系紊乱。
5. X线检查除外下颌骨骨折。

二、鉴别诊断

结合病史，一般不难诊断。对于缓慢发生的、由殆创伤所致的关节疼痛、运动障碍及关节内弹响等，应归属于颞下颌关节紊乱病的范畴。

三、应急处理

1. 在急性创伤后，应立即进行冷敷，减少关节内出血。

2. 症状轻微者，可进行理疗，适当限制下颌运动（2周），给予非甾体类抗炎镇痛药如双氯芬酸钠肠溶片。

3. 症状严重者，可能有关节囊或关节韧带撕裂者，应以颅颌绷带限制下颌运动2周左右，根据患者临床恢复情况，尽早开始下颌功能运动训练。

（杨　雪）

第二节　颞下颌关节脱位

颞下颌关节脱位是指髁突滑出关节窝以外，超越了关节运动的正常限度，以致不能自行复位的疾病。按部位可分为单侧脱位和双侧脱位；按性质可分为急性脱位、复发性脱位及陈旧性脱位；按脱位的方向可分为前方脱位、上方脱位、后方脱位及侧方脱位，后三者多为外力撞击所致，可伴有关节窝、关节结节、髁突或下颌骨骨折以及颅脑损伤，临床上少见。本节主要介绍颞下颌关节前脱位的诊治。

一、临床表现与诊断要点

1. 下颌运动异常，呈开口状，不能闭口，唾液外流。

2. 下颌前伸，面下1/3变长。

3. 检查可见前牙开𬌗，反𬌗，后牙常无接触，耳屏前方触诊有凹陷。

4. 单侧前脱位的症状仅表现在患侧，患者开闭口困难，下颌中线偏向健侧。

二、鉴别诊断

因暴力所致的脱位，应与下颌骨髁颈骨折相鉴别。后者下颌中线偏向患侧（单侧骨折），或呈前牙开𬌗、磨牙早接触状态（双侧骨折）。髁突颈部有明显压痛，皮下血肿。X 线检查可证实。

三、治疗原则与应急处理

1. 治疗原则　急性颞下颌关节前脱位应立刻复位，并限制下颌运动。

2. 应急处理

（1）口内法：手法复位时应向患者解释治疗过程，让患者放松、能够配合治疗。复位时嘱患者端坐位，头枕部紧靠椅背或墙壁，下颌𬌗平面应低于术者的肘关节。术者位于患者前方，双手拇指缠绕纱布，放置在患者两侧的下颌磨牙𬌗面，其余手指固定在下颌体部下缘。复位时双拇指压下颌骨向下，其余手指将颏部缓慢上推，使髁突向后下越过关节结节顶点，然后向后推，嘱患者闭口，使髁突回到关节窝内。髁突越过关节结节顶点后，患者升颌肌群自动收缩，上、下牙闭合，可能咬伤术者的手指，此时术者双手拇指应立即滑向两侧口腔前庭。当双侧同时复位有困难时，可先复位一侧再复位另一侧。

注意：①下颌磨牙重度牙周炎患者，复位时尽量避免接触患牙，以免造成牙齿松动或脱落，可将拇指放在磨牙后垫或缺牙区牙槽嵴上；②无牙颌、下颌骨纤细者，复位时应尽可能轻柔，避免用力过大导致下颌骨骨折；③智力障碍不能配合者，术者应注意避免被咬伤。

（2）口外法：患者与术者体位同口内法。复位时，术者两拇指放在患者双侧髁突前上方，用力将髁突向后下方挤压，同时双手其余于指托住下颌角及下颌体下缘使其向上前方移动，此时髁突下降并可向后进入关节窝。

（3）若脱位时间较长或患者无法配合治疗，造成咀嚼肌痉挛或局部疼痛，可先行局部热敷或按摩以缓解肌肉痉挛，或以局麻药行关节周围及咀嚼肌神经封闭后再行手法复位。个别情况下脱位时间长达数日，应在全身麻醉下，配合肌肉松弛剂进行复位。

3. 术后医嘱及复诊建议　复位后，应以颅颌弹力绷带限制下颌运动 20 天左右，嘱进软食，开口度不宜超过 1 cm。

（刘宝钟）

第十三章　正畸与修复急症

第一节　正畸急症

一、正畸附件引起的口腔黏膜或牙龈疼痛

（一）矫治弓丝左右移位或过长导致黏膜刺伤

1. 弓丝处理　检查弓丝是否移位及长短是否适宜，若弓丝过长，则用末端切断钳切断过长的弓丝末端或用高速金刚砂车针磨除过长弓丝末端（注意保护颊黏膜）；如弓丝左右移位，可用持针器在中切牙间夹住弓丝，使持针器与牙面垂直，水平移动弓丝至正常位置；加大弓丝末端回弯的曲度，以防弓丝再次左右移动刺伤黏膜。

2. 注意事项　若弓丝移动困难（通常为牙齿拥挤明显或正畸后期的方粗弓丝），不可暴力移动矫治弓丝，建议间断或全部拆除结扎丝或结扎圈，待弓丝移至正常位置后重新结扎。操作过程中需要有支点，避免造成托槽脱落或碰伤黏膜。末端回弯时，注意保护颊面管，避免使其受力过大造成松脱。舌侧矫正器会造成舌和舌侧牙龈的类似损伤，处理原则与唇侧矫正器相同。

3. 黏膜处理　损伤的黏膜组织如发生溃疡，可涂布溃疡散或复方金霉素软膏，也可在溃疡对应的矫治器末端使用正畸保护蜡，以消除矫治器对黏膜的刺激。

（二）结扎丝末端翘起或结扎丝断裂刺激黏膜

固定弓丝或其他附件用的正畸结扎丝末端可能会因刷牙方式不当或进食时压迫而翘起，翘起的结扎丝末端可刺（划）伤口腔黏膜或牙龈，应使用持针器以邻近牙齿为支点，将翘起的结扎丝头向牙面方向或牙齿邻间隙按压。如果结扎丝头较长，也可用细

丝钳或钢丝剪剪短结扎丝头，再按压其末端。如结扎丝断裂，则需拆下折断的结扎丝，重新结扎固定。

（三）微种植支抗钉周围炎

微种植支抗钉周围发生炎症时，支抗钉会出现不同程度的松动，支抗钉周围可探及深牙周袋甚至溢脓。如支抗钉松动度在Ⅱ度以下，可用0.12%氯己定（洗必泰）液冲洗支抗钉周围，局部涂布少量碘锌甘油（浓台氏液），如支抗钉周围牙龈感染处有溢脓，则需先刺破脓腔，然后再行局部冲洗上药。如支抗钉松动度达到Ⅲ度，则用持针器夹住支抗钉，逆时针轻轻旋转取下支抗钉，避免支抗钉脱落入患者口腔造成误吞。发生支抗钉周围炎时，需叮嘱患者停止支抗钉位置的正畸牵引。

（四）隐形矫治器边缘划伤牙龈黏膜

检查矫治器边缘是否锐利或有毛刺，可用剪刀修剪后用抛光轮抛光。如发现矫治器有裂痕，调磨锐利边缘后建议重新制作矫治器。

（五）分牙簧移位导致牙龈炎或牙周炎

用牙周探针探查没入牙龈的分牙簧，轻轻翘起，用持针器夹住其末端并取出分牙簧，用3%过氧化氢（双氧水）或0.12%氯己定（洗必泰）液冲洗牙周袋，并涂布少量碘锌甘油（浓台氏液）。

（六）带环移位松脱导致牙龈炎

1. 带环处理　用末端切断钳切断带环近中的弓丝，用去带环钳或持针器一端抵住牙齿咬合面，一端抵住带环龈端，缓慢用力，并在近远中向不断变换着力点，使带环殆向脱位移出。

2. 注意事项　当牙齿邻接处过紧，带环不能直接取下时，可用高速裂钻或金刚砂车针对带环行纵向切割，分片取下，注意保护牙龈和牙釉质。有多个带环通过基托或金属杆焊接在一起的矫治器，其中一个或几个带环松动，应仔细检查矫正器与患者牙列及其他部位相连接的部分，使用去带环钳或持针器依次松解带环，沿共同就位道方向取下矫正器。

如果完整取下的矫治器可以顺利就位，可清洁带环内壁及对应牙齿表面，用玻璃离子涂于带环内壁重新粘固矫治器，待玻璃离子凝固后去除多余玻璃离子并抛光。

3. 牙龈处理　带环移位松脱常导致局部牙龈发生炎症，可用0.12%氯己定溶液冲洗龈袋，并涂布少量碘锌甘油（浓台氏液）。

二、正畸附件变形、松动或脱落的应急处理

（一）弓丝不可复性变形

1. 弓丝处理　用持针器去除托槽上的结扎丝，用探针取下结扎圈，拆除变形的弓丝。

2. 注意事项　去除结扎丝时，注意不要忽略和遗漏弓丝与患者口腔内其他部位相连接的部分，如与微种植钉相连接的钢丝或弹力结扎等。

（二）托槽松脱

去除松脱托槽上的结扎丝或结扎圈，取下该托槽交由患者本人保管以备用。

（三）末端颊面管松脱

用末端切断钳切断颊面管近中的矫治弓丝，取下颊面管，同时注意查看余留弓丝末端的长度，避免刺伤黏膜。

（四）保持器或功能矫治器附件破损

1. 箭头卡折断或变形　可将箭头卡连接部分剪断，并磨圆末端后弯向牙颈部邻间隙，改成隙卡，使卡环仍有固位功能（图13-1）。

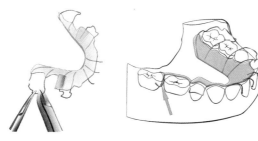

图13-1　箭头卡折断，修正后改成隙卡

2. 哈雷保持器（Hadley retainer）唇弓变形　使用尖头钳将变形的唇弓沿上前牙唇面牙弓弧度恢复形态，不能压迫牙齿唇面。

3. 舌侧固定保持器松脱　舌侧固定保持器对于防止前牙复发，特别是对于严重错位扭转有良好的保持效果。如果个别牙舌侧保持器的树脂发生松脱且牙齿没有复发移位时，可去除牙齿舌面上残余的树脂，用35%磷酸酸蚀处理牙面后涂布釉质粘接剂，用流动树脂重新固定保持器并抛光处理。

注意：如果固定舌侧保持器松脱的牙齿已经发生移位，则不可重新粘接固定，需正畸复诊治疗。

三、正畸治疗诊间痛的处理

引起患者正畸治疗诊间疼痛的常见原因包括加力反应、黏膜溃疡、牙龈炎症或牙髓炎症。

1. 加力反应　正畸过程中，初次佩戴矫治器或每次加力后，大多数患者会感到不适或疼痛，尤其在加力后的1~3天内表现较为明显，约1周后症状会逐渐减轻直至消失。如主诉牙齿未能发现存在牙周及牙髓炎症，向患者进行病情解释，建议观察，如患者比较敏感，疼痛不能忍受，可拆除正畸弓丝缓解疼痛。

2. 黏膜溃疡　正畸矫正器与口腔黏膜密切接触，咀嚼、言语过程产生的摩擦力常可导致黏膜出现溃疡，患者疼痛明显。溃疡发生时，应检查溃疡对应的矫正器附件是否存在异常并予以处理，溃疡处可涂布溃疡散或复方金霉素软膏。

3. 牙龈炎症　患者在佩戴正畸矫正器期间，不易保持口腔卫生，可能会出现牙龈出血、肿胀、增生、疼痛等症状。如检查发现存在牙龈炎症，可用洁治器（手工或超声均可）去除牙石或粘接剂等异物，用0.12%氯己定溶液轻柔冲洗龈袋，并涂布少量碘锌甘油（浓台氏液）。

4. 牙髓炎症　适宜的矫治力一般不会损伤牙髓组织，少数患者可能在施加正畸矫治力的初期出现可复性的牙髓炎症，但很少会造成永久损害。当患者主诉牙齿冷热敏感或疼痛时，应仔细检查主诉牙齿是否存在龋洞及其他非龋疾患，并进行温度测试和 X 线检查，如未发现确凿的不可复性牙髓炎的证据，建议观察；如发现咬合创伤引起牙髓症状，可调𬌗观察，勿急于行牙髓治疗。

（李艳秋）

第二节　修复急症

一、基牙敏感或疼痛

修复诊间或修复后基牙可能出现敏感或疼痛，临床表现主要包括过敏性疼痛、自发性疼痛和咬合痛。

（一）过敏性疼痛

1. 常见原因　在固定修复中，由于基牙牙体预备量较大，高速车针切割活髓牙的牙体硬组织会对牙髓产生不良刺激，活髓牙在牙体预备后，可能出现冷热敏感等牙本质敏感现象，甚至可能出现短暂、轻度的自发性疼痛。在修复体粘接过程中，就位过程的机械摩擦、消毒药物的刺激或粘接剂中游离酸的刺激也可能使基牙发生敏感。

在可摘局部义齿修复中，义齿卡环与基牙接触过紧或支托窝预备过深，可能出现基牙过敏性疼痛。

2. 处理方法　如果临时修复体脱落，可以使用临时冠粘接剂重新粘接就位。如未佩戴临时修复体，可用脱敏剂脱敏，或建议修复科复诊制作临时修复体。如已完成永久修复，临床诊断基牙为可复性牙髓炎，过敏性疼痛会在较短时间内消失，一般无须特殊处理，建议观察，避免冷热刺激，并适当减轻咬合负担。

可摘局部义齿卡环与基牙接触过紧建议修复科复诊调整卡

环，支托预备区敏感可用脱敏剂脱敏或嘱患者使用脱敏牙膏家庭脱敏。

（二）自发性疼痛

1. 常见原因　牙体预备所造成的牙髓伤害可能导致急性牙髓炎或牙髓坏死；修复后的咬合创伤可能导致急性牙周组织损伤、急性根尖周炎或创伤性根周膜炎；桩核冠修复的患牙，应检查是否存在根管侧穿的可能，是否有牙根折裂。

2. 处理方法　当患者主诉有自发性疼痛时，应根据疼痛特征，仔细排查患侧所有牙齿，如果确认基牙发生了不可逆的牙髓炎症，需进行牙髓治疗。

戴有固定修复体的基牙进行牙髓治疗时，由于牙齿外形或牙长轴方向的改变可能导致开髓时出现误差而发生牙体穿孔，建议拆除修复体后再行治疗；如患者不愿拆除，在讲明利弊、患者签署知情同意书的前提下进行牙髓治疗。在修复体上开髓时，要注意查看冠根角度及根部倾斜度，避免发生牙体穿孔；烤瓷类修复体建议用金刚砂车针开髓，以减少崩瓷的可能性。

如为牙周炎症引起的自发性疼痛，应根据临床检查和影像学检查判断患牙能否保留，对能够保留的患牙应完善牙周治疗。由于咬合创伤引起的自发性疼痛，应仔细调整咬合，并进行必要的牙周治疗。

（三）咬合痛

1. 常见原因　修复体粘接后短期内出现咬合痛，常见原因为早接触导致的咬合创伤，应仔细调整正中和非正中关系位的咬合干扰。

修复体粘接后较长时间后出现的咬合痛，应注意检查是否存在慢性牙周炎或慢性咬合创伤导致的根尖周炎症。

桩核冠修复的患牙应注意结合影像学检查排除根管侧穿或牙根折裂，并评估根管治疗是否完善。

2. 处理方法　修复体存在明确的咬合干扰或咬合创伤时，应有针对性地调整咬合，并建议修复科进一步检查。如果存在慢性牙周炎，应完善牙周相关治疗。桩核冠患牙根管治疗不完善的，应考虑根尖手术或拆除桩核冠后重新进行完善的根管治疗。如果存在根管侧穿或牙根折裂等问题，患牙可能需要拔除。

二、牙龈肿痛

修复后出现牙龈肿痛的主要原因包括食物嵌塞、修复体边缘不正确或修复体轴面外形不正确。

（一）食物嵌塞

修复后食物嵌塞的主要原因包括修复体的邻接触关系修复不当、修复体存在咬合干扰、咬合接触关系不良、慢性牙周炎引起的牙龈退缩等。应注意检查患牙牙周情况、邻接触区形态和松紧度以及咬合情况，进行口腔卫生宣教，定期行牙周治疗，必要时可能需要拆除修复体重新修复。

此外，还应用尖锐探针仔细探查龈缘下是否存在多余的粘接剂，去净后用0.12%氯己定冲洗龈袋，并涂布少量碘锌甘油（浓台氏液）。

（二）修复体边缘不正确

修复体存在边缘过长、不密合或存在悬突、台阶等不良因素时，牙龈受到激惹会导致牙龈肿痛。可以对症处理，适当调改、抛光修复体边缘，必要时可能需要拆除修复体重新制作。

（三）修复体轴面外形不正确

修复体轴面外形超出生理性突度或未能恢复生理性突度，都会导致食物与修复体表面接触滑动后产生对牙龈组织的不良刺激，长期的不良刺激可能引起牙龈肿痛。应仔细检查，可对症处理，必要时可能需要拆除修复体重新制作。

三、修复体松动、脱落、穿孔或破裂

修复体松动或脱落的主要原因包括固位力不足、存在咬合创伤或边缘不密合导致的粘接剂逐渐溶解等。修复体穿孔或破裂的主要原因是牙体预备不足、修复体厚度不够或咬合力过大。以上情况大多需要拆除原有修复体，重新设计修复。再修复时，应注意增加固位力、消除咬合创伤、减轻咬合力、确保边缘密合、选择不溶于唾液的粘接水门汀或换用高质量的修复材料。

（白向松　哈　庆）

第十四章 全身系统性疾病患者口腔治疗的风险评估与防范

第一节 全身健康状况分级与口腔治疗风险评估

随着老龄社会的到来，患有全身系统性疾病的口腔患者逐年增加，他们的疾病没有治愈，只是被药物所控制，此类患者承受疼痛等各类刺激的能力下降，口腔治疗对患者心理和生理造成的应激刺激会增加原有疾病恶化的可能性，无疑增加了口腔治疗的潜在风险。

口腔治疗前的风险评估对预防口腔诊室意外事件的发生意义重大，有研究表明，通过仔细的评估并制定有效的治疗方案，大约可避免 90% 发生在口腔诊室的突发事件。

一、口腔治疗前的风险评估方法

治疗前评估的方法包括病史询问、体格检查及实验室检查。对口腔医师而言，主要的评估信息来自于患者的病史询问和简单的体格检查。

（一）病史询问

在欧美国家，病史调查方式是患者以书面形式完成病史问卷，医师依此对患者的健康状况作出评估，此类问卷内容比较繁杂，在我国现阶段可能不适合照搬。对初诊患者及 6 个月以上未进行过口腔诊疗的复诊患者，口腔医师应常规询问患者的全身健康状况。伴有全身系统性疾病的患者，应进一步询问临床症状、体征及治疗史，依据其临床表现可大致判断该疾病可能存在的口腔治疗风险。常规询问的疾病主要包括高血压、心脏病、脑血管病、糖尿病、甲状腺功能异常、癫痫、肝肾疾病、哮喘、血液病等，对适龄女性患者还应视情况询问是否妊娠、是否处于生理期。

（二）体格检查

对伴有全身系统性疾病的患者应进行最基本的生命体征检查，首诊时获得的生命体征为基础生命体征，依此可评估患者承受口腔治疗的能力，其次可在出现危机状况时用作数据对比。生命体征包括血压、心率、心律、呼吸频率、体温、身高、体重，其中，血压、心率、心律、呼吸频率是评价患者心脏与呼吸系统最基本的信息，此4项应作为最基本的查体内容记录在病历上，体温、身高和体重视情况作为选择性项目。

口腔诊室内可进行的心率和心律检查主要依靠脉诊方式，测量时间至少持续30秒，最好60秒，正常成人心率为60~100次/分，心律有异常时应建议患者做心电图检查；呼吸频率的检查应暗中进行，佯作诊脉，观察患者胸部起伏次数，观察时间至少持续30秒，理想是60秒，正常成人呼吸频率是12~20次/分；口腔诊室最好配置快速血糖检测仪，用以评估糖尿病患者的口腔治疗风险。

二、身体健康状况分级标准

评估的标准主要依靠美国麻醉师协会（American Society of Anesthesiologists，ASA）2016年更新的ASA身体状况分级系统，该系统已广泛应用于临床医学围术期的风险评估，大量文献的研究结果表明该评估系统具有很好的实用性。

1. ASA Ⅰ级　身心健康，营养及发育良好，各器官功能正常，无不良嗜好。此级患者围术期风险较低，死亡率为0.06%~0.08%。

2. ASA Ⅱ级　除外科疾病外，有不良嗜好或轻度系统性疾病，但功能代偿健全，没有实质性器官功能限制。此级患者围术期风险略高，死亡率为0.27%~0.40%。

3. ASA Ⅲ级　系统性疾病较重，体力活动受限，但尚能应付日常活动，实质性器官功能受限制，合并一种或多种中度到重度疾病。此级患者围术期风险较高，死亡率为1.82%~4.30%。

4. ASA Ⅳ级　患有严重系统性疾病，丧失日常活动能力，经常面临生命威胁。此级患者围术期风险很高，死亡率为7.80%~23.0%。

5. ASA Ⅴ级　患者生命垂危，如不接受手术，则无生存可能。此级患者围术期风险极高，死亡率为9.40%~50.7%。

6. ASA Ⅵ级　已宣布脑死亡的患者，准备作为供体，取出其器官进行移植手术。

三、全身健康程度与口腔治疗风险

（一）ASA I级

1. 健康程度　身心健康，病史调查无异常，体检各指标正常，无过敏史，年龄小于60岁，无明显口腔治疗恐惧症，无吸烟、饮酒等不良嗜好。

2. 口腔治疗风险　ASA I级是口腔治疗的"绿灯"患者，可常规进行口腔治疗。

（二）ASA II级

1. 健康程度　身体处于亚健康状态，或虽患有轻度系统性疾病，但无临床症状与体征表现。例如：

（1）有长期吸烟、经常饮酒等不良嗜好。

（2）轻中度肥胖患者（30≤BMI≤40）。

（3）控制良好的糖尿病、高血压、哮喘、癫痫、甲状腺功能亢进症或甲状腺功能减退症患者等。

（4）轻度肺部疾病患者

（5）上呼吸道感染的ASA Ⅰ级患者。

（6）妊娠的ASA Ⅰ级患者。

（7）发生过过敏（尤其是药物过敏）的ASA Ⅰ级患者。

（8）高度恐惧口腔治疗的 ASA Ⅰ级患者。

（9）60 岁以上的 ASA Ⅰ级患者。

2. 口腔治疗风险　ASA Ⅱ级是口腔治疗的"黄灯"患者，治疗风险较小，可谨慎地进行口腔治疗，建议在减压（语言安抚或镇静）和监护下进行治疗，此级患者一般无须请其他专业医师监护。

（三）ASA Ⅲ级

1. 健康程度　身体处于疾病状态，患有的系统性疾病临床表现比较明显，日常活动受限。例如：

（1）酒精依赖或酗酒。

（2）重度肥胖患者（BMI≥40）。

（3）活动性肝炎，运动诱发性哮喘，控制较差的高血压、糖尿病、癫痫、甲状腺功能亢进症或甲状腺功能减退症患者等。

（4）终末期肾病进行定期规律透析患者。

（5）稳定性心绞痛，发生 3 个月以上的心肌梗死或脑血管意外，3 个月以上的冠脉支架置入，心脏起搏器植入术后心脏射血分数中度下降等。

（6）心力衰竭（heart failure，HF）伴有端坐呼吸和踝部肿胀。

（7）慢性阻塞性肺病（chronic obstructive pulmonary disease，COPD）如肺气肿或慢性支气管炎。

2. 口腔治疗风险　ASA Ⅲ级也是口腔治疗的"黄灯"患者，但口腔治疗风险较大，治疗前最好经疾病相关专业医师会诊以确定是否适合口腔治疗，治疗时应准备好急救药物和器材，在减压（语言安抚或镇静）和监护下进行，此级患者视情况可请疾病相关专业医师监护。

（四）ASA Ⅳ级

1. 健康程度　身体处于严重疾病状态，随时有生命危险，患有的系统性疾病已导致其丧失日常活动能力，例如：

（1）不稳定的心绞痛（梗死前心绞痛）。

（2）近3个月内发生过心肌梗死或脑血管意外。

（3）近3个月内的冠脉支架置入，合并心肌缺血或严重心脏瓣膜功能异常，心脏射血分数重度下降。

（4）严重的心力衰竭或慢性阻塞性肺病（需要吸氧或坐轮椅）。

（5）没有得到控制的高血压、糖尿病、癫痫等。

（6）脓毒症、弥散性血管内凝血（disseminated intravascular coagulation，DIC）、急性肾功能障碍（acute renal dysfunction，ARD）或终末期肾病未接受定期规律透析等。

2. 口腔治疗风险 ASA Ⅳ级是口腔治疗的"红灯"患者，不能进行有创性的口腔治疗，急诊患者必须在相关专业医师的严格监护下或住院条件下进行无创或微创性治疗。

（五）ASA Ⅴ级

1. 健康程度 身体处于生命终末期状态，生存希望渺茫。例如：

（1）胸主动脉瘤或（和）腹主动脉瘤破裂，颅内出血合并占位效应。

（2）严重创伤。

（3）缺血性肠病面临严重心脏病理性改变或多器官或（和）系统功能障碍。

（4）癌症晚期，肾病、肝病、心血管疾病及感染性疾病的晚期。

2. 口腔治疗风险 ASA Ⅴ级也是口腔治疗的"红灯"患者，但此类患者的预期存活时间不超过24小时，又被称为DNAR（不要试图复苏）或没有生存希望的患者，一般不会出现在口腔医院中，如必须进行口腔治疗，也只限于缓解疼痛。

（陈红涛 姬爱平）

第二节　高血压

在未使用降压药物的情况下，诊室收缩压（SBP）≥ 140 mmHg 和（或）舒张压（DBP）≥90 mmHg 即为高血压。高血压分为两类，一类为原发性高血压（又称高血压病），是一种以血压升高为主要临床表现而病因尚未明确的独立疾病，占比为 90% 以上；另一类为继发性高血压（又称症状性高血压），此类疾病病因明确，高血压只是该疾病的临床表现之一。

一、临床判断

高血压患者就诊时建议现场测量血压水平，对否定高血压病史的 35 岁以上可疑患者也应进行测量。

（一）诊室血压测量

1. 要求受测者安静休息至少 5 分钟后开始测量，测量方式通常采用坐位上臂血压测量法，上臂应置于心脏水平。

2. 推荐使用经过验证校准的上臂式医用电子血压计。

3. 使用标准规格的袖带（气囊长 22~26 cm，宽 12 cm），肥胖者或臂围大者（>32 cm）应使用大规格气囊袖带。

4. 首诊时应测量两侧上臂血压，以血压读数较高的一侧为准。

5. 测量血压时，应相隔 1~2 分钟重复测量，取 2 次读数的平均值记录。如果 SBP 或 DBP 的 2 次读数相差 5 mmHg 以上，应再次测量，取 3 次读数的平均值记录。

6. 老年人、糖尿病患者及出现体位性低血压情况者，应该加测站立位血压。站立位血压在卧位改为站立位后 1 分钟和 3 分钟时测量。

7. 在测量血压的同时，应测定脉率。

（二）血压水平分类标准（18 岁以上成年人）

1. 理想血压　收缩压 <120 mmHg，舒张压 <80 mmHg。

2. 正常血压　收缩压 <130 mmHg，舒张压 <85 mmHg，正常高限为收缩压 130~139 mmHg，舒张压 85~89 mmHg。

3. 轻度高血压（1 级高血压）　收缩压 140~159 mmHg 和（或）舒张压 90~99 mmHg。

4. 中度高血压（2 级高血压）　收缩压 160~179 mmHg 和（或）舒张压 100~109 mmHg。

5. 重度高血压（3 级高血压）　收缩压 ≥180 mmHg 或舒张压 ≥110 mmHg。

（三）病史访谈

通过询问病史获得有关高血压及其并发症的相关信息，访谈内容包括以下方面。

1. 高血压发现时间及类型，初始血压水平，药物控制情况，是否使用抗凝药物，目前血压水平及临床症状。

2. 是否存在下列危险因素

（1）男 ≥55 岁，女 ≥65 岁。

（2）吸烟。

（3）血胆固醇水平异常。

（4）早发心血管疾病家族史（一级亲属 50 岁前有心血管病史）。

（5）肥胖，缺乏体力活动。

3. 是否伴发糖尿病及治疗情况，目前血糖水平。

4. 是否有靶器官受损表现及损害程度

（1）心电图或超声心动图显示左心室肥厚。

（2）蛋白尿和（或）血肌酐轻度升高（106~177 μmol/L）。

（3）超声或 X 线片证实有动脉粥样斑块。

（4）视网膜动脉局灶或广泛狭窄。

5. 有无下列并发疾病

（1）心脏疾病：心绞痛、心肌梗死、冠状动脉血运重建术后、心力衰竭。

（2）脑血管疾病：脑出血、缺血性脑卒中、短暂性脑缺血发作。

（3）肾脏疾病：糖尿病肾病、血肌酐超过 177 μmol/L。

（4）血管疾病：主动脉夹层、外周血管病。

（5）重度高血压性视网膜病变：出血或渗血、视盘水肿。

二、风险评估

依据患者测量的血压水平和病史访谈结果综合进行风险评估（表 14-1）。

表 14-1　高血压风险评估对照表

危险因素	血压水平（mmHg）		
	收缩压 140~159 或舒张压 90~99	收缩压 160~179 或舒张压 100~109	收缩压 ≥180 或舒张压 ≥110
无危险因素	低危	中危	高危
1~2 个危险因素	中危	中危	极高危
≥3 个危险因素 或糖尿病或靶 器官受损	高危	高危	极高危
有并发疾病	极高危	极高危	极高危

1. 低度风险（ASA Ⅱ级）　收缩压 140~159 mmHg 和（或）舒张压 90~99 mmHg，无危险因素，无糖尿病、无靶器官受损、无并发疾病。

2. 中度风险（ASA Ⅱ级）

（1）收缩压 140~159 mmHg 和（或）舒张压 90~99 mmHg，有 1~2 个危险因素，无糖尿病、无靶器官受损、无并发疾病。

（2）收缩压 160~179 mmHg 和（或）舒张压 100~109 mmHg，无或有 1~2 个危险因素，无糖尿病、无靶器官受损、无并发疾病。

3. 高度风险（ASA Ⅲ级）

（1）收缩压 140~179 mmHg 和（或）舒张压 90~109 mmHg，且有 ≥3 个危险因素，或伴糖尿病、靶器官受损。

（2）收缩压≥180 mmHg 或舒张压≥110 mmHg，无危险因素。

4. 极高风险（ASA Ⅳ级）

（1）收缩压 140~179 mmHg 和（或）舒张压 90~109 mmHg，且有高血压的并发疾病。

（2）收缩压≥180 mmHg 或舒张压≥110 mmHg，且有危险因素，或伴糖尿病、靶器官受损，或有高血压的并发疾病。

（3）收缩压 > 200 mmHg 和（或）舒张压 >115 mmHg。

三、口腔治疗时机与风险防范

高血压是脑卒中、冠心病、心力衰竭等危及患者生命安全的疾病的重要危险因素，患者对口腔治疗的高度恐惧或口腔治疗中的不良刺激会使血压有不同程度的升高，治疗前仔细评估、治疗中采取必要的减压措施并注意监护可降低发生意外事件的概率。口腔治疗风险防范最为重要的措施是减少不良刺激与疼痛控制。

1. 低度风险　可以常规进行口腔治疗，治疗时应注意以下问题：

（1）减轻患者的焦虑情绪：心理安抚，必要时可采取镇静措施。

（2）监测生命体征：治疗前检查并记录患者的生命体征，治疗中注意监护，不断与患者交流，如患者有不适症状，应停止操作，测量血压，进行生命体征的再评估。

（3）无痛操作：可以使用含肾上腺素的局部麻醉药，但要注意控制剂量、注射方式（推荐使用局部浸润技术或牙周膜注射技术）、注射前回吸、缓慢注射。

（4）服用抗凝药物者，进行创伤性较大的口腔治疗（拔牙或手术等）应注意术后出血及出血后的控制问题，建议术前查血常规了解凝血情况或咨询心血管医师可否停用抗凝药，出血不易控制者，可采用口服维生素 K、局部应用止血药、局部加压、缝合等措施。

2. 中度风险　让患者休息 5 分钟后复测，复测结果无明显变化时，建议患者舌下含服硝苯地平（心痛定）10 mg（推荐使用）或硝酸甘油 0.5 mg（最好使用患者自带的药物），患者血压降到下一级水平时可以进行口腔治疗，但需更加谨慎。

注意：硝酸甘油降压迅速，有些患者（尤其是老年人）对硝酸甘油非常敏感，普通剂量即可使血压快速降低而引起低血压反应。因此，使用硝酸甘油降压时应注意以下问题：①用药过程中密切监测血压；②从小剂量开始服用，效果不明显时再逐渐追加剂量，使血压平稳下降；③青光眼患者慎用。

3. 高度风险　建议在内科医师严格心电监护下进行口腔治疗。

4. 极高风险　不能进行有创性的口腔治疗，建议先到综合医院治疗高血压，如需紧急处理口腔疾病，须在内科医师严格心电监护下进行无创或微创治疗。

四、出现危象时的应急处理

术中密切监测血压变化，如血压较术前升高 30 mmHg 视为血压过高，血压低于术前 25%~30% 视为血压过低，过高或过低均可能造成高血压危象，可出现严重并发症，此时应立即停止操作，请内科医师会诊，依据会诊医师意见处理或转综合医院急诊科应急处理。

（陈红涛　姬爱平）

第三节　体位性低血压

体位性低血压又称为直立性低血压，是指患者从卧位到直立位，或长时间站立时发生的头晕、晕厥等低灌注症状。其诊断标准为：从卧位转为直立位后 3 分钟内出现收缩压下降≥20 mmHg 和（或）舒张压下降≥10 mmHg，伴或不伴各种低灌注症状的临床综合征。

一、临床判断

（一）临床特征

患者突然从卧位、蹲位、坐位起立时出现不适症状，包括：头晕、乏力、疲劳、恶心、晕厥、认知障碍、胸闷、头痛，也可能出现视物模糊、颈部痛、肩痛，有些患者可能出现心绞痛（心肌灌注减少）和短暂性脑缺血发作。

（二）病史访谈

1. 对于已知患有体位性低血压的患者，应该详细了解病情。

（1）体位性低血压发现的时间，发作次数、频率及诱因，发作时的具体表现及恢复情况。

（2）有无全身系统性疾病，严重程度及使用的药物名称。

2. 对于体位性低血压的高危因素应在病史采集时重点关注：

（1）年龄：65 岁以上，每增加 10 岁患病率升高约 10%。

（2）全身系统性疾病：高血压、糖尿病、心力衰竭、帕金森病等。

（3）服用某些药物：抗精神失常药物、三环类抗抑郁药、抗肿瘤药物以及过量的抗高血压药物等。

（4）吸烟、孕前期 3 个月、低体质指数（BMI）等也与其相关。

（三）血压变化测试

对主诉有体位性低血压病史（偶发）或有频繁一过性晕厥症状患者，口腔治疗前最好进行血压变化测试，有严重体位性低血压的患者或频繁发作者及伴有严重的全身系统性疾病患者不宜进行测试。

在口腔诊室进行测试时一般采用两次测量法，即让患者保持仰卧体位 2~3 分钟后测量第一次血压，然后让患者缓慢站起，保持直立体位 1 分钟后测量第二次血压。患者的正常血压变化应是收缩压变化范围不超过 ±10 mmHg，舒张压增加 10~20 mmHg，心率每分钟可增加 5~20 次。体位性低血压患者的血压变化较大，

收缩压下降 >25 mmHg，舒张压下降 >10 mmHg，心率不变或每分钟可增加 >30 次。

注意：如果测试时临床症状逐渐加重，应当立即让患者平卧，按危象应急原则进行处理。

二、风险评估

1. 低度风险　曾有过一次体位性低血压发作史，无全身系统性疾病，诱发因素多为长时间卧位、体位反射障碍、疲劳或饥饿等，血压变化测试结果正常。

2. 中度风险　体位性低血压偶发，60 岁以上的老年人或妊娠或（和）有轻度全身系统性疾病，诱发因素多为年龄过大、全身用药（包括抗高血压类、镇静药）等，血压变化测试结果正常。

3. 高度风险　体位性低血压频发，或虽偶发但有严重的全身系统性疾病，或血压变化测试时出现体位性低血压体征。

三、口腔治疗时机与风险防范

1. 低度风险　可以常规进行口腔治疗，建议尽量缩短口腔治疗时间；空腹患者建议进食或饮用含糖饮料后再行治疗；治疗结束后缓慢调整椅位至直立体位。

2. 中度风险　可以谨慎地进行口腔治疗，必要时在内科医师监护的条件下进行治疗，时间不宜过长。治疗结束后缓慢调整椅位，整个过程不少于 1 分钟，通过对体位 2~3 次的改变逐渐至直立位，医师或助手站立在椅位前协助患者站立直到其没有任何晕厥感，并在有人陪伴的情况下离开医院。

3. 高度风险　不宜进行口腔治疗。建议患者进行相关的血压监测和全身系统性疾病治疗。

四、出现危象时的应急处理

（一）出现危象时的临床判断

1. 体位改变时发生倾倒并伴有意识丧失。

2. 血压锐减（收缩压降至 60 mmHg），心率基本不变或每分钟增加 >30 次。

（二）出现危象时的应急处理

1. 应急处理　立即将患者放至仰卧位，并将双脚轻微抬高，吸氧，大多数情况下患者很快恢复意识。如果患者意识仍然没有恢复或意识虽然恢复但低血压现象反复出现并逐渐加重，立即启动急救程序，进行心肺复苏术，同时呼叫 120 转送至综合医院继续救治。

2. 后续处理

（1）患者意识恢复后，必须缓慢地将椅位由仰卧位调整至直立位，按照 0°→ 22.5°→ 45°→ 67.5°→ 90° 顺序逐渐升高椅位，并在椅位升高之前给予患者足够的时间进行适应。

（2）在患者起立前再次测量血压并与平常基线水平比较，无明显差异后在医师或助手的协助下站立。

（3）确定患者已经完全恢复正常后，由家人护送回家。

（邵　校　王　津）

第四节　心绞痛

心绞痛是指由于心肌需氧和供氧之间暂时失去平衡所引起的心肌缺血的临床综合征。

一、临床判断

（一）临床特征

1. 突然发作的胸痛　位于胸骨体中上部的后方，可放射至左肩、左上肢前内侧达无名指和小指，个别患者放散至口腔颌面部而误认为是牙痛。在牙椅上发作的患者通常会坐直，紧握拳头置于胸口。

2. 疼痛常有压迫、发闷或紧缩感，也可以是烧灼感，但不是针扎或刀刺样的锐性痛。发作时，患者不得不停止当前的活动。但也有些患者仅表现为胸闷。

3. 疼痛持续时间　常见 2~5 分钟，一般不超过 30 分钟。不稳定型心绞痛可持续 20 分钟以上。

4. 疼痛诱发因素　运动、寒冷、精神紧张、情绪激动、饱餐等。不稳定型心绞痛可发生在休息时。

5. 伴随症状　发热、出汗、心率增快、血压升高、呼吸困难、感觉疲惫等。

6. 对硝酸甘油的反应　服用硝酸甘油后一般可在 2~4 分钟内缓解疼痛，若缓解几分钟后再发作应警惕急性心肌梗死（acute myocardial infarction，AMI）。

（二）病史访谈

1. 对主诉有胸痛症状，但没有确诊心绞痛的患者，应根据心绞痛的临床特征进行病史询问，以确定是否为心绞痛疑似病例。

2. 对确诊为心绞痛的患者，应询问以下问题。

（1）心绞痛类型（稳定型、不稳定型）、发作频率、体能状态、诱发因素、缓解方式（使用何种药物控制、硝酸甘油疗效）及目前临床症状等。

（2）是否有脑卒中、高血压、糖尿病等伴发疾病。

（3）是否有住院或手术史，是否做过冠脉支架或搭桥手术等。

二、风险评估

通过询问患者心绞痛的发作频率、诱发因素、行动受限状况及有无其他伴发疾病，判断患者的心力储备能力。

1. 低度风险（ASA Ⅱ级）　发作频率每月 0~1 次，一般体力活动不受限，可轻松走 200 米或爬一层楼，在强、快或持续用力时诱发，无伴发疾病。

2. 中度风险（ASA Ⅲ级）

（1）发作频率每月 2~4 次，日常体力活动受限，可断续走完 200 米或爬一层楼，在餐后、冷风、情绪紧张时诱发，无伴发疾病。

（2）做过冠脉支架或搭桥手术 3 个月以上，没有遗留心绞痛的症状和体征，无伴发疾病。

3. 高度风险（ASA Ⅲ级）

（1）发作频率每周 2~3 次，日常体力活动显著受限，不能走完 200 米或爬一层楼。

（2）做过冠脉支架或搭桥手术 3 个月以上，仍遗留心绞痛的症状和体征。

4. 极高风险（ASA Ⅳ级）

（1）轻微活动或休息时发生，或每天均发生疼痛，或发生时间长达 20 分钟以上（不稳定型心绞痛，梗死前心绞痛）。

（2）冠脉支架或搭桥手术 3 个月内。

三、口腔治疗时机与风险防范

焦虑与疼痛可以诱发心绞痛的急性发作，无论风险等级如何，在口腔治疗时均应高度警惕，并将治疗的不良刺激降到最低。

1. 低度风险　在准备好氧气和硝酸甘油（首选患者自带的硝酸甘油）的情况下可常规地进行口腔治疗。治疗时注意以下问题：

（1）治疗前检查并记录患者的生命体征，治疗中注意监护，如患者有不适症状，应停止所有口腔操作，再次评估生命体征，如有胸痛发作，应及时让患者自己调整到最舒适体位，并立即启动诊室急救程序。

（2）心理安抚，减轻压力，必要时可采取镇静措施。

（3）常规剂量的局部麻醉药一般不会对心血管系统产生不利影响，也可以使用含肾上腺素麻醉药，建议使用含低浓度肾上腺素（1 : 10 万以上）的麻醉药；麻醉时注意无痛操作、剂量控制、注射方式（推荐使用局部浸润技术或牙周膜注射技术）、注射前回吸及缓慢注射。

（4）对于做过心脏手术的患者应询问是否正在使用抗凝血药物，如是需注意出血问题（见本章第二节高血压的口腔治疗时机与风险防范中对服用抗凝药物者的治疗建议）。

2. 中度风险　进行可能引起患者高度恐惧的口腔操作（如局部麻醉、牙髓治疗、拔牙等）时，建议内科医师给予心电监护，并在术前 5 min 舌下含服硝酸甘油，治疗全程吸氧（鼻导管氧流量为 3~5 L/min，鼻罩流量为 5~7 L/min）。

3. 高度风险　不适合口腔治疗，若是口腔急症，建议用药物控制，或在准备好急救设备和药物的前提下，由内科医师监护进行简单处理。

4. 极高风险　不能进行口腔治疗，口腔急症必须在内科医师监护下进行无创或微创治疗。

四、出现危象时的应急处理

当患者出现疲劳症状或体征，如出汗、躁动或焦虑时应停止治疗，让患者自己调整到最舒适体位（通常是坐起或站直）充分休息，评估患者生命体征；平稳者在休息后可继续治疗；不平稳者要严密监护，有急性发作前兆时，立即启动急救程序，急救流程见第十五章第五节急性心肌梗死疑似患者的急救流程。

（邵　校　哈　庆）

第五节　心肌梗死

心肌梗死在病理上被定义为由于长时间缺血导致的心肌细胞死亡。

一、临床判断

（一）临床特征

1. 先兆症状　发作前数日有胸部不适、烦躁、心悸、心绞痛等前驱症状。心绞痛发作较以往频繁、性质较剧烈、持续时间长、硝酸甘油疗效差、诱因不明显等。

2. 疼痛特点　与心绞痛相同，但程度更重，时间更久（>30 min）；伴有大汗、烦躁、濒死感，硝酸甘油治疗无效；少数患者疼痛较轻甚至无疼痛，有呼吸困难、胸闷等症状。

3. 全身症状　发热、体温升高可达 38℃左右，持续约 1 周，且伴心动过速或过缓。

4. 胃肠道症状　疼痛剧烈时伴有恶心、呕吐和上腹胀痛。

5. 心律失常　以室性心律失常最多，室颤是急性心肌梗死早期最主要的死因。

6. 低血压和休克　如疼痛缓解而收缩压仍 <80 mmHg，患者可出现烦躁不安、面色苍白、皮肤湿冷、神志迟钝甚至晕厥等休克表现。

7. 心力衰竭　呼吸困难、咳嗽、发绀、踝关节肿胀。

（二）病史访谈

1. 对主诉有心绞痛史（尤其是不稳定型心绞痛）的患者，或没有确诊心绞痛但经历过胸痛、踝关节肿胀和呼吸急促者，应根据心肌梗死的临床特征进行病史询问，以确定是否为心肌梗死疑似病例。

2. 对曾确诊为心肌梗死的患者，应询问以下问题：

（1）发生心肌梗死的次数，近次发生心肌梗死的具体时间。

（2）患者的心脏功能状况及使用的药物，是否遗留心绞痛、心力衰竭或心律失常等并发症。

二、风险评估

1. 高度风险（ASA Ⅲ级）　首次发生心肌梗死的时间超过 3 个月以上，没有遗留心肌梗死的症状与体征。

2. 极高风险（ASA Ⅳ级）

（1）首次心肌梗死发生的时间距现在不到 3 个月。

（2）心肌梗死发作时间超过 3 个月，但仍遗留心肌梗死的症状与体征；或有 1 次及以上心肌梗死发作史。

三、口腔治疗时机与风险防范

心肌梗死复发率较高，只要曾发生过心肌梗死，再次发生的风险就会很高。急性心肌梗死可导致休克、心力衰竭、心搏骤停等危及患者生命安全的严重并发症。

1. 高度风险　在准备好急救设备和药物的前提下，由内科医师监护进行口腔治疗，术前5分钟舌下含服硝酸甘油，全程吸氧，尽可能缩短口腔治疗时间。

2. 极高风险　不适合口腔治疗，一般只能进行急症处理，且治疗前必须通过相关专业医师会诊。

四、出现危象时的应急处理

当患者出现胸部不适、烦躁、心悸、心绞痛等梗死前先兆症状时，立即停止操作，将椅子调整到急救位（切勿移动患者），启动诊室急救程序，急救流程见第十五章第五节急性心肌梗死疑似患者的急救流程。

（邵　校　哈　庆）

第六节　心力衰竭

心力衰竭是由于心脏结构或功能异常导致心室充盈或射血能力受损的一组临床综合征，其病理生理学特征为肺淤血和（或）体循环淤血以及组织器官低灌注，主要临床表现为呼吸困难、乏力（活动耐量受限）以及液体潴留（外周水肿）。

一、临床判断

（一）临床特征

1. 临床症状

（1）呼吸困难：劳力性呼吸困难，端坐呼吸，夜间阵发性呼吸困难，陈－施呼吸（周期性呼吸）。

（2）疲乏无力，食欲缺乏、恶心、腹痛、腹胀。

（3）精神难以集中，记忆力减退、头痛、失眠和焦虑。

2. 临床体征　口唇、甲床发绀，窦性心动过速、颈静脉怒张，肺啰音、双下肢可凹性水肿，胸腔积液和腹腔积液，肝脾肿大。

（二）病史访谈

通过询问病史获得心力衰竭的相关信息，访谈内容包括：

1. 疾病的严重程度，是否有急诊或住院治疗史，药物治疗情况。

2. 目前身体状况　进行日常活动后是否感到疲劳；爬一层楼梯有无不适；夜间睡眠时是否曾因呼吸急促而醒来；仰卧位睡眠时有无呼吸困难。

二、风险评估

1. 高度风险（ASA Ⅲ级）　休息时心力衰竭症状不明显，日常活动后感到疲劳，爬一层楼梯可出现心衰症状，药物控制良好，无急诊或住院治疗史。

2. 极高风险（ASA Ⅳ级）　严重的心力衰竭，在休息时也可出现心衰症状，伴有端坐呼吸和踝部肿胀；有时夜间睡眠时因呼吸急促而醒来，仰卧位睡眠时呼吸困难；需要经常吸氧或坐轮椅；有急诊或住院治疗史。

三、口腔治疗时机与风险防范

所有心力衰竭患者在口腔治疗时都会有很大风险，治疗前应由内科医师会诊，确定是否适宜进行口腔治疗。

1. 高度风险　口腔治疗必须在内科医师监护下进行，治疗前准备好急救药物与设备，治疗全程吸氧，尽可能缩短治疗时间。

2. 极高风险　不能进行有创性的口腔治疗，急诊患者必须在内科医师的严格监护下或住院条件下进行无创或微创性治疗。

四、出现危象时的应急处理

（一）出现危象时的临床判断

1. 有引起急性心功能不全的基础心脏病。

2. 突发严重的呼吸困难、烦躁不安、窒息感、大汗淋漓、咳嗽、咳粉红色泡沫样痰；皮肤湿冷、面色灰白、发绀；双肺布满湿啰音和哮鸣音。

（二）出现危象时的应急处理

1. 应立即停止操作，请内科医师会诊。

2. 无创性多功能心电监测，建立静脉通路。

3. 采用端坐位，双腿下垂，减少右心回流血量。

4. 高流量湿化氧气吸入。

5. 呋塞米静脉注射 20~40 mg，5 分钟后出现利尿效果，30~60 分钟达到峰值；硝酸甘油舌下含化，首次 0.3 mg，5 分钟后测血压一次，再给 0.6 mg，5 分钟后再测血压，以后每 10 分钟给 0.6 mg，直至症状改善或收缩压降至 90~100 mmHg；对于存在心源性休克的患者，可考虑应用升压药（首选去甲肾上腺素），以升高血压、增加重要器官灌注。

6. 依据会诊医师意见处理或转综合医院急诊科应急处理。

（邵　校　梁亚平）

第七节　脑卒中

脑卒中（也称脑血管意外）是指脑血管疾病患者因各种诱发因素引起脑内动脉狭窄、闭塞或破裂，造成急性脑血液循环障碍，出现一过性或永久性脑功能异常，临床上表现出不同程度的脑功能障碍。脑卒中分为缺血性脑卒中和出血性脑卒中。

一、临床判断

（一）临床特征

1. 缺血性脑卒中

（1）短暂性脑缺血发作（transient ischemic attack，TIA）：脑血管缺血导致的大脑相应区域发生一过性、局灶性的脑或视网膜功能障碍。临床可有多种表现，如眩晕、头痛、耳鸣、眼前发黑、视力障碍、面部麻木、四肢无力、偏身麻木、偏瘫、感觉减退、饮水呛咳、说话不清等，以上诸多症状可持续数分钟或数小时，少数患者持续十几小时，但均在 24 小时内恢复正常。短暂性脑缺血可反复发作，一般不会造成永久性脑损害。短暂性脑缺血发作预示存在发生脑梗死的风险。

（2）脑梗死（脑栓塞、脑血栓）：脑梗死是由于脑局部供血障碍导致脑组织缺血、缺氧，引起脑组织坏死软化，造成相应区域的脑功能缺损。脑梗死是临床最常见类型，多见于 40 岁以上的中老年患者，多数存在脑血管病的相关危险因素（如动脉硬化、高血压、高脂血症或糖尿病等），发病前可有短暂性脑缺血发作史。脑梗死发病一般比较突然，发病时多数患者意识清楚，偏瘫、失语等局灶性神经功能缺失体征明显，症状可持续 24 小时以上，并在数小时或数日内逐渐加重。

（3）腔隙性脑梗死：腔隙性脑梗死是脑深部的微小动脉发生闭塞，引起脑组织缺血性软化病变。腔隙性脑梗死占缺血性脑卒中的 20%，常与控制不佳的糖尿病和高血压有关，患者多无明显临床症状，或仅有轻微注意力不集中、记忆力下降、轻度头痛头昏、眩晕、反应迟钝等症状。

2. 出血性脑卒中

（1）脑出血：指原发性脑内血管非外伤性破裂，血液流入脑实质内或脑室内形成血肿。脑出血是脑卒中的急症，发病年龄多数超过 50 岁，与长期高血压相关，死亡率高。脑出血的临床表现为突发头痛、恶心呕吐、言语不清、小便失禁、肢体活动障碍和意识障碍。位于非功能区的小量出血可以仅表现为头痛及轻度的神经功能障碍，而大量出血以及大脑深部出血、丘脑出血或者脑干出血等可以出现迅速昏迷，甚至在数小时或数日内出现死亡。

（2）蛛网膜下腔出血（SAH）：指颅内血管破裂后，血液流入蛛网膜下腔引起的一种临床综合征。临床表现为突然发生的剧烈头痛、恶心、呕吐和脑膜刺激征，伴或不伴局灶性神经功能缺失体征。

（二）病史访谈

1. 对有脑卒中病史患者，应询问以下内容。

（1）脑卒中类型，发生时间及次数，卒中时血压水平，现在血压水平，正在服用的药物（尤其是抗凝药物）。

（2）发病时的神经功能损害情况（即思维能力、语言能力和肢体活动能力等）及目前恢复状况（即生活自理程度）。

（3）是否有短暂性脑缺血发作症状及发作频率。

（4）是否合并高血压、糖尿病和心脏病，合并疾病是否得到有效控制。

2. 对无脑卒中病史，但患有动脉硬化、高血压、高脂血症、糖尿病或心脏疾病的 40 岁以上中老年患者，应询问是否存在短暂性脑缺血发作症状，以确定是否是脑卒中高危患者。

二、风险评估

1. 中度风险　一次脑卒中病史，发病时间超过 3 个月，不伴或伴有轻度神经功能异常（尽管有症状，但无明显功能障碍，能完成所有日常工作和生活），无短暂性脑缺血发作症状。

2. 高度风险　大于一次脑卒中病史，最近一次发病时间超过 3 个月，伴有一定程度的神经功能异常（轻度残疾，不能完成病前所有活动，但不需帮助能照料自己的日常事务），无短暂性脑缺血发作症状。

3. 极高风险

（1）3 个月内发生过脑卒中的患者。

（2）目前血压超 160/100 mmHg 以上的脑卒中患者。

（3）糖尿病未有效控制的脑卒中患者。

（4）患有心脏疾病（如风湿性心脏病、冠心病）的脑卒中患者。

（5）经常有短暂性脑缺血发作症状的脑卒中患者。

三、口腔治疗时机与风险防范

口腔治疗中的应激反应可诱发脑卒中患者复发，加重脑损害，严重者可能危及生命。

1. 中度风险　可以谨慎地进行常规口腔治疗，治疗时注意以下问题。

（1）治疗前检查并记录患者生命体征，并在术中进行监测，必要时请内科医师监护，尤其要关注患者血压变化，收缩压超过 160 mmHg 时，每升高 10 mmHg，卒中风险增加 30%。

（2）对严重焦虑患者最好在镇静下进行治疗。

（3）选择不含或含低浓度肾上腺素的局部麻醉药，无痛操作。

（4）服用抗血小板药或抗凝药物者，应注意术后出血及出血后的控制问题。术前咨询神经科医师可否停药。出血不易控制者，可采取局部应用止血药、局部加压、缝合等措施。

2. 高度风险　由相关专业医师会诊后确定是否适宜进行口腔治疗，治疗必须在内科医师监护下进行，具体措施参照中度风险的注意事项。

3. 极高风险　不能进行有创性的口腔治疗，如需紧急处理口腔急症，须在内科医师严格监护下进行无创或微创治疗。

四、出现危象时的应急处理

（一）出现危象时的临床判断

1. 有引起脑卒中的疾病基础。

2. 出现前述脑卒中的症状和体征。

（二）出现危象时的应急处理

1. 应立即停止操作，并立即拨打急救电话，尽快转入有急诊 CT 和神经专业医师的综合医院。

2. 监测和维持生命体征。

3. 保持呼吸道通畅，昏迷者应侧卧位。

4. 防止头部震动。

5. 对症处理。

6. 收集相关诊治信息。

7. 通知医院启动绿色通道。

8. 尽可能提前采集血液标本。

（王　哲　陈红涛）

第八节　糖尿病

糖尿病是由多种病因引起胰岛素分泌和（或）作用缺陷而导致的以慢性血糖增高为特征的代谢疾病群。糖尿病主要分两型，1 型糖尿病为胰岛 β 细胞破坏，引起胰岛素的绝对缺乏；2 型糖尿病以胰岛素抵抗为主，伴胰岛素分泌不足，或胰岛素分泌不足为主伴或不伴胰岛素抵抗。

一、临床判断

（一）临床特征

1. 1 型糖尿病　可发生于任何年龄，但多见于青少年；起病急，代谢紊乱症状明显，易发生酮症酸中毒，患者需长期注射胰岛素以维持生命。

2. 2 型糖尿病　可发生于任何年龄，但多见于成年人。患者大部分超重或肥胖，通常无酮症酸中毒倾向，但在感染等应激情况下，也可诱发酮症酸中毒，患者在疾病初期大多不需要胰岛素治疗。

（二）病史访谈

1. 对疑似糖尿病患者，应询问是否有"三多一少"症状（多饮、多食、多尿、体重减轻），是否易出现低血糖或高血糖症状，是否容易感染或愈合不良。

（1）低血糖的症状：①交感神经兴奋症状，主要为手抖、出冷汗、心悸、饥饿感以及烦躁不安；②中枢神经症状，主要为头痛、头昏、视物模糊，有时定向力障碍、嗜睡，严重时陷入昏迷或癫痫发作。

（2）高血糖的症状：恶心，呕吐，腹部不适，面部发红，皮肤发热和干燥，脱水，呼吸缓而深，脉搏快而弱，意识改变。若出现糖尿病酮症酸中毒，呼出的气体中会有丙酮甜水果味道。心率快、血压低于正常，心动过速和低血压同时出现是脱水和缺盐的表现。

2. 对有糖尿病病史患者，应询问所患糖尿病的类型、控制方式、目前血糖和糖化血红蛋白水平；是否存在心、脑、肾、视网膜等的并发症及其严重程度。

二、风险评估

1. 低度风险（ASA Ⅱ级）　控制良好的 2 型糖尿病，空腹血糖 4.4~7.2 mmol/L，非空腹血糖 10 mmol/L 以下，糖化血红蛋白 <7.0%，无严重并发症。

2. 中度风险（ASA Ⅲ级）

（1）控制良好的 1 型糖尿病，具体控制目标见表 14-2。

（2）控制不太理想的 2 型糖尿病，但未达到 ASA Ⅳ级标准。

表 14-2　儿童和青少年 1 型糖尿病控制目标

年龄段	餐前血糖（mmol/L）	餐后血糖（mmol/L）	糖化血红蛋白 HbA1c
0~6 岁	5.6~10.0	6.1~11.1	7.5%~8.5%
7~12 岁	5.0~10.0	5.6~10.0	<8%
13~19 岁	5.0~7.2	5.0~8.3	<7.5%

3. 高度风险（ASA IV级）

（1）2型糖尿病未控制，血糖 >22.2 mmol/L，糖化血红蛋白 >9.5%。

（2）未达到控制目标的1型糖尿病。

（3）伴发心、脑、肾、视网膜等严重并发症的各型糖尿病。

（4）经常出现低血糖或高血糖症状的各型糖尿病。

三、口腔治疗时机与风险防范

糖尿病未经治疗或虽经治疗但未能很好控制，患者血糖水平可出现明显波动，口腔治疗的应激反应会加重血糖波动，存在发生糖尿病危象的可能性。此外，糖尿病患者抗感染能力较差，容易引起创口感染或延迟愈合。

为预防糖尿病危象发生、减少口腔治疗的术后并发症，治疗前应对糖尿病疑似患者、目前血糖水平不详或血糖控制不稳定的糖尿病患者及拟接受较大创伤性治疗（如拔牙、根尖手术、牙周手术等）的患者进行常规快速血糖检测。

1. 低度风险　可以常规接受口腔治疗。注意治疗前和治疗后按时进餐，防止出现低血糖；对于有创的口腔治疗如拔牙、脓肿切开、外伤缝合等，术后常规给予广谱抗生素预防感染。

2. 中度风险　可以常规接受口腔治疗，治疗时注意以下问题。

（1）应避免或限制使用含肾上腺素的局部麻醉药，推荐使用不含肾上腺素的利多卡因，以防造成注射部位组织坏死。

（2）对有创的口腔治疗，术前1天及术后3天应预防使用广谱抗生素。

（3）当空腹血糖接近正常值下限（血糖水平 4.44~6.6 mmol/L）时，易出现低血糖症状，建议在治疗前进食含糖食物予以纠正。

（4）治疗时密切监测患者的生命体征和意识状态，当出现低血糖或高血糖症状时，启动应急处理预案。

（5）1型糖尿病在治疗后应监测血糖水平，如血糖出现较大波动，请患者到内分泌科治疗。

3. 高度风险　不能进行有创的口腔治疗，建议先到综合医院治疗糖尿病。

四、出现危象时的应急处理

医生要有分辨低血糖症和高血糖症的能力。低血糖症是糖尿病患者最常见的急性并发症，低血糖症的临床表现可能比较轻微，也可能迅速发展到意识丧失。相对而言，糖尿病患者更易于耐受短暂的高血糖。由于低血糖急症的发生率明显高于高血糖急症，当糖尿病患者出现举止改变、行为异常或意识丧失时，首先应按照低血糖症进行治疗。

（一）低血糖症的处理

1. 立即停止操作。

2. 调整体位　将意识清醒患者置于自觉舒适体位；昏迷患者应保持侧卧位，保证呼吸道通畅。

3. 纠正低血糖　先口服可快速吸收的碳水化合物（如葡萄糖、蜂蜜、白糖水），然后再进食慢作用的碳水化合物（如冰激凌、巧克力、饼干），观察，待者自行恢复；如果无效，静脉注射 50% 葡萄糖 50 毫升，并请内科医师会诊。

（二）高血糖症的处理

1. 立即停止操作。

2. 将患者置于合适体位　放平，脚稍高，并保持呼吸道通畅。

3. 呼叫急救医疗帮助，建立静脉通路，吸氧，监测患者的生命体征，转入综合医院进一步精确治疗。

（王　哲　陈红涛）

第九节　甲状腺功能异常

甲状腺功能异常分为甲状腺功能亢进（甲亢）和甲状腺功能减退（甲减）两类。甲亢是指甲状腺激素分泌过多而引起的甲状腺毒症；甲减是由各种原因引起的甲状腺激素合成、分泌或生物效应不足所致的一种全身性低代谢综合征。

一、临床判断

（一）临床特征

1. 甲亢

（1）代谢增加及交感神经高度兴奋表现：患者身体各系统的功能均可能亢进，常见症状有怕热、多汗、皮肤潮湿；多食易饥而消瘦；心慌，严重者出现心房纤维性颤动、心脏扩大以及心力衰竭；收缩压升高，舒张压正常或者偏低，脉压增大；肠蠕动增快，常有大便次数增多或腹泻；容易激动、兴奋、多语、好动、失眠，舌或手伸出时可有细微颤动。

（2）甲状腺呈弥漫性肿大，质地软，有弹性。

（3）大部分患者有眼部异常或突眼。

2. 甲减　畏寒，虚弱，乏力，皮肤干冷、发黄、水肿，舌体肥大，非凹陷性水肿等。

（二）病史访谈

1. 主诉甲状腺功能异常患者　详细询问其类型及病史，目前治疗手段，甲状腺功能是否恢复正常。

2. 甲状腺功能异常疑似患者　询问体重是否明显变化，是否易怒，是否怕冷怕热，心率是否增加等。

二、风险评估

1. 低度风险（ASA Ⅱ级）　甲亢或甲减经治疗后，无明显甲状腺功能异常症状和体征，安静状态下脉搏在100次/分以下。

2. 高度风险（ASA Ⅲ级）　甲亢或甲减未经治疗或治疗效果较差，有明显的甲状腺功能异常症状和体征。

三、口腔治疗时机与风险防范

1. 低度风险　可以常规进行口腔治疗，建议治疗前检查并记录患者的生命体征，并在术中注意观察。

2. 高度风险　治疗前建议评估患者心血管系统的健康状况，如无明显心血管系统的伴发症状，可在内科医师的监护下进行口腔治疗。

甲亢患者对儿茶酚胺类药物（如肾上腺素）极为敏感，使用这些药物会引发患者血压增高、心动过速或明显的心律失常，局部麻醉时应避免或限制使用含肾上腺素的麻醉药物；甲亢患者常较为焦虑，常规镇静剂的效果欠佳。

甲减患者对中枢神经系统抑制类药物（镇静类、阿片类和抗焦虑类）敏感，即使应用常规剂量的镇静药物也易出现药物过量反应，诱发黏液性水肿昏迷，出现呼吸和（或）心血管系统的抑制，应避免使用此类药物。此外，甲减患者进行有创的口腔治疗易发生感染，术后应给予抗生素预防感染。

四、出现危象时的应急处理

口腔治疗可能诱发甲亢患者出现甲状腺危象，也可能诱发甲减患者发生黏液性水肿昏迷，出现呼吸和（或）心血管系统的抑制。

（一）出现危象时的临床判断

1. 甲状腺危象

（1）高热，体温可超过 39℃。

（2）心率加快，可高达 140~240 次 / 分，可伴心房颤动或心房扑动，部分患者可伴有心力衰竭或肺水肿，偶有黄疸。

（3）烦躁不安，呼吸急促，大汗淋漓，恶心，呕吐，腹泻。

（4）意识模糊直至丧失。

2. 黏液性水肿昏迷　嗜睡，低温，呼吸及心动缓慢，血压下降，四肢肌肉松弛，反射减弱或消失，甚至出现昏迷、休克等。

（二）出现危象时的应急处理

1. 立即停止操作，将患者身体放平、脚稍高，清理周边环境，做好急救准备。

2. 启动急救程序，建立静脉通路，吸氧，对症紧急处理（高温患者降温，低温患者保暖）。

3. 急请相关专业医师会诊或呼叫急救医疗服务（120），依据会诊医师意见处理或转综合医院急诊科应急处理。

（王　哲　陈红涛）

第十节　哮　喘

哮喘是由多种细胞（如嗜酸性粒细胞、肥大细胞、T淋巴细胞、中性粒细胞、气道上皮细胞）和细胞组分参与的气道慢性炎症性疾病。典型的临床表现是反复发作的喘息、呼气性呼吸困难、胸闷或顽固性咳嗽。

一、临床判断

（一）临床特征

1. 临床症状

（1）发作性的伴有哮鸣音的呼气性呼吸困难或发作性的胸闷和咳嗽，严重者被迫采取坐位或呈端坐呼吸，干咳或咳大量白色泡沫痰，甚至出现发绀。

（2）症状可在数分钟内发生，持续数小时或数天，用支气管扩张药可缓解症状，也可自行缓解。

2. 临床体征　胸部呈过度充气状态，呼气相延长，有广泛的哮鸣音。

（二）病史访谈

通过询问病史获得哮喘相关信息，访谈内容包括：急性发作的频率、诱发因素、急性发作时的处理方式、是否曾经因哮喘发作必须急诊处理或住院治疗。

二、风险评估

1. 低度风险　发作不频繁，频率每周可超过 1 次，但 1 天之内不超过 1 次，发作时可能影响活动和睡眠；夜间哮喘发作每月可超过 2 次，但 1 周之内不超过 1 次，容易处理，通常不需急救或住院治疗。

2. 中度风险

（1）每天有症状，夜间哮喘发作频率超过每周 1 次，发作影响活动和睡眠。

（2）有口腔治疗恐惧症的哮喘患者。

3. 高度风险

（1）运动诱发性哮喘患者。

（2）发病时需要急救或住院治疗的哮喘患者。

（3）并发高血压和心脏病的哮喘患者。

三、口腔治疗时机与风险防范

1. 低度风险　可以常规进行口腔治疗，治疗时应注意以下问题。

（1）治疗前应询问哮喘发作的诱发因素并尽量避免，如过敏源、紧张、体力活动、空气或环境污染、呼吸道感染、药物刺激等。

（2）治疗前采用减压方案，尽量减少候诊时间或建议患者上午就诊，缩短治疗时间。

（3）含血管收缩剂的局部麻醉药物中含有酸性亚硫酸盐，类固醇依赖型哮喘患者禁用（可能是诱发哮喘发作的过敏源）。

（4）支气管扩张药物备用（最好用患者自带的支气管扩张药）。

2. 中度风险　可按低度风险处理，但更需谨慎，必要时在镇静下进行治疗，频繁发作者建议请内科医师监护。

3. 高度风险　不宜进行口腔治疗，口腔急症尽可能采用药物控制，必须进行操作性治疗者，应在内科医师的监护下进行微创治疗。

四、出现危象时的应急处理

（一）出现危象时的临床判断

1. 呼气性呼吸困难　吸气浅，呼气延长而费力，发绀、大汗淋漓、面色苍白。呼吸频率大于30次/分，双肺可闻及哮鸣音。

2. 循环障碍　心率增快，常大于100次/分。当循环障碍进一步加重时，可使血压降低。

3. 脱水及酸碱平衡失调。

4. 其他　意识障碍，心电图的改变。

（二）出现危象时的应急处理

1. 立即停止操作，请相关医师会诊。

2. 使患者处于舒适体位，建议采取端坐位，安抚患者使其保持冷静。

3. 面罩、鼻罩或鼻导管吸氧，使用鼻导管时氧气流量为5~7 L/min。

4. 雾化吸入沙丁胺醇以解除支气管痉挛症状。

5. 上述处理无效时可使用糖皮质激素，口服糖皮质激素如泼尼松40~60 mg/d，连用5~7天，或其等效剂量。

6. 依据会诊医师意见处理或转综合医院急诊科应急处理。

（王　哲　梁亚平）

第十一节　焦虑性神经症

焦虑性神经症也称为焦虑症，临床上以紧张、焦虑、不安为主要表现，同时伴有自主神经系统症状，分为广泛性焦虑障碍（慢性焦虑症）和惊恐障碍（焦虑的急性发作）。

一、临床判断

（一）临床特征

1. 广泛性焦虑障碍

（1）情绪症状：主要表现为持续的焦虑、紧张、害怕、担心和烦恼。

（2）运动性不安：患者紧张不安、坐卧不宁、来回踱步、感到肌肉紧张性疼痛、头痛。

（3）自主神经症状：患者感到出冷汗、燥热、颜面潮红或苍白、血压波动、头晕、心慌、气短。

（4）高度警觉：对声音、光线敏感，特别易受惊吓。

2. 惊恐障碍

（1）惊恐症状：突然出现异常强烈的恐惧、害怕和紧张，伴有濒死体验，发作时间多为 5~20 分钟。

（2）自主神经症状：剧烈的心慌、胸闷、气短、呼吸困难。

（3）过度换气。

（4）继发回避行为：患者由于害怕再次发作，不敢出门，不敢到人多的场合。

（5）预期性焦虑：患者常担心会有下一次发作。

（二）病史访谈

通过询问病史获得有关患者焦虑程度的相关信息，访谈内容包括患病时间、服药与否、平日的症状以及急性发作时的表现，近 1 个月内的症状和身体状况。

二、风险评估

1. 低度风险　广泛性焦虑障碍不伴惊恐障碍，服药控制，呼吸、脉搏、血压等生命体征监测平稳。

2. 中度风险　广泛性焦虑障碍伴惊恐障碍。1 个月内至少发作 3 次，或者一次发作后出现持续 1 月以上的预期性焦虑。

3. 高度风险　患有高血压和心脑血管疾病的焦虑症患者。

三、口腔治疗时机与风险防范

口腔治疗环境和机械刺激对患者心理会造成较大影响（尤其是既往有不良口腔治疗经历者），多数存在不同程度的恐惧情绪，口腔治疗可使有高度焦虑症的患者病情加重，引发危机事件。

1. 低度风险　可以常规进行口腔治疗，治疗时应注意以下问题。

（1）尽量在上午就诊治疗，减少候诊时间（长时间候诊会使患者焦虑情绪增加）。

（2）治疗前进行充分的解释和告知，实施心理安抚，让患者尽量进行缓慢而有规律的呼吸。

（3）诊室内可使用背景音乐，舒缓音乐有利于缓解患者紧张情绪。

（4）无痛操作，可使用含肾上腺素的局部麻醉药物，推荐使用计算机控制下局部麻醉注射系统，以减少患者对注射针的视觉恐惧，并减轻注射过程的疼痛刺激。

（5）必要时可采取镇静措施。

2. 中度风险　可按照低度风险进行必需的口腔急症处理，并监测呼吸、血压、脉搏，急症处理后建议控制焦虑症状，待症状平稳后再进行进一步的治疗。

3. 高度风险　不宜进行口腔治疗，口腔急症尽可能采用药物控制，操作性治疗必须在内科医师的严格监护下进行。

四、出现危象时的应急处理

（一）出现危象时的临床判断

患者发生过度换气，呼吸急促而肤浅，造成血液中二氧化碳含量急剧下降，出现呼吸性碱中毒症状，感到头晕、头痛、皮肤针刺感、手脚麻木甚至晕厥，患者因感气短会更加拼命呼吸。

（二）出现危象时的应急处理

1. 立即停止操作，清除口腔内异物，建议患者端坐位。

2. 松解过紧的领口、领带、上衣，使患者放松呼吸。

3. 安抚患者，使患者确信所有的症状都没有问题，保持平静放松的交流方式，让患者进行缓慢而有规律的呼吸，建议呼吸频率降低到到每分钟 4~6 次。

4. 指导患者使用储氧面罩或封闭纸袋重复吸入自己呼出的富含二氧化碳的气体，纠正呼吸性碱中毒。

5. 必要时使用镇静药物。

（王　哲　梁亚平）

第十二节　癫　痫

癫痫是大脑神经元异常放电引起的发作性脑功能异常，发作大多短暂并有自限性。由于异常放电所累及的脑功能区不同，临床可有多种发作表现，包括局灶性或全身性的运动、感觉异常，或是认知行为、自主神经功能障碍。全身性发作或涉及一些较大范围皮层功能障碍的局灶性发作常伴有不同程度的意识障碍。

一、临床判断

（一）临床特征

1. 单纯部分性癫痫（杰克逊癫痫发作）　无意识改变，肢体抽搐数秒、感觉异常。

2. 复杂部分性癫痫（精神运动性发作）　意识模糊，伴有健忘症，口中异味，咂嘴，四肢扭动，1 分钟后逐渐恢复正常。

3. 癫痫小发作（失神性发作）　多发于 3~15 岁儿童。突然静止、茫然凝视，轻微的自发性面部阵挛运动（每秒钟 3 个周期的眨眼、咂嘴），持续 5~30 秒，发病结束与开始一样突然。

4. 癫痫大发作（强直－阵挛性癫痫）　发作前均有明显前兆（焦虑或压抑）；发作前期患者失去意识、全身阵挛、眼球上翻、发出癫痫性喊叫；发作时身体强直、继而全身阵挛并伴有沉重的打鼾样呼吸，口吐白沫，持续约2~5分钟；发作后呼吸恢复正常，患者逐渐清醒，严重者进入深度睡眠甚至昏迷。

5. 癫痫持续状态　持续超过5分钟或在上一次发病未恢复时再次发作的癫痫，可持续几小时或几天，致死率3%~23%，是一种需要迅速诊断并治疗的急症。

（二）病史访谈

患者主诉有癫痫病史时，应注意询问以下问题。

1. 曾患过哪种类型癫痫，发作的频率，最近一次发作时间。

2. 发作预兆及发作时的临床表现，每次发作的持续时间及缓解方式。

3. 是否因癫痫住过院。

二、风险评估

1. 低度风险（ASA Ⅱ级）

（1）单纯部分性癫痫患者。

（2）癫痫小发作患者。

2. 中度风险（ASA Ⅱ级）

（1）复杂部分性癫痫患者。

（2）癫痫大发作患者，药物控制良好，近3个月没有发作。

3. 高度风险（ASA Ⅲ级）　癫痫大发作患者，药物控制较差，1个月内发作频率一次以上。

4. 极高风险（ASA Ⅳ级）

（1）癫痫大发作患者，发作频率每周多于一次。

（2）癫痫持续状态患者。

三、口腔治疗时机与风险防范

低血糖、酒精、局部麻醉药过量、高度焦虑等因素可诱发癫痫发作，对近期有酒精摄入的患者或已有癫痫发作前兆表现（询问亲友）的患者，应推迟口腔治疗，治疗时建议不使用酒精类制品。为避免癫痫发作时患者突然闭口导致伤害，建议治疗时使用橡皮障和开口器。

1. 低度风险　可以常规进行口腔治疗，治疗中密切注意患者状态，避免突然发作的肢体抽动造成器械误伤（尤其面部抽动）或者器械误吞误吸。

2. 中度风险　可以常规进行口腔治疗，注意以下问题：

（1）治疗前询问患者是否空腹、有无低血糖症状，建议患者用餐后或给予口服葡萄糖水纠正低血糖后再行治疗。

（2）治疗时严密观察患者，一旦出现发作前兆，即刻停止操作，并尽快取出口腔内器械。

（3）控制局部麻醉药用量，注意无痛操作，注射前回吸，缓慢注射。

（4）对口腔治疗恐惧患者，最好在减压（语言安抚或镇静）和监护下进行治疗。

（5）清理诊区环境，避免患者癫痫发作时发生意外。

3. 高度风险　此类患者极易诱发癫痫发作，建议治疗前咨询神经科医师是否适宜口腔治疗，治疗时应严格监护、谨慎操作。

4. 极高风险　不能进行有创性的口腔治疗，建议先到综合医院治疗。如需紧急处理口腔急症，须在相关专业医师的严格监护下进行无创或微创治疗。

四、出现危象时的应急处理

癫痫大发作患者发作时可造成误吞误吸、肢体伤害甚至危及生命。癫痫急性发作时，应采取以下措施：

1. 立即停止操作，尽快取出治疗器械及所有口内异物；禁止将任何物体放入上下牙列之间来预防舌咬伤。

2. 将患者置于安全体位（仰头提颏位，双脚稍微抬高，仰卧），保持呼吸道通畅和充足的通气。

3. 迅速搬离可能被患者触及的尖锐物体以防受伤。

4. 密切观察患者的生命体征变化，必要时立即进行心肺复苏。急救流程见第十五章第六节癫痫大发作急救流程。

发作结束后，评估患者生命体征，平稳后建议转综合医院进一步治疗或由亲友陪同离开。

（付　元　叶　荣）

第十三节　妊　娠

一、临床判断

询问患者妊娠史及此次妊娠有无异常状况，妊娠过程中是否合并全身系统性疾病。依据患者妊娠史及全身健康状况，结合所患口腔急症诊治的复杂程度综合进行风险评估。

二、风险评估

处于妊娠期的患者及家属大多对口腔治疗有所忌惮，选择口腔急诊就诊的患者大多情非得已。妊娠期就诊患者的常见口腔急症为急性智齿冠周炎，牙龈出血，牙周脓肿，牙槽脓肿，急性牙髓炎，急性根尖周炎，口腔颌面部间隙感染，口腔颌面部创伤及牙外伤等。

1. 低度风险　无全身系统性疾病，所患口腔急症为急性智齿冠周炎、牙龈出血、牙周脓肿、牙槽脓肿等操作刺激性小、治疗用时较短的病例。

2. 中度风险　无全身系统性疾病，所患口腔急症为急性牙髓炎、急性根尖周炎、简单牙外伤等操作刺激性较大、治疗用时较长的病例。

3. 高度风险　合并全身系统性疾病，或所患口腔急症为口腔颌面部间隙感染、口腔颌面部创伤、复杂牙外伤等病情复杂、操作刺激性大、用时长、术后并发症多的病例。

三、口腔治疗时机与风险防范

妊娠期的口腔治疗一般没有绝对禁忌证，口腔急症建议进行必要的临床干预，放任病情发展会影响孕妇和胎儿的健康甚至危及生命。接诊妊娠期患者时，应根据患者所患的口腔疾病、拟采取的治疗措施及患者的全身健康状况进行口腔治疗的风险评估，并与患者及家属充分沟通，治疗前签署知情同意书。中低风险患者可常规进行口腔治疗，高风险患者建议监护下治疗，必要时请相关专业医师会诊。妊娠期患者治疗时应注意以下问题。

1. 口腔检查时动作要轻柔，治疗应在无痛状态下进行，口腔局部麻醉药物（含肾上腺素与否）理论上可以用于妊娠各阶段。目前常用的麻醉药物如利多卡因注射液、复方阿替卡因注射液、盐酸甲哌卡因注射液均可使用。局部麻醉时要注意小剂量、低浓度、低流量推注，必要时可以先行表面麻醉控制疼痛。

2. 患者采用舒适体位，多为半卧位，头部高度高于脚部，治疗过程中允许患者频繁调整体位。

3. 使用语言安抚等减压措施，尽可能缩短口腔治疗时间。

4. 必须使用抗菌药物时，无青霉素过敏史者可选用青霉素类或头孢菌素类药物。镇痛药物首选对乙酰氨基酚类（如泰诺林），慎用布洛芬。其他药物需产科医师及药师确认。

5. 口腔冲洗药物首选生理盐水，也可使用 0.12% 氯己定（洗必泰）和 3% 过氧化氢（双氧水）；口腔黏膜药物慎用碘甘油；牙髓失活剂慎用；根管治疗中慎用樟脑酚及甲醛甲酚，根管消毒剂首选氢氧化钙糊剂。

6. 可以在有防护的条件下进行 X 线检查。

四、出现危象时的应急处理

口腔治疗期间，若患者感到任何不适，应立即停止操作，让患者处于舒适体位（半卧位），安抚患者使其放松，同时密切监测生命体征，一旦出现异常波动，急请产科医师或内科医师会诊，经过救治达到转院标准后转送综合医院相关科室做进一步治疗。

（侯光敏　陈红涛）

第十四节　醉　酒

　　醉酒（急性酒精中毒）是指一次过量饮酒后出现的急性中毒状态。由于酒精抑制中枢神经系统，使患者出现判断力受损、情感失控和动作协调障碍等一系列症状，严重者可以出现呼吸及循环衰竭。临床症状的轻重与血液中的酒精含量及个体代谢速度有关。

一、临床判断

　　醉酒患者就诊时，有必要通过询问病史和临床检查判断患者的醉酒程度。

　　（一）病史访谈

　　1. 此次饮酒量（中毒量为 75~80 ml 纯酒精，致死量为 250~500 ml 纯酒精），既往饮酒频率与每次饮酒量，有无酒精依赖。

　　2. 是否患有全身系统性疾病。

　　（二）临床检查

　　1. 测量血压、心率、心律、呼吸频率、体温等生命体征并记录在病历上。

　　2. 检查患者是否有情绪不稳、幻觉、行为冲动不顾后果、判断力受损、意识障碍等体征。

二、风险评估

　　1. 低度风险　无明显全身系统性疾病；患者处于醉酒的兴奋期，有欣快感，言语增多，行动天真，有眩晕感；此阶段患者生命体征基本平稳，无明显意识障碍，判断力基本正常。

2. 中度风险　无明显全身系统性疾病；患者处于醉酒的共济失调期，动作笨拙，身体平衡失调，步态蹒跚，语无伦次，吐字不清，行为粗鲁无礼，自控能力差；此阶段患者生命体征基本平稳，有轻度意识障碍，判断力轻度受损。

3. 高度风险

（1）无明显全身系统性疾病；患者处于醉酒的睡眠期，沉睡，呼吸慢而有鼾声，面色苍白，皮肤湿冷，口唇发绀，瞳孔正常或散大，心率快，体温下降，呕吐，大小便失禁，严重者出现呼吸障碍甚至呼吸及循环衰竭；此阶段患者生命体征不平稳，出现明显意识障碍，判断力受损。

（2）有明显全身系统性疾病的醉酒患者。

三、口腔治疗时机与风险防范

醉酒患者多因口腔颌面部外伤或牙外伤就诊，若患者不能配合治疗，应在不影响患者生命安全的前提下简单处置，待醉酒状态解除后再进行常规治疗。如需使用抗菌药物，严禁使用头孢类药物及硝基咪唑类药物（如甲硝唑、替硝唑），为避免胃肠道损伤，不建议使用非甾体抗炎药（常见如布洛芬）。

1. 低度风险　在患者完全配合、沟通无障碍的前提下，可常规进行口腔治疗，术中注意观察患者生命体征的变化。

2. 中度风险　建议先解酒，择期口腔治疗。若必须进行急症处理，治疗时需注意以下问题。

（1）治疗过程中严密监测患者生命体征。

（2）患者侧卧位以防误吞误吸，保持呼吸道通畅和适合的通气量。

（3）治疗中注意医护自身安全。

3. 高度风险　建议先到综合医院进行急诊治疗，待生命体征基本平稳后再进行口腔治疗。若必须进行口腔急症处理，建议采取以下措施。

（1）静脉滴注50%葡萄糖100 ml以加速乙醇氧化，降低醉酒程度并纠正电解质失衡。

（2）尽量缩短口腔治疗时间，术中严密监测并维护患者呼吸及循环功能，必要时请麻醉医师协助监测患者生命体征并对症处理。

四、出现危象时的应急处理

若患者在治疗过程中出现生命体征不平稳，应采取如下措施。

1. 立即停止操作，让患者处于安全体位（保持患者呼吸道通畅的体位）。

2. 若仍有生命体征不稳，立即采取相应急救措施，保持呼吸道通畅，吸氧，静脉滴注50%葡萄糖100 ml。请麻醉医师会诊，必要时行气管切开术。

3. 如果治疗过程中出现抽搐，可以冷敷头部，给予吸氧，静脉滴注葡萄糖以缓解症状。

（侯光敏　杨　雪）

第十五节　精神病

精神病是一组由不同原因引起的大脑功能紊乱，临床表现在认知、情感、意志和行为等方面出现持久的、显著的障碍，精神活动明显异常，并伴有检验现实能力的丧失，表现为精神活动的完整性和统一性的破坏，以至于患者的学习、工作及社会适应能力严重受损，甚至出现危害自身以及家庭和社会的行为，患者一般对自己的疾病缺乏认识，否认有病，不愿就医。精神病主要包括器质性精神障碍、精神活性物质所致精神障碍、精神分裂症、偏执性精神障碍、精神病性抑郁等。

一、临床判断

1. 通过与患者及家属的沟通，了解患者所患精神疾病的类型及轻重程度、发作频率、发作的诱因及发作时的临床表现、目前是否处于疾病的稳定期。

2. 是否正在服用精神疾病类药物，药物的名称，服药的依从性。

3. 是否伴有全身系统性疾病。

二、风险评估

精神病患者类型繁多，表现各异，口腔医师只能依据患者目前精神状态初步判断口腔治疗的风险程度。

1. 低度风险　患者有家属陪同，医患沟通顺畅，无全身系统性疾病，精神病症状轻微，病情控制良好，现在为疾病的稳定期。

2. 高度风险

（1）虽然目前处于疾病的稳定期，但有严重的精神病史，发作时有暴力倾向。

（2）伴有高血压、心脏病、糖尿病等严重全身系统性疾病的精神病患者。

（3）精神病活跃期患者。

（4）住院治疗期间的精神病患者。

三、口腔治疗时机与风险防范

1. 低度风险

（1）治疗尽量选择在上午，减少患者等候时间。

（2）尽量选择安静的独立诊室，如果没有独立诊室，也应选择安静的位置，与其他患者保持距离。

（3）为减少患者复诊次数，缩短单次治疗时间，简单治疗项目尽量一次完成，复杂治疗项目应尽量采用四手操作，必要时可以简化治疗程序。

（4）口腔器械容易引发精神病患者的妄想，应密切关注患者的精神状态，保管好刀、剪、钻针等锐利器械；医师避免在治疗过程中离开患者的视线范围，避免在患者眼前传递器械。

（5）调整椅位时应事先告之患者，并做到缓慢、平稳。

（6）对于有自伤行为的患者，应注意充填体或修复体是否可能对患者造成伤害。

（7）对于不能很好配合的患者，要耐心处置，尽量使用关心、平和的语言，避免因语言激惹诱发患者发病。

（8）对于正在服用非选择性β受体阻滞药、单胺氧化酶抑制药、三环类抗抑郁药的患者，应避免或限制使用含肾上腺素的麻醉药；24小时内服用过可卡因、阿片类镇静药者应严格控制麻醉药剂量以免过量中毒，且禁用含肾上腺素的麻醉药。

2. 高度风险　不宜进行口腔治疗。急症患者如必须做应急处理，治疗前应评估患者的合作程度，与其家属充分沟通，签署知情同意书，治疗应尽量简化，减少操作刺激。

四、出现危象时的应急处理

（一）出现危象时的临床判断

患者出现急性焦虑、幻觉、兴奋躁动、暴力攻击行为。

（二）出现危象时的应急处理

1. 立即停止操作。

2. 针对不同的急性症状采取不同的处理方法，例如对于有暴力攻击行为的患者可以采用束缚的方法约束其暴力冲动行为。

3. 快速镇静　使用苯二氮卓类药物比较安全，常用劳拉西泮或氟哌啶醇肌内注射，或劳拉西泮和氟哌啶醇交替注射。

（王小婷）

第十五章　口腔急诊急救流程与基本急救技术

第一节　口腔急诊与 120 或 999 交接及入院流程

　　2015 年至 2019 年期间，北京大学口腔医院急诊科共接诊 120/999 转运患者 269 例，年均 67 例。转运患者中，78% 为口腔颌面部创伤，其中 12% 伴有不同部位骨折。由于口腔颌面部血运丰富，损伤后出血多，可导致失血性休克；口腔内的大量出血及分泌物，可能误入气道，导致窒息，组织器官的血肿或水肿以及颌骨骨折引起的组织器官移位也可阻塞气道，导致窒息。窒息和失血性休克是颌面部创伤的主要致死原因。因此，做好与 120/999 交接，尽快判定病情，对及早通畅气道、有效止血和抗休克非常重要。

一、口腔急诊科与 120 或 999 交接流程

　　口腔急诊科分诊台设有急救专用电话，患者在送达前会有 120 或 999 随车工作人员通过此电话告知分诊台护士患者的病情信息及危重程度，以便提前做好急救相关准备工作。

　　（一）生命体征平稳患者

　　1. 推入抢救室，当日首诊医师进行初步检查，判断病情，监测患者生命体征。

　　2. 与 120 或 999 进行患者交接，查看患者有无输液、导尿管等管路设备并检查其通畅情况，做好记录。

　　3. 粘贴"120 或 999 交接单"，并对应填写"急诊科与 120 或 999 交接记录本"，誊写患者相关信息。

4. 协助家属办理挂号、信息填写等相关事宜。

5. 视患者损伤程度，遵医嘱开通绿色通道，由首诊医师接诊治疗，或请二线医师会诊处置。

（二）生命体征危象患者

1. 立即启动重症口腔颌面部创伤急救流程（见本章第二节）。

2. 首诊医师提前做好接诊准备，保证所有抢救相关设备、物品、药品处于备用状态。患者到达后立即进入抢救室，连接监护设备，并专人记录。

3. 根据患者危急情况，开通绿色通道，通知医务处、颌面外科病房医生，必要时通知麻醉科急会诊。

4. 做好与120或999交接工作，具体交接流程同上。

二、急诊科与颌面外科病房交接流程

1. 如患者需入院进一步救治，在生命体征稳定、支持转运时，协助家属办理入院手续，并填写"急诊科与病房交接单"。

2. 根据患者性别选择佩戴不同颜色腕带，女患者佩戴粉色腕带，男患者佩戴蓝色腕带，并正确填写患者信息。

3. 护士携带"急诊科与病房交接单"通过绿色通道，护送患者进入病房，并与病房进行患者交接工作。

三、抢救室的终末消毒

患者转出后，抢救室空气采用紫外线照射法进行消毒（强度需达到 1.5 W/m^3），一般时长为 30 min，接诊感染较重患者时可适当延长照射时间到1小时以上，然后开窗通风并做好记录；环境物体表面及地面使用有效氯 1000 mg/L 含氯消毒液进行擦拭消毒。

（孙　伟）

第二节 复杂或危重口腔颌面部创伤的急救流程

一、急救原则

口腔颌面部创伤是口腔急诊的常见病和多发病。尽最大可能挽救患者的生命是急救的基本原则，而尽最大努力减轻患者的伤残程度是其治疗的最高目标。窒息和失血性休克是口腔颌面部创伤的主要致死原因，故预防窒息、有效止血和抗休克是创伤急救的首要任务。口腔颌面部创伤直接致死性小，但可伴发颅脑损伤以及全身其他重要脏器的损伤，从而导致严重后果。故对因车祸或由高处跌落等受剧烈撞击的口腔颌面部创伤患者尤其要注意排除有无伴发损伤，以免漏诊，贻误病情。

二、急救流程

重症口腔颌面部创伤患者大多由 120 或 999 运抵，患者到达前即应做好接诊准备工作，启动重症口腔颌面部创伤急救流程（图 15-1）。

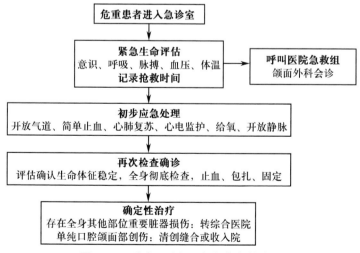

图 15-1 重症口腔颌面部创伤急救流程

三、注意事项

1. 在接诊重症口腔颌面部创伤患者时，首先要判断患者当时有无生命危险，主要包括对患者的各项基本生命体征（包括体温、呼吸、脉搏、血压等）的评估和意识的判断。意识表示大脑皮层机能状态，反映疾病对大脑的影响程度，是病情严重与否的表现之一。临床上通过简单问答以及患者对疼痛的反应判断患者的意识，记录为意识清楚、模糊、嗜睡、昏睡、昏迷、谵妄。

2. 在紧急生命评估后，对可能存在气道梗阻的患者应立即开放气道；对有显性大出血的患者应紧急止血，最简单的方法为局部压迫止血，但压迫止血时注意勿影响患者的呼吸；对呼吸心搏骤停的患者应立即启动心肺复苏；对有休克征象者应尽快开始抗休克治疗。

3. 经过初步应急处理并检查确认患者各项生命体征稳定、暂无生命危险后，再对患者全身进行全面检查，制订后续治疗方案。

（徐训敏）

第三节　心肺复苏流程

一、急救原则

心肺复苏术是用于呼吸和心跳突然停止、意识丧失患者的一种现场急救方法。患者发生呼吸心搏骤停时，机体即停止了对其组织代谢所需的营养和氧气的持续供给。脑是人体新陈代谢最活跃的组织，心搏骤停4~6分钟内脑组织即能耗尽组织内残存的氧气，完全缺氧8分钟，脑细胞就会发生永久性的不可逆的损害。心肺复苏的目的是通过人工呼吸和胸外心脏按压来向患者提供最低限度的脑供血，直到建立高级生命支持或患者恢复自主心跳和呼吸。目前研究表明，抢救的成功率随呼吸心搏骤停后心肺复苏开始时间的延长而迅速降低，所以尽早开始高质量的心肺复苏是对急性呼吸心搏骤停患者最有效的急救手段。

二、急救流程

成人与儿童的心肺复苏流程有所差异，本节重点介绍成人心肺复苏的急救流程（图 15-2）。

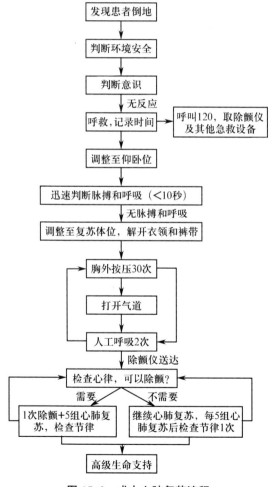

图 15-2　成人心肺复苏流程

三、操作步骤与注意事项

1. 评估环境安全　发现倒地的患者可能需要急救时，在开始急救之前首先要判断急救环境是否安全，如存在不安全因素则须先去除安全隐患或将患者转移到安全的区域进行急救，以免危及急救人员安全或对患者产生二次伤害。

2. 判断患者意识　施救者应轻拍患者双肩并对患者左右耳大声呼唤，不能晃动患者身体，以免使患者产生二次损伤。如患者对于呼唤、轻拍均无反应，可判断其无意识，应立即开展急救，并呼叫他人帮助拨打 120，准备急救药品、器械、氧气罐、除颤仪，记录抢救时间。

3. 调整患者体位　将患者仰卧位放置在坚硬、固定、平坦的地面或物体表面上，解开患者衣扣、裤带，暴露胸部。将非仰卧位晕倒的患者体位调整至仰卧位时，注意要整体翻转，即头、颈、躯干要同轴转动，以免损伤颈椎。

4. 判断患者有无自主呼吸及大动脉搏动　施救者跪于患者右侧，右手食指与中指并拢沿患者颏部正中向下滑到喉结侧方 2~3 cm 处检查颈动脉搏动情况，同时，施救者靠近患者面部判断其有无自主呼吸，时间不超过 10 秒，如患者无颈动脉搏动、无自主呼吸或叹息样呼吸时，应立即进行胸外按压。如因环境嘈杂或施救者紧张而判断不清时，要立即开始心肺复苏，而不能因判断呼吸和脉搏而延误胸外按压启动时间。非专业人士可仅判断意识，确认无意识后即可开始呼救和胸外按压。

5. 胸外按压　施救者的左手掌根部放在按压区（患者两乳头连线中点与胸骨交叉处或剑突上两横指位置），右手重叠在左手手背上，两手手指扣在一起并翘起离开胸壁，按压时双臂伸直，利用上身的重量垂直向下用力、有节奏地按压，按压幅度成人至少 5 cm，按压频率每分钟至少 100 次，按压与放松间隔比为 1:1。每次按压后，使胸廓重新恢复到原来的位置。在 30 次按压周期内，保持双手位置固定，不要改变手的位置，也不要将手从胸壁上移开。

6. 开放气道 清除患者口腔内可视分泌物，通过下列方法打开患者呼吸道：①仰头抬颏法：施救者一只手放在患者前额，另一只手放在其颏部，使患者头部后仰，颏部抬高；②双手托颌法：当仰头抬颏法不能解决气道梗阻或怀疑有颈部外伤时，可采用双手托颌法，施救者双手手指位于患者下颌升支的后缘，推下颌骨向前。

7. 人工呼吸 呼吸道开放后，将简易呼吸器的面罩扣住患者口鼻处，面罩应与患者面部紧密贴合，避免漏气；用拇指和食指紧紧按住面罩，其他的手指则紧按住下颌下缘的骨性部分，形成"EC"手法固定面罩。人工呼吸每次持续 1 秒钟，成人每次吹气量 500~600 ml（挤压球囊的 1/3~1/2），吸气与呼气时间比应为 1：1，按压通气比为 30：2。实施高级气道管理后，可继续进行胸外按压，且不必与呼吸同步。之后可按照大约每 6~8 秒钟 1 次呼吸的速率进行人工呼吸（每分钟大约 8~10 次呼吸）。

8. 除颤 除颤仪送达时应尽早施行电除颤。通过心电图检查节律，如为心室颤动或无脉性室性心动过速应立即除颤；如为无脉性电活动或有脉性室性心动过速或心室停搏则不除颤。除颤剂量为一次 360 焦耳的单相波或 200 焦耳的双向波。除颤后继续行 5 个循环 30：2 的心肺复苏（约 2 分钟），然后再次检查心律。

9. 心肺复苏的有效标准 5 个循环的心肺复苏后，检查患者的主动脉搏动及自主呼吸是否恢复，如仍未恢复应继续给予 5 个循环的心肺复苏。心肺复苏的有效标准是：自主呼吸恢复，大动脉搏动可触及，上肢收缩压大于 60 mmHg，患者口唇、皮肤、甲床色泽转红润，瞳孔缩小，神志逐渐恢复。

10. 停止心肺复苏术的指征 ①患者苏醒，表现出充分自主呼吸和循环；②第二施救者接管第一施救者工作；③内科医生到达并全权负责；④医疗急救人员到来，稳定患者或转运患者到能提供高级生命支持的地方；⑤环境安全危及施救者时；⑥判断为死亡已无法救治时，如致死性伤害、终末期疾病（癌症晚期、重要器官慢性功能衰竭、高龄生命终结）、死亡已久；⑦独自一人的营救者体力不支，不能继续心肺复苏术时；⑧经高级生命支持后仍无循环和呼吸者。

四、儿童心肺复苏注意事项

1. 一般认为很多婴儿和儿童在发生心脏停搏前先出现呼吸停止和心动过缓。如果这些儿童在发生心脏停搏前接受迅速的心肺复苏，他们存活率很高。因此，如果单人施救者发现无呼吸或仅喘息的无反应患儿，应该先给予5个周期的心肺复苏，然后再启动应急反应系统。

2. 判断脉搏　儿童检查颈动脉或股动脉搏动，婴儿检查肱动脉搏动。检查股动脉方法为将2根手指放置于大腿内侧、髋骨和耻骨之间，正好在腹部和大腿交汇处的折痕下；检查肱动脉方法为上臂内侧，在婴儿的肘与肩部之间，将拇指放在手臂外侧，用食指和中指轻轻按压。

如下情况应马上开始胸外按压：①没有脉搏或者不能确定是否触及脉搏；②心动过缓（儿童<30次/分，新生儿<60次/分）；③脉搏<60次/分，并伴有灌注不足的体征（即苍白、青斑、发绀），经人工通气及给氧不能改善者。如果脉搏存在而无自主呼吸，给12~20次/分的人工呼吸。

3. 胸外按压　①新生儿：双手或单手在乳线水平以下环绕胸廓，大拇指按压至少1/3胸廓厚度，大约4厘米；②婴幼儿：两乳头连线的中点下，两个手指，下压至少1/3胸廓厚度，大约4厘米；③1~8岁儿童：胸骨平乳线水平，单手或双手，下压至少1/3胸廓深度，约5厘米；④8岁以上儿童：乳头连线水平，双手下压5厘米。

4. 球囊面罩通气　成人以10~12次/分，即5~6秒送气一次；儿童12~20次/分，即3~5秒送气一次。新生儿40~60次/分，即近1秒一次。潮气量按8~10 ml/kg计，儿童10 ml/kg。

5. 按压通气比　1人进行儿童心肺复苏为30∶2；2人进行

儿童心肺复苏为 15：2；新生儿复苏为 3：1。

6. 除颤选择 8 岁以上及成人选择双相除颤仪（120~200 J）或单相电除颤（360 J）；1~8 岁儿童选择儿科型剂量衰减 AED（体外自动除颤仪），若没有，也可选择普通 AED；婴儿选择手动除颤仪，若没有，可选择儿科型剂量衰减 AED，若两者均没有，则选择普通 AED。婴儿及 1~8 岁 AED 除颤能量为首次选择 2 J/KG，后续电击 4 J/KG~10 J/KG。

（徐训敏 刘宝钟）

第四节 休克急救流程

休克是由多种病因引起、最终以循环血容量减少、组织灌注不足、细胞代谢紊乱和功能受损为主要病理生理改变的综合征。在这种状态下，全身有效循环血容量减少，微循环出现障碍，导致重要的生命器官缺血缺氧、代谢紊乱、细胞损害、甚至多器官功能衰竭。其本质是身体器官需氧量与得氧量的失调。

休克的诊断标准：①有发生休克的病因；②意识异常；③脉搏超过 100 次 /min，脉细或不能触及；④四肢湿冷，胸骨部位皮肤指压阳性（压后再充盈时间大于 2 秒），皮肤花纹，黏膜苍白或发绀，尿量小于 30 ml/h 或无尿；⑤收缩压小于 10.64 kPa（80 mmHg）；⑥脉压小于 2.66 kPa（20 mmHg）；⑦原有高血压者收缩压较原有水平下降 30% 以上。凡符合①以及②、③、④中的二项和⑤、⑥、⑦中的一项者，即可诊断。

休克的治疗原则是尽早去除病因，迅速恢复有效循环血量，纠正微循环障碍，增强心肌功能，恢复人体正常代谢。关键环节是恢复对组织细胞的供氧、促进其有效的利用，重新建立氧的供需平衡和保持正常的细胞功能。

休克按病因可分为过敏性、失血性、感染性、烧伤性、创伤性、心源性、神经源性。下面对口腔急诊可能遇见的休克类型的救治进行介绍。

一、过敏性休克

（一）急救原则

迅速识别过敏性休克的发生，同时要积极治疗，特别是抗休克治疗和维护呼吸道通畅。

（二）急救流程

过敏性休克的急救流程见图 15-3。

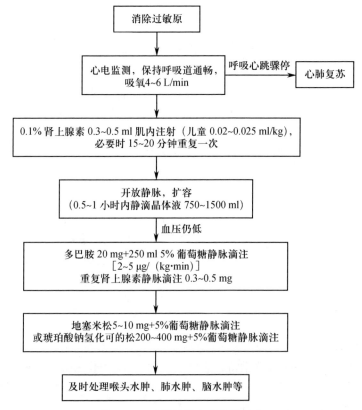

图 15-3　过敏性休克的急救流程

（三）注意事项

1. 保持休克体位（头和躯干抬高 15~20°，下肢抬高 20~30° 左右），维持呼吸道通畅，喉梗阻严重者，应做气管切开。

2. 肾上腺素多用肌内注射法给药，肌注剂量 0.3~0.5 mg（1∶1000），小儿 0.25~0.5 mg（1∶1000），每 15~20 分钟重复给药一次直到临床症状改善。在无心脏骤停的过敏性休克中可以用 0.05~0.1 mg 肾上腺素（1∶10 000）缓慢静注（为常规用于心脏骤停剂量的 5%~10%）。

3. 可加用抗组胺药物，如苯海拉明 20 mg 肌内注射、异丙嗪 25~50 mg 肌内注射。

4. 经上述治疗后血压仍低者，应给予升压药，常用间羟胺 10~40 mg 加入 100 ml 液体中静脉滴注，或多巴胺 20 mg+250 ml 5% 葡萄糖静脉滴注。

5. 过敏性休克可并发肺水肿、脑水肿、心搏骤停或代谢性酸中毒等，应予以积极治疗。

二、失血性休克

（一）急救原则

及早诊断，同时快速建立静脉通道，快速扩容、输血，针对病因进行治疗。

（二）急救流程

失血性休克的急救流程见图 15-4。

（三）注意事项

1. 迅速补充血容量，恢复有效循环　首先应快速滴注等渗盐水或平衡盐溶液，45 分钟内输入 1000~2000 ml。若患者血压恢复正常，并能继续维持，表明失血量较小，且已停止出血。如果患者的血细胞比容为 30% 以上，则可继续输上述溶液（补充量可达估计失血量的 3 倍），不必输血；如果失血量大或持续失血，后续应输注血液，但仍应补给一部分等渗盐水或平衡盐溶液。输血可采用新鲜的全血或浓缩红细胞，还可采用血浆代替部

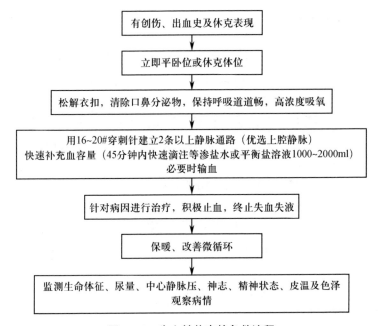

图 15-4　失血性休克的急救流程

分血液，以维持胶体渗透压。

2. 及时止血　应先采用暂时止血的措施，待休克初步纠正后，再进行彻底止血。如果暂时难以控制出血，应组织相关科室会诊，抗休克的同时准备手术治疗。在抗休克中应注意水、电解质及酸碱平衡。

三、感染性休克

（一）急救原则

感染性休克病情危重，须综合治疗，积极治疗原发病的同时应纠正脏器低灌注。

（二）急救流程

感染性休克的急救流程见图 15-5。

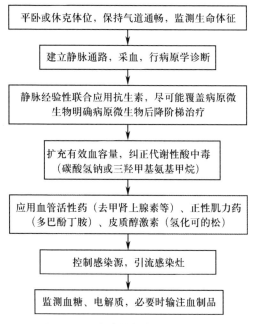

平卧或休克体位，保持气道通畅，监测生命体征

↓

建立静脉通路，采血，行病原学诊断

↓

静脉经验性联合应用抗生素，尽可能覆盖病原微生物明确病原微生物后降阶梯治疗

↓

扩充有效血容量，纠正代谢性酸中毒（碳酸氢钠或三羟甲基氨基甲烷）

↓

应用血管活性药（去甲肾上腺素等）、正性肌力药（多巴酚丁胺）、皮质醇激素（氢化可的松）

↓

控制感染源，引流感染灶

↓

监测血糖、电解质，必要时输注血制品

图 15-5　感染性休克的急救流程

（三）注意事项

1. 早期复苏　①对于感染性休克，应尽早识别患者的组织低灌注，在复苏第一个 6 小时的目标为：中心静脉压 8~12 mmHg，动脉平均压≥65 mmHg，尿量≥0.5 ml/（kg·h），中心静脉血氧饱和度≥70% 或混合静脉血氧饱和度≥65%；②血乳酸≥4 mmol/L 是组织低灌注的表现，应尽快通过目标复苏使血乳酸下降至正常值；③第一个 6 小时液体复苏时，应不断评估复苏目标，并通过输注红细胞悬液使红细胞压积（HCT）达到 30%，以及（或）给予多巴酚丁胺［最大值 20 ug/（kg·min）］，以利于达到复苏目标。

2. 病原学诊断　①应用抗生素前，应进行细菌学标本的采集，并尽可能在 45 分钟内完成，血培养至少为双份，分别来自于经皮穿刺抽取的外周血，以及置入血管的导管（除非导管留置时间 <48 h）；

②标本来源包括：尿、脑脊液、伤口、呼吸道分泌物或其他体液，采集标本不应延迟抗生素的使用；③推荐使用 G 试验（1，3-β-D 葡聚糖检测）和 GM 试验（1，3-β-D 葡聚糖检测）进行真菌感染的诊断；④尽早进行影像学检查以确定感染部位，如果患者不宜外出检查或不能接受侵入性操作，可行床边超声检查明确诊断。

3. 抗生素治疗　①应在 1 小时内静脉使用抗生素进行抗感染治疗；②应联合药物进行经验性抗感染治疗，尽可能涵盖更多种类的病原微生物；③每天评估抗感染治疗效果，一旦获得病原微生物证据，应降阶梯治疗，以优化抗生素治疗方案，避免耐药，减少毒性，降低费用；④疗程一般 7~10 天，如果患者病情改善缓慢，可延长用药时间；⑤抗病毒治疗也应尽早开始，并通过 PCR 或病毒培养获得证据。

4. 液体治疗　①首选晶体液进行液体复苏；②可加用白蛋白进行液体复苏；③建议不用分子量 >200 和（或）取代基 >0.4 的羟乙基淀粉；④初始液体复苏量≥1000 ml 晶体液，至少在第 4~6 个小时内补充 30 ml/kg 液体量；⑤纠正酸中毒可以增强心肌收缩力，改善微循环的淤滞，但在纠酸的同时必须改善微循环的灌注，一般采用 4%~5% 碳酸氢钠，用量为轻度休克 400 ml/d，重症休克 600~900 ml/d，可根据血液 pH 值的变化来调整用量；三羟甲基氨基甲烷（THAM）易透入细胞内，有利于纠正细胞内的酸中毒，具有不含钠离子和渗透性利尿等作用，限钠患者适用，常用量为 3.63%THAM 0.6 ml/kg。

5. 血管活性药物　①首选去甲肾上腺素；②肾上腺素为优先替代选择（加用或代替）；③可使用血管加压素（0.03 U/min）；④多巴胺，仅限于心律失常风险极低、心输出量低下或心率慢的患者。

6. 正性肌力药　心功能不全或补液后依然存在低灌注时可加用多巴酚丁胺。

7. 皮质醇激素　①对感染性休克成人患者，若充分液体复苏和缩血管治疗可恢复血流动力学稳定，则不用皮质醇激素；若不能恢复稳定，则建议给予氢化可的松每天 200 mg 静脉持续输注；②不建议使用 ACTH（促肾上腺皮质激素）刺激试验来判断感染性休克患者的皮质功能，以决定是否需使用氢化可的松；③使用氢化可的松的感染性休克患者不建议加用氟氢可的松；④停用血管活性药物的同时停用激素；⑤严重脓毒症无休克的患者不使用激素。

8. 血制品的输注　①一旦消除组织低灌注，且不存在削弱组织灌注的情况（如心肌缺血或其他相关心脏病、严重低氧血症、急性出血或乳酸性酸中毒），建议输注红细胞，使 Hb≥70 g/L；②新鲜冰冻血浆仅用于出血或进行侵入性操作；③不建议进行抗凝治疗；④不建议静脉应用丙种球蛋白；⑤严重脓毒症贫血患者的治疗不建议使用促红细胞生成素（EPO）。

9. 针对病情进行镇静、镇痛；控制血糖、电解质；预防深静脉血栓及应激性溃疡；维护心、肺、脑、肾等重要脏器功能，并进行抗内源性炎症介质的治疗。

（刘宝钟）

第五节　急性心肌梗死疑似患者的急救流程

一、急救原则

急性心肌梗死（简称急性心梗）可导致休克、心力衰竭、心搏骤停等危及患者生命的严重并发症。当怀疑患者发生急性心梗时，让患者原地休息、禁止走动，禁止搬运患者，安慰患者使其情绪镇定，并立即启动诊室急救程序。

急性心梗的诊断标准必须具备下列三条标准中的两条：①缺血性胸痛的临床病史；②心电图的动态演变；③心肌坏死的血清心肌标志物浓度的动态改变。

下列情况应列为急性心梗疑似病例：①既往有心绞痛病史，近期频繁发作，疼痛程度较剧烈、持续时间较以往明显延长，服用硝酸甘油无效；②没有心绞痛病史，突发胸部疼痛，疼痛特征类似心绞痛。

二、急救流程

对急性心梗疑似患者尽量在10分钟内完成临床检查，描记18导联心电图并进行分析，对急性心梗疑似患者立即启动急救流程（图15-6）。

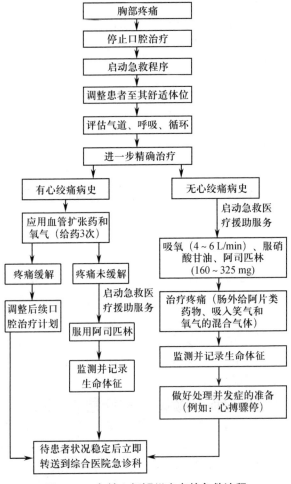

图15-6　急性心梗疑似患者的急救流程

三、注意事项

1. 急性心梗导致患者死亡的病例大多数发生在发病初期的几个小时内，大约 10%~30% 的急性心梗病例症状并不典型，因此，对急性心梗疑似患者应立即启动急救程序，尽可能积极施救，不要盲目等待救援。

2. 尽可能短时间内完成标准心电图、心肌损伤标志物（心肌肌钙蛋白）检查，做出初始诊断。

3. 清醒患者发生胸痛时，通常能找到使自己感到舒适的体位，端坐位是他们的首选体位，不要强制调整患者体位。

4. 心绞痛患者服用硝酸甘油后，如在疼痛缓解几分钟后再次发作，应警惕急性心肌梗死发生，要按急性心肌梗死救治原则进行处理。

5. 当硝酸甘油不能缓解急性心梗的疼痛时，可以适量应用硝酸吗啡（静脉注射 2~5 mg），每隔 5~30 min 重复给药，用以减轻疼痛并有一定的抗焦虑作用。若呼吸频率 <12 次/分，则不能再重复使用吗啡。

6. 急性心梗最常发生的主要并发症是心律失常、室颤、心衰和心搏骤停，救治时应准备好抗心律失常药物（如利多卡因、阿托品）和除颤仪。

7. 待患者病情稳定后（疼痛减轻、心律和血压稳定），将其转入综合医院急诊科继续治疗，建议由设备完善的急救车转运患者。

（哈 庆 邵 校）

第六节 癫痫大发作急救流程

一、急救原则

癫痫大发作的急救原则是防止患者受伤、保持充足的通气量。

多数患者可自愈，不必使用抗痉挛药物。如癫痫发作持续>5分钟或者一次发作之后意识尚未恢复又连续多次发作，视为癫痫持续状态，必须开放静脉，应用抗痉挛药物。

痉挛结束后，患者会出现不同程度的中枢神经系统、心血管系统、呼吸系统抑制，需进一步支持治疗，并转入综合医院进一步诊治。

二、急救流程

有癫痫病史的患者，自进入科室到患者离开的全程均应予以关注，发现发作前兆时应立即启动癫痫大发作急救流程（图15-7）。

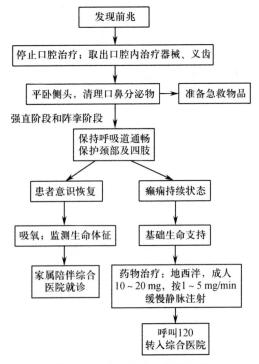

图 15-7 癫痫大发作急救流程

三、注意事项

1. 患者应做好心理准备，同时告知家属或周围人。有先兆症状时，诊疗中的患者需立即停止操作，尽快取出口腔治疗小器械及所有口腔内活动物体（如活动义齿），将患者仰卧于诊椅上，调整头部，形成良好呼吸通道，并迅速移走患者可能触及的锐利物体。非诊疗中的患者，将患者及时扶至平坦区域，来不及就顺势使其躺倒，防止患者意识突然丧失而跌伤，迅速移开周围硬物、锐器，减少发作时对身体的伤害。

2. 强直阶段和阵挛阶段，需要进行基础生命支持，吸出口腔分泌物，吸引器应放在口腔前庭沟处，勿放在牙齿之间。

3. 由两名急救人员保护患者，一人靠近患者胸部，保护头部和上肢，一人轻按患者双腿保护下肢，防止患者过大过强运动，以免脱臼；不要试图固定患者四肢，避免造成骨折。

4. 禁止在患者口腔中放置任何物体，否则易造成软组织损伤及牙损伤，甚至误吞误吸，严禁施救者将手指放在发作患者的牙齿之间。

5. 发作后阶段可出现明显的全身性抑制，危及患者生命安全甚至导致死亡，救治全程必须保持气道通畅和充足的通气，严密监测患者生命体征。

6. 发作结束后，应再次评估患者生命体征，如生命体征平稳但缺少对时间和空间的方向感，建议患者转入综合医院进一步救治；如患者完全恢复，应在家属陪同下离开诊室。

7. 药物使用 发作时间持续超过 5 分钟，有必要使用抗惊厥药物终止发作。

（1）常用的抗惊厥药物是地西泮（安定），成人最大累积剂量为 30 mg，每次用量为 5~10 mg，给药速度是 1~5 mg/min，每次用药时间间隔为 10~15 分钟；5~12 岁儿童最大累积剂量为 10 mg，每次用量为 0.2~0.5 mg/kg，每次用药时间间隔为 15~30 分钟；12 岁以上儿童用法及用量与成人相同，但每次用药时间间隔延长至 15~30 分钟。

地西泮可使患者出现一过性低血压、心搏徐缓、呼吸抑制、心搏骤停等副作用，给药速度越慢，副作用越小。

（2）给药方式：①静脉输液或静脉注射（禁忌口服）；②儿童可用咪达唑仑鼻黏膜给药。

（3）低血糖引起的癫痫发作患者，可静脉注射 50% 葡萄糖溶液 25~50 ml，以保持血糖水平，补充大脑在发作阶段消耗的大量葡萄糖。

（4）所有类型的发作中均可使用氧气。

（叶　荣　付　元）

第七节　晕厥急救流程

晕厥是突然发生的全身肌肉无力、姿势张力丧失、不能站立和意识丧失的一组症状群。其主要原因是各种原因所致的脑组织缺血缺氧，造成短暂的脑细胞功能紊乱或缺失，一般不需要使用药物即可恢复。

晕厥的病因分类：①反射性晕厥：发生率最高（80%），包括血管减压神经性晕厥、体位低血压性晕厥、动脉窦性晕厥等；②脑源性晕厥：弥漫性脑动脉粥样硬化、脑血管痉挛、高血压脑病等；③心源性晕厥：急性心律失常、排血功能急剧障碍；④代谢性晕厥：低血糖、严重的贫血、过度换气引起的呼吸性碱中毒；⑤窒息性晕厥：严重的低氧血症、急性一氧化碳中毒、药物中毒等；⑥低血容量性晕厥：大量失血及失水。

一、急救原则

晕厥的急救原则是增加脑部血液供应，查明原因，清除诱因，尽早治疗。对导致患者晕厥的发生原因和危险性进行初步判断，然后采取相应的急救措施并决定是否将其送医院或原地休息观察。原发疾病的判断对晕厥的现场急救作用至关重要。

二、急救流程

晕厥的急救流程见图 15-8。

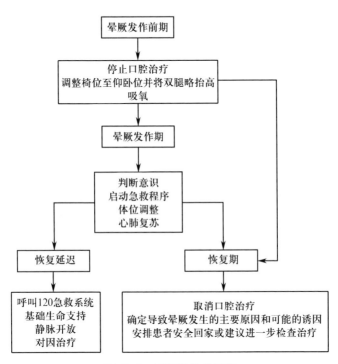

图 15-8 晕厥的急救流程

三、注意事项

1. 晕厥发作前期

（1）患者表现为头晕、面色苍白、恶心不适、出冷汗、手脚冰凉等。

（2）医师发现上述症状后，如果患者在治疗椅上，应立即停止口腔治疗，调整椅位至仰卧位并将双腿略抬高；如果患者在候诊区或诊室内倒地，应就地急救，同时需排除其他外伤，使患者处于仰卧位并抬高双腿；如果患者肢体能够自主活动，建议其运动双腿，以增加外周组织回心血量，从而减轻病情。

（3）面罩吸氧。

（4）如果处理及时，患者可能不会发生意识丧失。待其恢复后，应尽量确定晕厥发生的原因以减少再次发生的风险。

2. 晕厥发作期

（1）患者表现为意识丧失、呼吸急促逐渐变至完全停止、肌肉抽搐。

（2）处理方法与处理意识丧失患者相同，首先判断意识状态，启动急救程序，立即将患者置于仰卧位，进行心肺复苏术，否则可能导致患者死亡或由于脑缺血引起永久性神经系统损害。

3. 恢复期

（1）患者表现为面色苍白、恶心、虚弱、流汗、短暂的精神错乱和定向力障碍。

（2）患者再次发生晕厥的可能性很高，一般患者发生晕厥后机体24小时才能恢复正常状态；患者恢复意识后，应在有人陪伴的条件下离开。

（3）中年以上患者发生晕厥，发作后应建议去综合性医院排除心脑血管病变。

4. 恢复延迟

（1）按照上述处置患者仍未恢复意识，在等待专业急救人员到来之前则持续进行基础生命支持操作。

（2）如果能够明确引起晕厥的原因应采取对因治疗。

（王　津）

第八节　环甲膜穿刺术

环甲膜穿刺术是气道梗阻、严重呼吸困难无法迅速建立气道时开放气道的急救措施之一，可为气管切开术赢得时间，是现场急救的重要组成部分。它具有简便、快捷、有效的特点，且易于掌握。

（一）适应证

1. 急性喉梗阻，尤其是声门区阻塞患者，严重呼吸困难无足够时间行气管插管或气管切开而需快速开放气道时，如急性会厌炎、喉水肿、声门异物、喉外伤、喉肿瘤。

2. 需行紧急气管插管或气管切开，但不具备条件者。

3. 通过穿刺气管内给药。

（二）禁忌证

无绝对禁忌证。

1. 已明确呼吸道阻塞发生在环甲膜水平以下者。

2. 颈部肿瘤、血管畸形、脓肿累及穿刺区者。

3. 有明显出血倾向时要慎重。

（三）操作步骤

1. 体位　患者仰卧位，去枕，肩下垫起，头后仰。

2. 定位　在环状软骨与甲状软骨之间正中处可触到一凹陷，即环甲膜，此处仅为一层薄膜，位于声门下，与呼吸道相通，为穿刺位置（图15-9）。

3. 穿刺　操作者用注射针头（16号）在行局部皮肤消毒后，以示指、中指固定环甲膜两侧，右手持注射器从环甲膜垂直刺入（图15-10）。针头刺入环甲膜后，即可感到阻力突然消失或落空感，并能抽出气体，患者可出现咳嗽反射，随即上呼吸道阻塞症状缓解。

4. 有条件时先做皮肤切口，然后用环甲膜穿刺针穿刺环甲膜并插入导管。须选用不损伤喉部的粗套管，其外径成人为

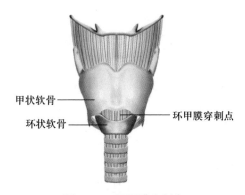

甲状软骨————————
环甲膜穿刺点
环状软骨————————

图 15-9　环甲膜穿刺点

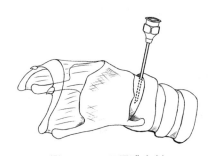

图 15-10　环甲膜穿刺

6 mm，小儿为 3 mm。经环甲膜穿刺进入后，将针芯取出，外套管留置于气管内。

5. 上呼吸道完全阻塞难以呼吸时，必须插入另一大口径的气管导管针，为呼吸建立通路。

（四）注意事项

1. 该手术是在患者情况十分危急时的一种急救措施，应争分夺秒，在尽可能短的时间内完成。环甲膜穿刺通气用的针头应作为急救常规装备消毒备用。

2. 作为一种应急措施，穿刺针留置时间不宜过长，一般不超过 24 小时。

3. 如遇血凝块或分泌物阻塞穿刺针头，可用注射器注入空气，或用少许生理盐水冲洗，以保证其通畅。

4. 环甲膜穿刺仅是呼吸复苏的一种急救措施，不能达到最终治疗目的。因此，在初期复苏成功后应改行气管切开术或立即开展针对病因的治疗（如异物的摘除等）。

5. 穿刺时进针不要过深，避免损伤喉后壁黏膜甚至食管。

6. 术后如咳出带血的分泌物，嘱患者切勿紧张，一般在1~2天内即可好转。

（五）术后处理

1. 可经环甲膜穿刺针接简易呼吸器或呼吸机给患者输氧或气管内给药。

2. 患者情况稳定后，如上气道阻塞不能尽快解除，应尽早行气管切开术。

（六）并发症

1. 出血　对凝血功能障碍者应慎重考虑是否进行该操作。如出现穿刺点出血可压迫止血；如出现气管内出血应气管切开处理。

2. 食管穿孔　食管位于气管的后部，若穿刺时用力过大过猛，或没掌握好进针深度，均可穿破食管，形成气管食管瘘，因此在穿刺时要注意进针深度。

3. 皮下或纵隔气肿　较少见，一般几天后能自行吸收。

（徐训敏）

第九节　气管切开术

气管切开术是切开颈段气管前壁，使患者可以通过新建立的通道进行呼吸的一种手术。

（一）适应证

1. 各种原因引起的喉梗阻和颈段气管阻塞，通过其他方法无法及时有效解除梗阻者。如急性喉炎、喉水肿、咽后壁脓肿、喉部肿瘤、外伤、声带麻痹、颈深部感染、甲状腺肿瘤等。

2. 口腔、颌面、咽喉、颈部手术或外伤的患者，可能或已经出现颈部、口底高度水肿、血肿、舌后坠，可能发生上呼吸道梗阻者，为了便于麻醉和维持手术前后呼吸道通畅，可行预防性气管切开。

3. 各种原因引起的下呼吸道分泌物潴留，为了吸痰，保持呼吸道通畅者。见于昏迷、颅脑病变、破伤风、呼吸道烧伤、多发肋骨骨折、开放性气胸、小儿体外循环心脏手术术后。

4. 气管异物经内镜下钳取未成功，再取有窒息危险者，或不具备施行气管镜检查的设备和技术，需经气管切开取出异物。

5. 各种原因造成的呼吸功能减退，如慢性肺气肿、慢性支气管炎、肺心病，若气管切开可增加气体交换，可做气管切开。

（二）禁忌证

1. Ⅰ度和Ⅱ度呼吸困难。

2. 呼吸道暂时性阻塞，可暂缓气管切开。

3. 颈部肿瘤、血管畸形、脓肿累及颈前区时。

4. 有明显出血倾向时应慎重。

（三）术前准备

手术所需器械包括：①切皮刀和气管切开弯刀或尖刀片；②甲状腺拉钩；③气管撑开器；④吸引器和吸引管；⑤气管套管。气管套管多用合金制成，亦有塑料制品。由外管、内管和管芯三部分组成（图 15-11）。套管弯度与 1/4 圆周的弧度相同，

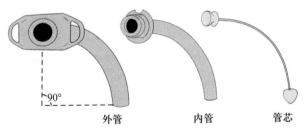

90°

外管　　　　　　内管　　　　　　管芯

图 15-11　气管套管

套管内外配合好，插入拔出灵活。应根据患者年龄选择不同内径的套管，一般小儿用 6~7 mm，13~18 岁用 8 mm，成年女性用 9 mm，成年男性用 10 mm。

（四）手术步骤

1. 体位　患者仰卧、肩下垫高、头后仰，使头颈保持正中位，气管向前突出接近皮肤（图 15-12）。

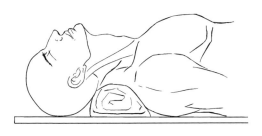

图 15-12　气管切开体位

2. 常规消毒铺巾。

3. 麻醉　一般采用局麻，沿颈前正中上自甲状软骨下缘下至胸骨上窝做皮下和筋膜下浸润麻醉，药物可用 1%~2% 利多卡因注射液加肾上腺素。对于昏迷、窒息或其他危重患者，若患者已无知觉或为争取时间解除呼吸道梗阻，也可不予麻醉。如果需要在气管切开前先放入气管插管或气管镜以保证呼吸道通畅，也可采用全身麻醉。

4. 切口　多采用纵向切口，自甲状软骨下缘至胸骨上切迹上 2 cm 处，沿颈前正中线切开皮肤和皮下组织。也可采用横切口，在环状软骨下约 3 cm 做颈前横切口，切开皮肤皮下达颈前筋膜（图 15-13）。

5. 分离气管前组织　用血管钳或剪，沿白线上下向深部分离胸骨舌骨肌及胸骨甲状肌，并用甲状腺拉钩将分离的肌肉牵向两侧，暴露甲状腺峡部及甲状腺下静脉丛。如遇甲状腺下静脉丛的横支，应将其结扎切断。若峡部过宽影响手术操作，可在其下缘稍加分离，用小钩将峡部向上牵引（图 15-14），必要时也可

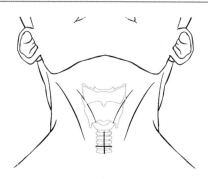

图 15-13　气管切开切口

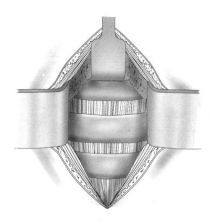

图 15-14　暴露气管

将峡部夹持切断，断端贯穿缝合结扎，以便暴露气管。分离过程中，两个拉钩用力应均匀，并经常以手指探查环状软骨及气管是否保持在正中位置，以便手术始终沿气管前中线进行。

6. 切开气管　气管前壁充分显露后，一般于第2~4气管环处，用弯刀或尖刀片自下向上挑开2个气管环（图15-15）。刀尖勿插入过深，以免刺伤气管后壁和食管前壁，引起气管食管瘘。可在气管前壁上切除部分软骨环，以防切口过小，放管时将气管壁压进气管内，造成气管狭窄。

7. 插入气管套管　以大弯止血钳或气管撑开器撑开气管切

口，插入大小适合、带有管芯的气管套管外管（图15-16）。插入外管后，立即取出管芯，放入内管，吸净分泌物，并检查有无出血。用细棉线检查套管口有无气体进出，以验证气管套管是否在气管内。证实套管已插入气管内后，方可将两侧拉钩取出；如无气体进出，应拔出气管套管，重新放置。气管套管放入后在未固定前，必须一直用手固定，否则患者用力咳嗽，套管有可能被咳出。

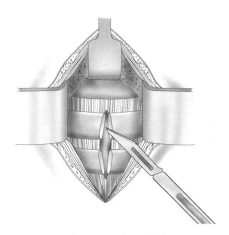

图 15-15　切开气管

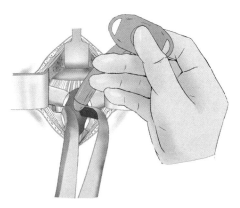

图 15-16　撑开气管切口，插入气管套管

8. 固定气管套管　气管套管插入后，将外套管两翼的带子牢固地系于颈部，打成死结以防脱出。亦可将外套管两侧的带子缝合固定于外套管两翼周围的皮肤上，一般每侧各缝 3 针以牢固固定，此种方式固定更为牢靠（图 15–17）。

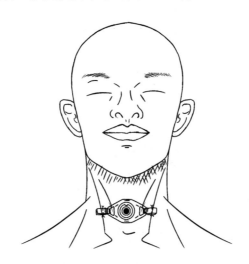

图 15–17　气管套管固定完成

9. 创口处理　切口多不必缝合。如切口过长，可在上下两端各缝合 1~2 针，但不能太紧，以免发生皮下或纵隔气肿。切口周围用油纱或碘仿纱条覆盖，然后在切口与套管间垫一剪小口的小纱布（3~4 层即可）。最后用一块单层的无菌湿纱布盖在气管套管口外。如应用带气囊的套管，则从注气管注入 3 ml 左右空气，再将注气管折叠后用线结扎，以保证人工呼吸时不会漏气。

（五）注意事项

1. 在病情危急、不允许拖延时间时，可行紧急气管切开术。患者体位同常规气管切开术，可不经消毒及麻醉，术者以左手拇指和中指固定甲状软骨，并向下按压两侧软组织，使气管明显前突，示指按于颈中央触于气管前壁。右手持刀从环状软骨下缘垂直向下切开气管前皮肤、皮下组织和颈白线。切开时左手示指伸入切口摸查气管位置，引导右手继续向下切入，直到切开气管环。切开后立即用刀柄或止血钳插入并撑开气管切口，迅速放入气管套管或其他合适的管状代用品，清除分泌物。呼吸停止时行人工呼吸，呼吸恢复后改行正规气管切开术，以免引起喉狭窄。

2. 手术时患者头部要保持正中后仰位，应保证切口在颈中线，不能向两旁解剖。术中随时探查气管位置，指导分离的方向和深度。

3. 分离至深部时再放入拉钩牵拉，每深入一层，两侧拉钩也随之同时挪动加深一层，两侧拉力要均匀，以免拉力不均，将气管拉向一侧。当分离至气管前壁时，拉钩要向外、向前拉，不要向后压，以免压迫气管。当气管软骨环已切开，气管套管尚未插入时，应特别留意勿脱钩，以免增加插管的困难。

4. 气管前筋膜不宜分离，可与气管前壁同时切开。气管侧壁不要分离，否则易伤及胸膜顶或纵隔，也会致气管切口偏向一侧，造成拔管困难。

5. 气管切开位置宜在第 3~4 软骨环，如太高，易伤及第 1 软骨环，会引起喉咽部狭窄；如太低，易使套管脱出或顶住隆凸，致黏膜损伤出血，或造成纵隔气肿，甚至伤及胸内大血管。小儿右侧胸膜顶较高，注意防止损伤。

6. 术中止血要完善，皮肤不能缝合过紧，以防止发生血肿或气肿。

（六）并发症

1. 皮下气肿　　是术后最常见的并发症，自气管套管周围逸出的气体经气管切开处渗入颈部软组织中，沿肌肉、筋膜和神经、血管壁之间隙扩散而达皮下，开始时先在颈部，以后逐渐扩散至头及胸腹等部，但一般多限于颈部。造成皮下气肿的主要原因有：①暴露气管周围软组织时分离过多；②气管切开口过长使空气易由切口两端渗入软组织；③气管套管过短，使套管容易脱出气管切口，这时空气易渗入软组织；④切开气管或插入套管后，发生剧咳，使气体渗入软组织；⑤气管切口外短内长或皮肤切口缝合时过于紧密。皮下气肿一般在 24 小时内停止发展，3~5日可自行逐渐吸收，不需做特殊处理。

2. 气胸及纵隔气肿　在暴露气管时，向下分离过多、过深，损伤胸膜后，可引起气胸。右侧胸膜顶位置较高，儿童尤甚，故损伤机会较左侧多。轻者无明显症状，严重者可引起窒息。如发现患者气管切开后，呼吸困难缓解或消失，而不久再次出现呼吸困难时，则应考虑气胸，X 线拍片可确诊。此时应行胸膜腔穿刺，抽除气体。严重者可行闭式引流术。

手术中过多分离气管前筋膜，气体沿气管前筋膜进入纵隔，形成纵隔气肿。对纵隔积气较多者，可于胸骨上方沿气管前壁向下分离，使空气向上逸出。

3. 出血　术中出血常因损及颈前静脉或甲状腺，术后少量出血往往是因术中止血不够有效，或结扎线头脱落。一般经局部填塞或重行结扎可止住。极少数病例，由于气管套管下端磨破无名动脉或静脉而导致大量出血，其原因是切口过低，套管下端过分向前弯曲所致。应检查伤口，结扎出血点。

4. 术中未见气管　易发生在幼儿，因其气管较细，软骨环较软，故不易辨认。尤其是在体位不正确时困难更大，因此术中保持头、颈、躯干于正中位置非常重要。如头部后仰不够，气管位置较深也会增加寻找气管的难度。术中使用拉钩的力量应两侧对称、均匀。如一侧用力较大，即容易使气管被牵向一侧，甚至可使整个气管被置于拉钩之下，被拉入软组织。一旦术中不能确认气管时，应先将拉钩松开，检查体位、切口是否处于正中位，然后将创口沿中线自两侧均匀拉开，用手指仔细寻摸，就不难找到气管。

5. 误伤环状软骨　常因切口过高，动作粗野所致，如环状软骨切断，常易发生喉狭窄。

6. 气管食管瘘　少见。在喉源性呼吸困难时，由于气管内呈负压状态，气管后壁及食管前壁向气管腔内突出，切开气管前壁时刀尖插入过深，尤其是在因手术导致咳嗽时，易将气管后壁连同食管前壁切破形成气管食管瘘。食物可以通过瘘口进入下呼吸道导致吸入性肺炎的发生，亦可经瘘口渗入颈部筋膜间隙从而形成颈部感染。发现食管壁损伤应及时将食管、气管的切口分层缝合，并采用鼻饲法。

7. 误伤颈总动脉　主要是因误把颈总动脉看作气管，往往发生在术中把气管拉离中线，误于气管旁深入剥离所致。

8. 呼吸心跳停止　呼吸心跳停止是致命性并发症，原因可能是迷走神经反射，也可因不能迅速建立起通畅的气道、张力性气胸、阻塞性（负压）肺水肿、给慢性二氧化碳潴留的患者吸氧，或气管插管被插到软组织或主支气管内引起。对有明确慢性二氧化碳潴留病史的患者，要严密监测各项指标，术后应立即给予机械通气，尽可能避免呼吸心搏骤停的发生。如发生，应立即启动心肺复苏。

9. 伤口感染　气管切开是一个相对污染的清洁切口。院内菌株很快就会在伤口生长，通常为假单胞菌和大肠杆菌。但因为伤口是开放性的，有利于引流，所以真正发生感染者极少见，一般不需要预防性使用抗菌药物，只需局部治疗。只有当出现伤口周围蜂窝织炎时才需要抗菌药物治疗。

10. 拔管困难　手术时，若切开部位过高，损伤环状软骨，术后可引起声门下狭窄；气管切口太小，置入气管套管时将管壁压入气管；术后感染，肉芽组织增生均可造成气管狭窄，造成拔管困难。此外，插入的气管套管型号偏大，亦不能顺利拔管。有个别带管时间较长的患者，害怕拔管后出现呼吸困难，当堵管时可能自觉呼吸不畅，应逐步更换小号套管，最后堵管无呼吸困难时再行拔管。对拔管困难者，应认真分析原因，行 X 线拍片或 CT 检查、直达喉镜、气管镜或纤维气管镜检查，根据不同原因，酌情处理。

（七）术后处理

1. 防止套管脱落　套管的突然脱落可导致窒息甚至死亡，

必须予以重视。常见套管脱落的原因有：①套管过短，患者头部稍有转动，即易脱出；②气管切口过低或过长，患者低头时因气管滑入胸腔而导致套管脱出；③颈部气肿，因气肿使皮肤与气管间的距离增加，使原来合适的套管相对变短而易脱出；④固定套管的带子太松或因未打死结而松脱；⑤换内套管时不慎，将外套管一并带出。

床边应备有另一同型号的消毒气管套管、氧气、吸引器、气管切开器械、导尿管及急救药品，以备脱管时急用。套管一旦脱出，应立即将患者置于气管切开术的体位，用血管钳等器械分开气管切口，将套管重新置入。

2. 保持套管通畅　上呼吸道丧失对吸入空气过滤、加温和湿化的生理作用，故应湿化空气，防止分泌物干结堵管。室内保持适当温度（22℃左右）和湿度（相对湿度90%以上），应经常吸痰，每天定时清洗内管，煮沸消毒数次。用1~2层湿纱布覆盖套管口，湿化防尘。每天4~6次雾化吸入，每次10~15分钟。

术后1周内不宜更换外管，以免因气管前软组织尚未形成窦道，使插管困难而造成意外。术后20天，切口窦道形成，可更换套管。如用的是带有气囊的套管，应每小时放气5分钟，然后再适当充气，以防气管黏膜受压坏死。

3. 保持下呼吸道通畅　定时通过气管套管滴入少许灭菌生理盐水、0.05%糜蛋白酶溶液、抗菌药物溶液等以使痰液稀释、便于咳出。随时吸除套管内、气管内、口腔内的分泌物。

4. 防止伤口感染　由于痰液污染，术后伤口易感染，故至少每天换药1次。如已发生感染，可酌情给予抗菌药物。

5. 拔管　待喉阻塞或下呼吸道分泌物堵塞症状解除，全身情况好转后，即可考虑拔管。拔管前用橡皮塞或胶布做塞子先堵管1~2昼夜，如患者在活动、睡眠时无呼吸困难，可在上午时间拔管。创口一般不必缝合，只需用蝶形胶布拉拢创缘，数天可自行愈合。长期带管者，由于切开部位上皮长入瘘孔内与气管黏膜愈合，形成瘘管，故应行瘘孔修补术。

在拔管的 48 小时内应密切注意呼吸，并准备一套同型气管套管和气管切开器械，以防万一。

（徐训敏）

第十节　气管内插管术

气管内插管术是指将特制的气管导管，经口腔或鼻腔插入患者气管内，是气管内麻醉、心肺复苏或呼吸治疗的必要技术，是保持上呼吸道通畅的最可靠手段。

（一）适应证

1. 全身麻醉　为保证全身麻醉过程中患者呼吸道通畅或方便全身麻醉管理。

2. 危重患者的抢救

（1）呼吸衰竭：在一般氧治疗情况下，如 PaO_2（动脉血氧分压）仍低于 8 kPa（60 mmHg）必须插管。

（2）心肺复苏：不影响心脏复苏情况下，插管愈早愈好。

（3）误吸患者：插管吸引，必要时做肺冲洗术。

（4）药物中毒。

（5）新生儿严重窒息。

（二）禁忌证

1. 绝对禁忌证　喉头水肿、急性喉炎、喉头黏膜下血肿、插管损伤可能引起的严重出血，除非急救，禁止气管内插管。

2. 相对禁忌证

（1）呼吸道不全梗阻者可插管，但禁忌快速诱导插管。

（2）并存出血性血液病（如血友病、血小板减少性紫癜等）者，插管损伤易诱发喉头声门或气管黏膜下出血或血肿，继发呼吸道急性梗阻，因此，当必须插管时操作应轻柔，导管应充分润滑。

（3）主动脉瘤压迫气管者，插管可能导致主动脉瘤破裂。

（4）麻醉者对插管基本知识未掌握，插管技术不熟练或插管设备不完善时。

（三）术前准备

1. 插管用具　选择合适的气管导管；合适的喉镜、导管内导丝、吸引管、牙垫、注射器等；麻醉面罩和通气装置；听诊器、氧饱和度监测仪。

2. 麻醉　①静脉诱导插管法：常用药有 2.5% 硫喷妥钠、羟乙酸钠、安定及芬氟合剂等，可以配合肌肉弛药如琥珀胆碱做快速插管或加表面麻醉插管；②清醒插管：患者清醒或给予适量镇静及催眠药的状态下，施行完善的表面麻醉，然后插管，适用于呼吸道不完全性梗阻、饱胃、张口障碍等特殊情况的患者。

（四）操作步骤

插管可经口或鼻腔的途径，采用喉镜明视或盲探插入导管，而以口腔明视插管最常用。特殊情况可通过气管造口插管以及近年来开展的光导纤维喉镜插管。插管须在麻醉条件下按步骤操作。

1. 经口腔明视插管

（1）将患者头部后仰，加大经口腔和经喉头轴线的角度，便于显露声门。

（2）喉镜应由口腔的右边放入（在舌右缘和颊部之间），当喉镜移向口腔中部时，舌头便自动被推向左侧，不致阻碍插管的视线和操作（不要将舌头压在镜片下）。

（3）首先看到悬雍垂，然后将镜片提起前进，直到看见会厌。

（4）挑起会厌以显露声门。如用直镜片，可伸至会厌的声门侧后再将镜柄向前上方提起，即可显露；如系采用弯镜片则将镜片置于会厌舌根交界处（会厌谷），用力向前上方提起，使舌骨会厌韧带紧张，会厌随之翘起紧贴喉镜片，声门即能显露。

（5）显露声门后，如果两条并列的浅色声带（声襞）已然分开且不活动，即可进行插管。如清醒插管时声带仍敏感，应予以表面麻醉。

（6）插管时以右手持管，用拇指、示指及中指如持笔式持住管的中、上段，由右侧方进入口腔，直到导管已接近喉头才将管端移至喉镜镜片处，同时双目通过镜片与管壁间的狭窄间隙监视导管前进方向，准确灵巧地将导管尖插入声门。插入气管内深度成人以 4~5 cm 为度，导管尖端至上中切牙的距离约18~22 cm。

（7）当借助管内导丝插管时，在导管尖端入声门后，可让助手小心将导丝拔出，同时操作者必须向声门方向顶住导管，以免将导管带出。导丝拔出后，立即顺势将导管插入气管内。

（8）确认导管已进入气管内，且两肺呼吸音都存在后再予以固定。验证方法有：①按压胸部时，导管口有气流；②人工呼吸时，可见双侧胸廓对称起伏，并可听到清晰的肺泡呼吸音；③如用透明导管时，吸气时管壁清亮，呼气时可见明显的"白雾"样变化；④患者如有自主呼吸，接麻醉机后可见呼吸囊随呼吸而张缩；⑤如能监测 $ETCO_2$（呼气末二氧化碳）则更易判断，$ETCO_2$图形有显示则可确认无误。

2. 经鼻腔明视插管术

（1）选较大一侧鼻孔以 1% 丁卡因做鼻腔内表面麻醉，并滴入 3% 麻黄碱，使鼻腔黏膜麻醉和血管收缩，减少患者痛苦，增加鼻腔容积，并可减少出血。

（2）先用较口腔插管稍细的气管导管插入鼻腔，插入时不应顺鼻外形（即与躯干平行的方向），而应取腹背方向进入，导管进入口咽部后开始用喉镜显露声门。

（3）用喉镜显露声门的方法及要领与经口明视插管相同。

（4）显露声门后，左手稳固地握住镜柄，同时右手将导管继续向声门方向推进。当导管达会厌上方时，可利用插管钳经口腔夹住导管的前端，将导管送入声门。确认导管已进入气管内，可直接用胶布固定在患者的鼻面部。

（五）注意事项

1. 插管操作中必须轻柔。

2. 导管的尺寸以能通畅通过声门裂的最大号为宜，太粗者插入时易致喉、气管损伤，太细则不利于气体交换。

3. 导管尖端通过声门后再深入 4~5 cm，使套囊全部越过声门，但不要过深以致误入一侧支气管，并避免误插入食管。

4. 套囊充气以恰好封闭导管与气管壁间隙为宜，勿盲目注射过多空气而造成气管壁压迫、缺血坏死。

5. 准备好手术体位后应试行气管内吸引，吸出气管内分泌物，并检查导管是否通畅。

（六）并发症及处理

1. 损伤　如插管时动作粗暴或用力不当，可致牙松动或脱落，或损伤口、鼻腔和咽喉部黏膜，引起出血。术者应该经过严格、正规的培训后，才可以实施气管内插管。气管内插管过程中特别要避免动作粗暴或用力不当。导管过粗、过硬，容易引起喉头水肿，长时间留置甚至会出现喉头肉芽肿。应该根据患者性别、年龄和身高，选用与患者气管内径相匹配的气管内导管。

2. 过度应激　在麻醉和手术过程中，气管内插管是对患者最强的刺激，浅麻醉下进行气管内插管，可引起剧烈呛咳、憋气或支气管痉挛，有时由于自主神经系统过度兴奋而产生心动过缓、心律失常，甚至心搏骤停或心动过速、血压升高、室性早搏、心室纤颤。因此，行气管内插管前应达到足够的麻醉深度，可应用肌肉松弛药，使咽喉部肌完全松弛，减少导管通过声门时对咽喉部的刺激，或行喉头和气管表面麻醉，减少插管的应激反应。

3. 呼吸道梗阻或肺不张　导管过细、过软，会增加呼吸阻力；或因压迫、扭折而使导管堵塞；呼吸道分泌物较多，未能及时吸出，时间稍长后，分泌物在导管内积聚、变干，使导管内径变窄，甚至堵塞导管，影响患者正常通气，导致二氧化碳潴留。气管内导管插管过深，误入支气管内，一侧肺不通气，引起通气不足、缺氧或术后肺不张。因此，气管插管完成后，应仔细进行胸部听诊，确保双肺呼吸音正常，避免气管内导管置入过深。呼吸道内的任何分泌物都应该及时清除，怀疑气管内导管已经有痰痂不易清除，并使导管内径变窄时，应更换气管内导管。

（刘宝钟）

第十六章　口腔诊室的急救管理

第一节　急救药物与管理

一、基本急救药物

　　基本急救药物是指普通口腔门诊科室或口腔诊所必备的急救药物，主要是应对过敏性休克和心搏骤停患者的抢救及常见意外事件的急救。

　　1. 盐酸肾上腺素注射液（1 ml : 1 mg）

　　（1）适应证：抗过敏、强心药物，主要用于过敏性休克的抢救和各种原因导致的心搏骤停的复苏。

　　（2）用法用量：①肌内注射：浓度 1 : 1000（即 1 mg/ml），一次肌注量为 0.2~0.5 mg，即 0.2~0.5 ml；②静脉注射：稀释浓度至 1 : 10 000（即 0.1 mg/ml）静脉注射；对于无心脏骤停的过敏性休克可以用 0.05~0.1 mg 肾上腺素静脉注射，即每次用 0.5~1 mg 加生理盐水稀释到 10 ml，缓慢静注 5 分钟以上，有利于药物在血管内循环，快速到达心脏；也可采用 0.1~0.5 μg/（kg·min）的持续静脉滴注的方法代替静脉注射。

　　提醒：切不可将肌注药物直接用于静脉给药。如果采用静脉用药，要有连续的心电监护防止高血压危象和室颤，应用过程中建议进行血流动力学检测。

　　（3）注意事项：患有高血压、器质性心脏病、冠状动脉疾病、糖尿病、甲状腺功能亢进、洋地黄中毒的患者慎用。

　　2. 盐酸苯海拉明注射液（1 ml : 20 mg）

　　（1）适应证：抗过敏药物，主要用于急性过敏反应的抢救，也适用于不能口服用药的普通过敏反应患者。

（2）用法用量：深部肌内注射，一次 20 mg，每天 1~2 次。

（3）注意事项：重症肌无力、闭角型青光眼、前列腺肥大、对本药过敏、新生儿、早产儿禁用。

3. 地西泮注射液（安定）（2 ml : 10 mg）

（1）适应证：镇静、抗惊厥药物，主要用于癫痫持续状态患者的急救和镇静。

（2）用法用量：静脉输液或静脉注射，抗惊厥时成人最大累积剂量为 30 mg，每次用量为 5~10 mg，给药速度是 5 mg/min，每次用药时间间隔为 10~15 分钟；5~12 岁儿童最大累积剂量为 10 mg，每次用量为 0.2~0.5 mg/kg，每次用药时间间隔为 15~30 分钟；12 岁以上儿童用法及用量与成人相同，但每次用药时间间隔延长至 15~30 分钟；老年人用药时剂量减半。

（3）注意事项：①静脉注射宜缓慢，以免引起呼吸抑制和低血压；②青光眼、重症肌无力、孕妇和哺乳期妇女禁用。

4. 硫酸沙丁胺醇气雾剂

（1）适应证：支气管扩张药物，主要用于缓解急性哮喘发作症状，也可用于喘息型支气管炎及肺气肿的治疗。

（2）用法用量：成人每次 0.1~0.2 mg（即喷吸 1~2 次），必要时每 4 小时重复 1 次，但 24 小时内不宜超过 8 次；儿童推荐剂量为 0.1 mg（喷吸 1 次），如有必要可增至 0.2 mg（喷吸 2 次），1 日内不宜超过 4 次。

（3）注意事项：①久用沙丁胺醇气雾剂可产生耐药性，不仅疗效降低，且可使病情加重；②心功能不全、高血压、甲亢、低血钾、糖尿病和老年患者慎用。

5. 硝酸甘油片（每片 0.5 mg）

（1）适应证：冠脉扩张、快速降压药物，主要用于缓解心绞痛发作症状和高血压的临时降压。

（2）用法用量：舌下含服，1~3 分钟起效，5 分钟达到最大效应；成人一次用 0.25~0.5 mg（半片 ~1 片），每 5 分钟重复一次，推荐使用患者自带的药物。

（3）注意事项：①从小剂量开始使用，依据效果逐渐加量，5~10分钟后可重复用药，每天最多用药3次；②用药过程中密切监测血压，使血压平稳下降。

6. 速效救心丸（每粒40 mg）

（1）适应证：镇静止痛、改善心肌缺血药物，主要用于冠心病发作或有胸闷痛症状的冠心病疑似患者的救治。

（2）用法用量：含服，冠心病疑似患者或冠心病患者出现急性发作先兆症状时开始小剂量给药，一般4~6粒，10分钟后不缓解，可酌情再服用4~6粒，如连用2~3次仍不能奏效，建议转综合医院救治；冠心病急性发作时，一次10~15粒。

（3）注意事项：速效救心丸有一定的降压效果，低血压患者慎服。

7. 阿司匹林（每片100 mg）

（1）适应证：抗血小板药物，主要用于心肌梗死疑似患者或不稳定型心绞痛患者。

（2）用法用量：口服，建议从小剂量开始使用，标准剂量可为160~324 mg，每24小时1次。

（3）注意事项：有出血倾向的患者禁用，使用过程中应注意监测患者的出血、凝血指标。

8. 口服葡萄糖粉（每袋500 g）

（1）适应证：抗低血糖药物，用于有意识的糖尿病患者发生低血糖反应时，或者非糖尿病患者出现低血糖症状时。

（2）用法用量：取适量粉（约15 g）剂加入温水冲泡后口服。

（3）注意事项：当药物性状发生改变时禁止使用。

二、口腔急诊科其他急救药物

口腔急诊科或口腔门诊手术科室除基本急救药物外，还需要配备下列急救药物，种类的多少依据所在单位的急救能力和是否能够就近得到急救能力强的医疗单位的支援而定。

（一）心脏支持药物

1. 硝酸甘油（1 ml∶5 mg）　抗心绞痛药，药物功能与硝酸甘油片相同，主要用于不能口服用药的患者。

2. 硫酸阿托品（1 ml∶0.5 mg）　抗休克、心动过缓药物，主要用于感染性休克患者的抢救。

3. 盐酸异丙肾上腺素注射液（2 ml∶1 mg）　强心药物，主要用于心源性或感染性休克及心搏骤停患者的抢救。

4. 盐酸利多卡因（5 ml∶0.1 g）　抗心律失常药物，主要用于急性心肌梗死后的室性早搏和室性心动过速的救治。

5. 盐酸胺碘酮注射液（可达龙）（3 ml∶0.15 g）　治疗严重的心律失常药物，主要用于房性心律失常伴快速室性心律、W-P-W综合征的心动过速和严重的室性心律失常。用法：150 mg盐酸胺碘酮注射液溶于100 ml葡萄糖溶液中，滴注10分钟。

6. 去乙酰毛花苷注射液（西地兰）（2 ml∶0.4 mg）　抗心律失常药物，主要用于充血性心力衰竭的急救。

（二）血压调节药物

1. 盐酸多巴胺（2 ml∶20 mg）　升血压药物，主要用于各类休克的急救。

2. 重油石酸去甲肾上腺素（1 ml∶1 mg）　升血压药物，主要用于纠正急性心肌梗死引起的低血压和低血容量休克、中毒性休克、心源性休克的急救。

3. 重酒石酸间羟胺（阿拉明）（1 ml∶10 mg）　升血压药物，主要用于休克早期的治疗，也可用于心源性休克或败血症所致的低血压。

4. 硝苯地平片（每片10 g）　降血压药物、冠脉舒张药物，主要用于高血压和心绞痛的治疗。

（三）呼吸兴奋药物

1. 尼可刹米（1.5 ml∶0.375 g）　呼吸兴奋药，主要用于中枢性呼吸抑制及其他原因引起的呼吸抑制。

2. 盐酸洛贝林（1 ml∶3 mg）　呼吸兴奋药，主要用于各种原因引起的中枢性呼吸抑制。

（四）其他急救药物

1. 地塞米松磷酸钠注射液（1 ml：5 mg） 抗过敏、抗炎药物，主要用于过敏性与自身免疫性炎症性疾病的治疗。

2. 盐酸麻黄碱（1 ml：30 mg） 平喘药物，适用于支气管哮喘及其他过敏性疾病的治疗，此药属于国际奥委会严格禁止的兴奋剂，对运动员慎用。

3. 琥珀酰明胶（每瓶 400 ml） 血容量扩充剂，适用于低血容量性休克、手术创伤、烧伤及感染患者的血容量补充。

4. 羟乙基淀粉 130/0.4 与 4.5 g 氯化钠（500 ml：30 g） 羟乙基淀粉 130/0.4 氯化钠注射液（万汶）适用于治疗和预防血容量不足。注意：初始 10~20 ml，应缓慢输入，密切观察患者有无过敏反应。

5. 呋塞米（2 ml：20 mg） 利尿药物，适用于高血压伴肾功能不全或出现高血压危象、水肿性疾病、各种原因导致肾血流灌注不足及高钙血症和高血钾症。

三、急救药物管理

根据急救药物管理制度，急救药物完好率应达到 100%，为确保药物无过期失效、所有药物处于备用状态，急诊科对急救药物的管理必须做到以下几点。

1. 专人保管 指定急救药物责任护士，每周定期清点数量、核对药物内容及有效期，并做详细记录，临期药物明显标示以便及时更换。

2. 固定放置 设专门的抢救车盛放急救药物，抢救车摆放位置固定，使用后必须移回原位；急救药物不能外借。

3. 分类摆放 急救药物分类放置。核心急救药物（"A"级药物）应给予明确标识，非核心药物按类摆放；使用过程中，采用左放右取的方式，按日期顺序摆放；药物包装盒易混淆者粘贴明显的提示标签。

4. 三级管理　抢救车采取封存管理，由两名护士对抢救车内的急救药物和物品清点核对后，在密封锁上双签名并注明日期，各班护士接班时检查核对密封锁并签字。打开密封锁使用抢救车内的药物或物品后，必须由两名护士重新核对后再封存。抢救车封存时间不能超过 1 个月，到时，即使未使用也需开锁盘点车内药物和物品后再行封存。抢救车责任护士每周定期检查并提前三个月更换到期药品及一次性物品；急救主管护师定期巡查抢救车内药物并检查记录本登记情况。

（于冬梅　刘宝钟）

第二节　急救设备与管理

一、基本急救设备

基本急救设备是指院内抢救时必备的常规医疗设备，口腔诊室的基本急救设备应该包括输氧系统、简易呼吸器、血压计、药物注射器、强力吸引器和除颤仪。

（一）输氧系统

口腔急诊科和口腔门诊手术科室最好配备医用治疗带输氧系统，普通口腔诊室或口腔诊所一般配备氧气瓶输氧系统，本节介绍氧气瓶输氧系统的使用方法。

1. 使用方法

（1）连接：先将湿化瓶内灌入蒸馏水，注水量不高于瓶体最高水位线，然后安装湿化瓶，最后连接一次性吸氧管。

（2）调节氧流量：打开总开关，调节流量表，检查一次性吸氧管是否通畅；按病情需要调节氧流量，抢救时需使用高流量（6~9 L/min），持续时间不超过 10 分钟，一般情况下采用中流量（3~6 L/min）或低流量（1~3 L/min）。

（3）输氧：用生理盐水棉签湿润患者鼻腔，并确认鼻腔无破损后将鼻导管放入患者鼻前庭处，用胶布协助固定，开始输氧。

（4）关闭：输氧结束后，先取下鼻导管，然后关闭流量表，再关闭总开关，最后再次打开流量表放出余气后关闭。

2. 注意事项

（1）输氧过程中应保持患者呼吸道通畅，并保持吸氧管路通畅，无打折、扭曲，无分泌物堵塞。

（2）面罩输氧时，检查患者面部及耳郭皮肤的受压情况，防止鼻面部压迫性损伤。

（3）输氧时需先调节好氧流量再与患者连接，输氧过程中如需调节氧流量，需先取下鼻导管或面罩，停氧时需先取下鼻导管或面罩，再关闭氧流量表。

（4）使用氧气瓶输氧时应注意防火、防油、防热、防震。

（5）氧气瓶使用后剩余容积小于 0.05 mPa 时，需进行灌装充气。

（二）简易呼吸器

简易呼吸器包括面罩、单向阀、氧气储气阀和氧气储气袋。

1. 使用方法

（1）医患准备：①患者仰卧位，施救者位于患者头部的上方；②将患者头部偏向一侧，清除口腔内分泌物及义齿等可见的异物，扶正头部、托起下颌使其头部向后仰（仰头抬颏法），保持气道通畅。

（2）操作步骤：将面罩扣住患者口鼻，并用拇指和示指紧紧按住面罩，其他手指则紧按住下颌的骨性部分，形成"EC"手法固定面罩，另一只手挤压球体，将气体送入患者肺中，吸气与呼气时间比应为 1 : 1。

2. 注意事项

（1）有氧源时，氧流量调至 8~10 L/min，挤压球体 1/2，潮气量为 6~8 ml/kg。

（2）无氧源时，应去除氧气储气袋，挤压球体 2/3，潮气量为 10 ml/kg。

（3）接氧气时，注意检查氧气管是否紧实。

（4）操作过程中单向阀如受到呕吐物、血液等污染，应及时清洗。

3. 设备保养　使用后先将简易呼吸器各配件拆开，储氧袋及球体用 500 mg/L 含氯消毒液擦拭，消毒后的配件进行干燥处理，检查确认无损坏后组装备用。

（三）手动除颤仪

据文献报道，心搏骤停时，单纯采用心肺复苏技术，患者的生存率不到 5%，心肺复苏的同时及时除颤可使患者的生存率提高到 43%。因此，建议口腔急诊科、口腔手术科室和大型口腔门诊部配置除颤仪。急救事件发生较多的科室建议配备专业的手动除颤仪，发生急救事件概率较低的普通口腔诊室，因大多数口腔从业人员缺乏急救的实际经验，建议配备自动体外除颤仪。

1. 使用方法　本仪器是通过对心脏进行大电流短时放电，治疗心室纤颤或室性心动过速的除颤仪。

（1）患者准备：①患者仰卧，将其左手臂外展离开胸壁；②胸毛较多的患者，会妨碍电极与皮肤的有效接触，应剃除胸毛；③患者出汗较多时，应先用毛巾擦干皮肤。

（2）操作步骤：①将能量/模式选择旋钮转到"内部放电"位置，确认显示屏上无错误提示；②取下电极板，并均匀涂抹导电膏；③根据患者病情设置能量/模式选择旋钮的能量值位置；④将标有"STERNUM"和"APEX"的两个电极板分别放在患者右侧锁骨中线、平齐第二肋间（心底）及左侧腋前线第五肋间，确认电极板上指示灯为绿色（心尖）；⑤确认所示心电图适合除颤后，按下电极板上（APEX 侧）的充电按钮，或仪器面板上的充电键，进行充电；⑥屏幕上显示"充电完成"，并发出提示音，确认电极板位置、能量值后，同时压住电极板使其与患者胸壁充分接触后，按下体外电极板上的闪烁键，进行放电。除颤后，应继续施行 5 组心肺复苏术。

2. 注意事项

（1）患者装有起搏器或自动体内除颤器时，应稍微调整电极的角度，避免电极与体内装置物接触而产生干扰，但心肺复苏感应器的位置不能改变。

（2）导电膏只能涂抹在电极板的金属电极板上。若导电膏接触到其他任何部分，会导致操作者受到电击。

（3）禁用湿手或粘有导电膏的手接触电极板把手，会导致操作者受到电击。

（4）患者是儿童时，需更换成儿童电极板，并注意能量的选择，避免由于较大能量导致皮肤灼伤。

（5）使用过程中，检查显示时间是否正确。

（6）每天进行基本检查：将能量/模式选择旋钮转到"基本检查"位置→显示屏上显示"开始"时，按下按钮开始检测→按下"取消"键取消SD卡检测，依次根据显示屏上显示步骤操作，包括充电、放电、电池状态、自检灯（红黄蓝）、语音提示等，检测结束后，显示屏上显示"打印结果"时按下按钮，打印检测报告并粘贴。

3. 设备保养　　在关闭电源并脱离电源插座的情况下，才能进行清洁、消毒及保养。每次使用后使用75%乙醇表面擦拭消毒。

（四）自动体外除颤仪

自动体外除颤仪（automated external defibrillator，AED）体积较小、携带方便、易于操作，并具有自动诊断、自动体外除颤的功能。自动体外除颤仪一般适用于成人及8岁以上或体重＞25 kg的儿童心搏骤停患者。

1. 使用方法

（1）患者准备：同手动除颤仪。

（2）电极摆放：①将除颤仪的心肺复苏感应器红"十"字标记放在患者胸骨中央，红"—"线与两乳头对齐，红"｜"线与胸骨中心对齐；②将红色标示的电极放在患者右上胸壁（锁骨下方），紫色标示的电极放在患者左乳头外侧，上缘距腋窝7 cm

左右。

（3）操作步骤：打开电源开关，除颤仪自动进入半自动除颤模式，仪器发出语音提示，开始自动分析心律，此时医护人员不要与患者有肢体接触，以免影响效果；如果患者发生室颤，仪器会通过提示音报警，开始自动充电，充电完成后，语音提示周围人员离开，施救者确认未与患者接触后，按动电击键（Shock）进行放电除颤。

注意：第一次除颤后，施救者应立即开始心肺复苏术，5组胸外按压和人工呼吸后再利用除颤仪进行节律分析，若心律仍为室颤或无脉性室性心动过速，除颤仪会提示需立即再次除颤；如为无脉性电活动或有脉性室性心动过速或心室停搏，则除颤仪提示继续实施5组胸外按压和人工呼吸，如此往复，直至患者心律转为窦性心律或急救专业医师到达后。

2. 注意事项

患者装有起搏器或自动体内除颤器时，应稍微调整电极的角度，避免电极与体内装置物接触而产生干扰，但心肺复苏感应器的位置不能改变。

3. 设备保养

（1）定期检查设备状态：设备开启时指示器显示红色"×"，并在开机10秒后变为绿色"√"，说明设备完好。

（2）每次使用后，用500 mg/L 含氯消毒液擦拭设备表面。

（3）设备在使用过程中不能更换电池，否则会自动转至非急救模式；当每分钟发出一次声音和文字提示"更换电池"时，必须更换电池组，以防意外关机。

（五）强力吸引器

为迅速将患者痰液、脓血和堵塞气道通路的异物吸出，保持患者呼吸道通畅，完成对患者的有效救治，口腔诊室必须配置强力吸引器。

牙科综合治疗台配置的强力吸引器建议使用大直径、头部呈钝圆形的吸引头，以方便吸出黏稠痰液或较大异物；为加强吸力、有效清除呼吸道内分泌物，提高救治成功率，口腔急诊科或口腔门诊手术科室建议配置医疗带负压吸引系统；为应对停电等意外事件，还应配置脚踏式负压吸引器。

脚踏式负压吸引器不依赖于外部电源或动力，方便移动，建议口腔门诊或口腔诊所配置，本章节介绍脚踏式负压吸引器的使用方法。

1. 使用方法

（1）患者准备：患者仰卧，头偏向一侧。

（2）操作步骤：①将一次性连接管连接到收集瓶上，操作者通过手堵连接管开口处，脚踩踏板使收集瓶内的气体迅速膨胀产生负压的方法检查设备的性能；②连接一次性吸痰管，将连接好的吸痰管缠绕在操作者的左手，同时通过脚踩踏板产生负压，右手持吸痰管头端吸少量生理盐水，确定管路通畅；③将吸痰管头端经患者口腔、鼻腔或气管插管插到气管处清除呼吸道内分泌物。

2. 注意事项

（1）每次脚踩踏板时，操作者均需手堵连接管或手折吸痰管，以防漏气。

（2）吸痰管经口腔、鼻腔或气管插管进入气管的长度分别为：14~16 cm、22~25 cm、10~20 cm。

3. 设备保养　每次使用后需倒掉收集瓶内的污液，再用1000 mg/L 含氯消毒液浸泡 30 分钟后，清洗晾干备用。

二、口腔急诊科其他急救设备

口腔急诊科除了配备上述的基本急救设备外，还应配置心电监护仪、心电图机、输液泵、气管切开包、静脉切开包、喉镜、急救箱等，以满足口腔专科医院的基本急救需求，并能对门诊科室提供急救援助。

（一）心电监护仪

主要用于患者心率、心律、呼吸、血压、血氧饱和度的连续监测，记录和储存患者基本生命信息，为患者的诊治和护理提供数据资料。

1. 使用方法

（1）患者准备：患者采用仰卧位，护士协助患者脱掉胸前衣服，卷起衣袖，将手臂放置在与患者心脏同高水平的位置，手掌朝上。

（2）血压监测：①选择合适袖带，将袖带贴身缠绕在患者肘部上方 2.5~5 cm 处，袖带与患者肌肤留有一指空隙；②按动"无创血压启动 / 停止"键，打开"自动 NBP"程序键，根据患者病情设置监测时间间隔，监护仪会自动按设定时间间隔进行测量。

（3）血氧饱和度和心率、脉搏监测：将指夹式传感器套在患者另一侧非血压测量手臂的示指甲床上，屏幕上会自动显示血氧饱和度和心率、脉搏的波形和数值。

（4）心电监测：用 75% 酒精或弱性肥皂水溶液清洁选定部位的皮肤，按电极安放位置放置电极（表 16-1），显示屏自动显示心电图波形。

表 16-1　12 导联心电图导联线位置

AHA 标签	IEC 颜色	电极放置
RA 白色	R 红色	右手腕
LA 黑色	L 黄色	左手腕
RL	N 黑色	右踝关节上部
LL	F 绿色	左踝关节上部
V1	C1 红色	在右胸骨缘的第四肋间
V2	C2 黄色	在左胸骨缘的第四肋间
V3	C3 绿色	在 C2 和 C4 点的中间
V4	C4 棕色	在左锁骨中线第五肋间
V5	C5 黑色	在和 C4 同一高度上的腋前线
V6	C6	在 C4、C5 同一高度上的腋前线

注：IEC 为国际电工委员会，AHA 为美国心脏病协会

2. 注意事项

（1）血压测量时袖带的动脉标记必须与动脉位置重合，应紧靠肱动脉的右侧或左侧，测量时应在患者的非支配手臂上进行，勿在进行输液的手臂上测量，患者手臂应与心脏保持同高水平，在退出监护仪"自动 NBP"测量功能时，需将模式转变为"手动 NBP"测量，以防袖带过度充气。

（2）血氧饱和度指夹式传感器不能套在长指甲、假指甲、涂抹深色指甲油的甲床上（特别是紫兰和蓝色）。

（3）心电监护时，体毛厚重者应予以刮除，以免影响效果；现场抢救时心电监护电极应避开除颤部位。

3. 设备保养

（1）袖带消毒前先将橡皮袋取出，用 1000 mg/L 含氯消毒液浸泡 30 分钟，清洗晾干，重新把橡皮袋装入袖带内备用。

（2）指夹式传感器、线缆、导联线可用 500 mg/L 含氯消毒液擦拭消毒。

（二）心电图机（心电分析系统 ECG）

1. 使用方法

（1）患者准备：除去患者胸前衣服，胸前体毛过多者应剃净，用纱布轻轻擦干皮肤表面的油脂、灰尘及其他残屑。

（2）操作步骤：①打开电源开关，选择"下一患者"，输入患者信息后按下"保存"键；②安放电极（电极位置见表 16-1）；③确认系统处于静息心电图模式，如果系统不是在静息心电图模式下，需先选择"更多"键，再选择"主菜单"键，最后选择"静息 ECG"键开始采集，如需打印按"继续"键。

2. 注意事项

（1）心电图采集过程中不能搬运患者。

（2）同一患者再次采集心电图时，需按"同一患者"键。

（3）肢体导联的电极板需放于选定肢体的内侧。

3. 设备保养　每次使用后线缆、导联线可用 500 mg/L 含氯消毒液擦拭消毒。

（三）输液泵

输液泵可以精准地控制输液速度并能保持恒定的输液量，在抢救过程中，可控的输液速度可提高给药的流速，达到快速补液及精准给药的目的。

1. 使用方法

（1）患者准备：核对患者信息，严格执行三查七对，协助患者取舒适体位。

（2）操作步骤：①遵医嘱准备输液液体，将输液泵固定于输液架上，连接电源，打开开机键后，设备进行自检；②打开泵门，按'Yes'键；③安装输液器，输液器排气后，按泵内操纵夹杆'PRESS'键，按照图标指示从右向左放置输液器，关闭仓门，屏幕显示进入 intrafix PVC 菜单后，按'OK'键确认管型；④设置输液量时，在 VTBI 菜单，设置预置输液量，按'OK'键确认；⑤采用自动排气时，按 BOL 键，屏幕显示 Prime Line 16 ml 菜单时，按'Yes'，按'OK'键结束排液；⑥设置速率时，按'OK'键，屏幕显示进入 Rate 菜单。设置速率，按'OK'键确认；⑦启动输液时，按绿色 Start 键；⑧结束输液时，按红色 Stop 键；⑨关闭泵时，按红色 Stop 键，停止输液，按绿色"▷"键后，按'Yes'键，打开泵门，按下泵内 PRESS 键，取下输液器，关闭泵门，按开机键持续 3 秒后，设备关机。

2. 注意事项

（1）详细记录输液泵使用的起始时间、输液总量、输液速度以及输入液体种类、药物名称及剂量。使用过程中要经常巡视，注意实际速度与设定速度是否一致等，及时发现问题及时解决。

（2）输液泵一旦发生报警情况，应及时查找原因进行处理。

（3）使用中注意观察静脉注射局部皮肤有无红肿，防止刺激性的药液外渗引起组织损害。

（4）观察患者有无寒战、发绀、发热等全身反应，如有上述反应立即停止输液，并及时报告医生给予处理。

3. 设备保养　输液结束后，用 75% 酒精擦拭机器表面和导线，当被血液、呕吐物等污染时，需使用 500 mg/L 含氯消毒剂进行擦拭。

（四）气管切开包

适用于各种原因引起的喉及喉以上呼吸道梗阻，以及因下呼吸道分泌物阻塞而不能自行咳嗽排痰需进行气管切开的患者。

气管切开包内含 16# 艾力斯 4 把、14# 止血钳 4 把、18# 止血钳 4 把、14# 布巾钳 4 把、蚊式钳 4 把、14# 持针器 2 把、16# 双尖剪 1 把、14# 线剪 1 把、20# 组织剪 1 把、14# 短有牙镊 2 把、14# 短无牙镊 1 把、静脉拉钩 1 对、气管扩张器 1 把、甲状腺拉钩 1 对、粗吸引器 1 支、中粗吸引器 1 支、麻药杯 1 个、弯盘 1 个、气管套管：5.5#、8#、9#、10# 各 1 个、3# 刀柄 2 把、治疗巾 4 块、6×6 纱布 4 块。使用时还应配备以下物品：11# 尖刀片、15# 圆刀片、缝合线、无菌手套、负压吸引器、吸痰管、2% 利多卡因注射液、生理盐水、碘仿纱条或油纱等。

（五）静脉切开包

适用于休克、大出血等急需快速大量输血、输液而静脉穿刺有困难的患者。

静脉切开包内含 3# 刀柄 1 把、弯蚊式钳 1 把、直蚊式钳 1 把、组织镊、治疗巾、14# 布巾钳 1 把、静脉拉钩 1 对、眼科剪刀 1 把、缝合针和缝线。

（六）喉镜

主要用于喉阻塞的抢救和气管内插管，喉镜镜片种类要配备齐全，以适应不同年龄患者。为保证设备处于备用状态，每天需将不同型号镜片安装在手柄上，检查电池及镜片灯泡的状态。

（七）急救箱

为能及时对门诊科室提供急救援助，方便救治院外急诊患者，口腔急诊科应配备轻便实用的急救箱。急救箱内包含简易呼吸器、喉镜、颈托、口咽通气道、开口器、指夹式血氧仪、手电筒及备用电池、气管插管、气管导管钳、舌钳、生理盐水、聚维酮碘棉签、一次性输液器、一次性吸氧管、纱布、绷带、止血带、血压计和听诊器等。

三、急救设备管理

为保障急救设备性能良好并始终处于备用状态，必须建立健全急救设备的管理制度，使每一位医护人员在危机事件中都能够熟练准确使用，保证抢救工作的顺利开展。

1. 建立"三定"制度 定人管理、定期清点、定点放置。使用后由专人进行急救设备的消毒、维护与保养工作，并将其放回固定位置，不可擅自将急救设备移换位置或外借，以保证危机事件发生时能准确、迅速地取用。

2. 建立三级管理制度 护士长每月检查1次急救设备。设急救主管1名，每2周检查、监督急救设备负责人每周对设备的检查与登记情况。

3. 规范急救设备培训 对新引进的急救设备，组织全科医护人员学习新设备的用途、使用方法及注意事项，要求护士能够做到随时随地自主操作急救设备并熟练配合医生实施急救操作，保证急救设备得到正确的使用。对所有急救设备定时培训，反复练习操作，达到人人熟练掌握。

4. 目视化管理 目视化管理是利用直观、色彩适宜的各种视觉感知信息，组织现场生产活动，以最简单、快捷的方法传递并接收信息，从而提高工作效率的管理方法。

（1）抢救车的目视化管理：①制作抢救车药物和物品示意图及一览表，一览表中药物和物品的名称、有效期及数量用黑色字体体现，待更换药物及物品则用红色星号醒目体现；②所有药物使用原包装，并标注"右取左放"；③高危药物上贴"高危药物"标识，易混淆药物上贴"看似"或"听似"标识；④抢救车示意图及一览表塑封后粘贴在抢救车表面，医护人员无须打开抢救车就能清楚地掌握药物及物品的名称、种类、数量、位置，做到心中有数。护士清点药物及物品时只需查看外包装上名称、数量及有（失）效期、仪器性能，便能掌握整个抢救车的备用情况，极大地节约了清点时间。

（2）急救位的目视化管理：口腔急诊科急危重症患者较少，医护人员实战经验相对欠缺，发生应急抢救事件时，常出现混乱场面。为维护良好的急救秩序、提高工作效率，我们利用目视化管理工具，在抢救室地面使用红色标识带分隔工作区域，并标示出平车、心电监护仪、除颤仪及抢救车等各设备位置。患者推入抢救室后，施救者及助手根据各设备的位置及需要采取的抢救措施快速站位，并准确摆放所需的急救设备，避免因设备位置摆放不合理导致的人员频繁换位问题。

（李　娟　孙　伟）

第三节　心肺复苏技术培训

当患者突发疾病时，无论何种原因，我们必须立即启动诊室急救程序。心肺复苏术是大多数急救流程中必备的最基本急救技术，熟练掌握心肺复苏技术是对口腔医护人员急救技能的最低要求。

在口腔诊室内，危及患者生命的情况只是偶尔发生，口腔医护人员大多数缺乏急救的临床经验，定期的急救演练有助于保持个人急救技术的稳定性和急救团队的默契性，在急救情况发生时，可保证急救程序清晰、技术操作准确流畅，提高救治成功率。

心肺复苏术的培训频率建议每3个月1次，培训的内容包括单人徒手心肺复苏术和2~3人急救团队心肺复苏术。

一、单人心肺复苏技术培训

1. 评估环境　作为唯一发现患者突然倒地的施救者，应立即评估患者周边环境，确保急救操作环境安全。

2. 识别患者意识　施救者需在患者双侧耳边大声呼唤

"喂！您怎么啦？喂！您怎么啦？"同时双手轻拍患者肩部，如患者对于呼唤、轻拍均无反应，可判断其无意识，应立即开展急救，并呼叫他人帮助拨打 120，记录抢救时间。

3. 调整患者体位　将患者仰卧位放置在坚硬、固定、平坦的地面或物体表面上，解开患者衣扣、裤带，暴露胸部。

4. 判断患者有无自主呼吸及大动脉搏动　施救者右手示指与中指并拢，沿患者右侧下颌角摸到颏部正中向下滑到喉结部，再向左或右旁开两横指，检查颈动脉搏动情况，同时，施救者脸部靠近患者面部判断其有无自主呼吸，时间不超过 10 秒，如患者无颈动脉搏动、无自主呼吸或叹息样呼吸时，应立即进行胸外按压。

5. 胸外按压　施救者的左手掌根部放在按压区（患者两乳头连线中点与胸骨交叉处或剑突上两横指位置），右手重叠在左手手背上，两手手指扣在一起并翘起离开胸壁，按压时双臂伸直，利用上身的重量，垂直向下用力、有节奏地按压，按压幅度成人至少 5 cm，按压频率每分钟至少 100 次。

6. 开放气道　30 次胸外按压后，清除患者口腔内可视分泌物，通过下列方法打开患者呼吸道：①仰头抬颏法：施救者一只手放在患者前额，另一只手放在其颏部，使患者头部后仰，颏部抬高；②双手提颌法：当仰头提颏法不能解决气道梗阻或怀疑有颈部外伤时，可采用双手提颌法，施救者双手手指位于患者下颌升支的后缘，推下颌骨向前。

7. 人工呼吸　呼吸道开放后，将简易呼吸器的面罩扣住患者口鼻处，面罩应与患者面部紧密贴合，避免漏气；用拇指和示指紧紧按住面罩，其他的手指则紧按住下颌的骨性部分，形成"EC"手法固定面罩，另一只手挤压球体，将气体送入肺中，吸气与呼气时间比应为 1：1；2 次人工呼吸后，继续 30 次的胸外按压（即按压与通气比为 30：2）。

8. 效果判断　5 个循环的心肺复苏后，检查患者的主动脉搏动及自主呼吸是否恢复，如仍未恢复应继续给予 5 个循环的心肺复苏。

二、2~3 人急救团队式心肺复苏技术培训

每名医护人员都应具备单人心肺复苏的能力，但单人心肺复苏只能完成最基本的急救操作，一般适用于院外急救。口腔诊室内发生危机事件时，应该发挥团队作用，协作进行心肺复苏，提高救治效率。

口腔诊室最小的医疗团队应该至少有 2~3 人，完全可以组成一个最基本的急救小组，如果人人训练有素又能默契配合，必能高效完成急救工作。

每一次的培训由 2 或 3 人组成一个急救小组，根据具体病例模拟不同急救场景进行，明确各自职责，训练团队的协作能力。

急救小组的 1 号成员一般由医师担任，是主要施救者和团队领导者，其主要职责是实施基础生命支持，包括评估环境、识别患者意识、调整患者体位、判断大动脉搏动及自主呼吸、胸外按压、除颤仪送达时的电除颤操作。

急救小组的 2 号成员可由护士或医师担任，负责将简易呼吸器和氧气瓶等急救仪器和设备带到急救现场，立即为患者清理呼吸道后开放气道，并使用简易呼吸器为患者进行人工呼吸、连接氧源等急救操作。

急救小组的 3 号成员一般由护士担任，主要职责是携带除颤仪到达急救现场并协助安装，遵医嘱开放静脉，准备急救药物，拨打急救医疗电话，监测患者生命体征（血压、心律、心率、呼吸），记录抢救时间及内容等。

（孙　伟）